PETER SCHMIDT

Der Junge vom Saturn

GOLDMANN
Lesen erleben

Buch

Schon als Kind gehörte Peter Schmidt nirgendwo richtig dazu. Seine Entwicklungsstörung bekam erst viel später einen Namen – Asperger-Autismus.

»Mein Lieblingsplanet ist der Saturn, weil er als einziger diese schallplattenartigen Ringe und viele Monde hat. Zu dieser Welt fühle ich mich irgendwarum hingezogen. Mein Bett wird zu einem Raumschiff, mit dem ich ungestört jeden Abend aufbrechen kann, zurück in meine Welt. Jeden Morgen werde ich pünktlich wieder auf der Erde sein, um zur Schule zu gehen. Um hier mein Gastsein zu führen. Als Botschafter einer fernen Welt, die hier auf der Erde eine kleine Kolonie hat. Ich bin keiner von denen auf der Erde. Ich komme woanders her. Die Erde ist ein fremder Planet für mich.«

Peter Schmidt möchte Eltern helfen, frühzeitig zu erkennen, dass ihr Kind autistisch ist. Er selbst erfuhr es erst im Alter von 41 Jahren.

Autor

Dr. Peter Schmidt ist promovierter Geophysiker und IT-Experte. Seine Leidenschaft gilt Vulkanen, Wüsten und Straßen aller Art. Erst mit 41 Jahren entdeckt er durch einen Zufall, dass er ein Autist mit ausgeprägtem Asperger-Syndrom ist. Mit seiner Frau und seinen beiden Kindern lebt er in Gnadenstedt im Peiner Land.

http://www.dr-peter-schmidt.de

Von Peter Schmidt ist im Goldmann Verlag außerdem erschienen:

Ein Kaktus zum Valentinstag

Peter Schmidt

Der Junge vom Saturn

Wie ein autistisches Kind die Welt sieht

GOLDMANN

MIX
Papier aus verantwortungsvollen Quellen
FSC® C014496

Verlagsgruppe Random House FSC® N001967
Das FSC®-zertifizierte Papier *Pamo House* für dieses Buch
liefert Arctic Paper Mochenwangen GmbH.

1. Auflage
Taschenbuchausgabe Oktober 2015
Wilhelm Goldmann Verlag, München,
in der Verlagsgruppe Random House GmbH

Umschlaggestaltung: UNO Werbeagentur, München
in Anlehnung an die Umschlaggestaltung
der Originalausgabe (Finken & Bumiller, Stuttgart)
Umschlagabbildungen: © photocase.com, pontchen (Saturn);
© photocase.com, TMA 99 (Junge)
KF · Herstellung: Str.
Druck und Einband: GGP Media GmbH, Pößneck
Printed in Germany
ISBN: 978-3-442-15865-2
www.goldmann-verlag.de

Besuchen Sie den Goldmann Verlag im Netz

Für alle Menschen, die in mir das Gute sahen,
sehen und sehen werden.

Besonders für die Papamamas, meine Eltern,
die diese Geschichte teilweise miterlebt haben,
wenngleich auch aus anderer Perspektive,

für meine Mutter, die mich gerne »Goldfasan« nannte,
meinen Vater und andere, die in mir den »Beerenbengel«
gesehen haben,
und für die Spitzdosentante, für die ich der »kleine Prinz«
sein durfte.

Und natürlich für mein Gnubbelchen, die Mau, meine Frau,
sowie für meine Kinder, die RaRas,
die dann irgendwann sagten: Der Papa ist aber komisch.

Manche Menschen müssen Außergewöhnliches leisten,
um gewöhnlich zu sein.
Wenn sie ihren Sehnsüchten folgen,
wachsen sie über sich hinaus.

Dr. Peter Schmidt

Inhalt

Begrüßung

Liebe Leserinnen und Leser!

Indem Sie dies lesen, spricht der Junge vom Saturn schweigend zu Ihnen.

Auf seinem Weg von irgendwoher nach irgendwohin fühlt sich der kleine Junge irgendwarum anders als andere. Sein Leben ist geprägt von scheinbaren Widersprüchen. Er will die Welt entdecken, aber alles soll so gewohnt funktionieren wie zu Hause. Er sucht fruchtbares Land in einer Wüste und gerade Straßen mit vielen Kurven. Konkurrierende Sehnsüchte bestimmen sein Leben. Wie beim Regenbogen wird sein Leben erst dann bunt, wenn Sonnenschein und Regen sich vereinen.

Einerseits fasziniert der Junge seine Mitmenschen wie ein exotisches Zootier. Andererseits kommt er mit den Gefühlen seiner Mitmenschen nicht klar und sie nicht mit seinen. Man bewundert ihn wie den Mount Fuji in Japan. Bizarr und perfekt geformt, die allermeiste Zeit still und erhaben. Aber dieser Berg ist so, wie er ist, weil er auch hin und wieder ausbricht. Unbeherrschbar für die Mitmenschen. Schmerzhaft für den Jungen. Niemand weiß, dass der Junge ein Autist ist.

Autisten sind wie Inseln, wenn Gesellschaften die zusammenhängenden Kontinente darstellen. Inseln haben verschiedene Ausprägungen. Es gibt flache Koralleninseln und gebirgige Vulkaninseln, warme und kalte, große und kleine, feuchte und trockene, bizarr geformte, festlandnahe und festlandferne. Ihre einzige Gemeinsamkeit ist ihre Eigenschaft als Insel, das Sein als ein Stück Land, das vollständig von Wasser umgeben ist.

Im Bann einer geheimnisvollen Insel

Frühlingshaftes, liebliches Vogelgezwitscher kündigt einen neuen Tag an. Und immer wieder gockelt es draußen. Das krächzende, kraftvolle Krähen ortsansässiger Dorfhähne umrahmt die Stille. Noch liege ich im Bett. In einem weißen, einfach eingerichteten Raum. Ich genieße dieses Konzert der Natur. Ich bin an einem ganz besonderen Ort. Einem Ort, der alles hat, was ich wirklich brauche. Und der alles nicht hat, was ich nicht nur nicht brauche, sondern was mich auch stören würde: brummender Lärm, menschliches Gezwatscher, grelles Gewusel und großes, gewaltiges Gedöns aller Art.

Ich entbette und klamotte mich in rotblau, meinen Farben. Rotes T-Shirt mit weißen, strukturgebenden Schulterstreifen, blaue, eingetragene Jeans, hinten mit abgerundeten, aufgesetzten Taschen und einfacher Naht. Dann gehe ich aus dem Drinnen ins Draußen. Herrlich. Es himmelt azurblau. Die Sonne gleißt den Horizont. Was für morgenfrische, blütenbunte, intensive Farben, akzentuiert durch lange Schatten. Sie erinnern mich an eine Zeit, die längst vergangen ist. Wie ich als kleiner Junge gen Osten aus dem Küchenfenster schaute und wissen wollte, wie das Ende der Welt und das Land jenseits der Morgenröte aussehen. Damals gockelte es zu Hause genauso wie hier. Und die kahlen Bäume warfen bei Sonnenaufgang ihre langen Schatten auf das winterstarre, blassgrüne Land.

Vor einem halben Jahr habe ich begonnen, Geophysik zu

studieren. Doch an der Uni wurden die neuguten Zeiten schnell zu altguten. Neugut deshalb, weil ich eine zweite Chance hatte, Beziehungen zu Menschen aufzubauen. Altgut deshalb, weil ich zwar die fachlichen Anforderungen des Studiums erfülle und es mir grundsätzlich gut geht, mir aber der Aufbau zwischenmenschlicher Beziehungen auch hier nicht gelingen will. Wieder stoße ich schnell an eine mysteriöse, gläserne Mauer. Ich hatte gehofft, beim Studium Menschen kennen zu lernen, die so sind wie ich. Doch stattdessen spüre ich nach wie vor eine große Distanz zwischen mir und den anderen.

Nun blicke ich auf kleine Häuschen, weißgestrichene, flache Casas, die inmitten spitzgratiger, pechschwarzer Lava stehen. Und irrgartenhafte Fußwege, begrenzt von Lavahecken. Dort, wo keine Lava liegt, dehnen sich schwarzerdige Felder voller Kakteen aus. Niedrige Buschwälder aus ordnungsvoll gepflanzten Opuntien. Im Osten liegt das blaue Meer, im Westen das Vulkangebirge. Da, wo ich gerade bin, wollte ich eigentlich gar nicht sein. Ich bin aber froh, diesen Ort gefunden zu haben. Die erste warme Oase der Ruhe nach meinem Abitur. Mala auf Lanzarote.

Von hier breche ich auf, um zu verstehen, um mein inselhaftes Sein ebenso wie die ganze Insel Lanzarote kennen zu lernen. Besonders die Montañas del Fuego will ich sehen. Die Feuerberge. Als ich die Mondlandschaft am anderen Ende der Insel erreiche, erlebe ich ein gewaltiges Déjà-vu. Ich habe alle diese Berge in diesem Leben schon einmal gesehen, obwohl ich noch nie in meinem Leben hier war. Da bin ich mir ganz sicher. Da sind einfach viel zu viele Details, die ich wiedererkenne. Das hier, das ist kein normales Déjà-vu, nein, es ist strenger.

Diese Vulkanberge kenne ich! Dieser stahlblaue Himmel. Diese bizarren Formen und Farben. Ich spule mein Leben ab, begebe mich in meine interne Zeitmaschine, bis ich in meiner Kindheit geistig innehalte. Es ist Januar. Im Jahr 1975. Ja, jaaaa, jaaaaaaa. Das … das … das sind genau die spannenden Berge, auf denen damals so komische, kugelige Antennen standen. Die mit schillerndem Lärm grelle Blitze auf alle Menschen schossen, die sich ihnen näherten. Die oft auch aus Löchern im Boden ausgefahren kamen, um Forscher und Abenteurer am Besteigen des Vulkans zu hindern.

Ich erstarre. Denn ein Kindheitstraum geht in diesem Moment völlig unvorbereitet in Erfüllung. Damals mit neun Jahren wollte ich unbedingt dahin. Diese Berge selber besteigen. Ich kaufte Bücher, um mehr über solche geheimnisvollen Berge, Vulkane genannt, zu erfahren. Es war die Geburt einer Sehnsucht.

Und nun stehe ich tatsächlich inmitten der tollen, prägenden Vulkanlandschaft aus dem mehrteiligen Film *Die geheimnisvolle Insel* nach einem Roman von Jules Verne. Er erzählt die Geschichte von Abenteurern, die im zentralen Vulkan der Insel die »Nautilus« mit ihrem »Herrscher einer versunkenen Welt« entdeckten. Ich konnte damals kaum abwarten, bis der nächste Teil endlich kam.

Die Handlung des Films: weitestgehend vergessen. Die menschlichen Charaktere: ganz vergessen. Aber diese Vulkanlandschaft! Jedes Detail ist noch da. Damals, im Januar 1975, erreichte mich die Sehnsucht nach Vulkanen, nach bizarren, übersichtlichen, weiten Landschaften. Nur deswegen habe ich diesen Mehrteiler damals gekuckt. Die Sache mit dem U-Boot im Vulkan: Schwachsinn. Aber diese Landschaften! Ich hätte damals nie gedacht, dass ich genau diese außerirdisch anmutende Vulkangegend einmal selbst zu sehen bekomme.

Wieder zurück in Mala verarbeite ich das Erlebte. Die Geschehnisse der letzten Jahre haben die Erinnerungen an ganz frühe Jahre zusedimentiert. Nun reißen die neuen Sedimente auf, es bahnen sich ganz frühe Kindheitserinnerungen ihren Weg an die Oberfläche, so als würde Magma die Sedimente der Vergessenheit durchstoßen. Ich stehe an einem Aussichtspunkt auf mein eigenes Leben. Dem ersten, nachdem ich meine Heimat, das Elternhaus, das Haus der Papamamas, verlassen hatte. Nachdem ich ausgezogen war, um die große, weite Welt zu entdecken.

Wie damals, am 3. Januar 1966, einem azurblauen Montag, als ich zu einer violettblaugrünen Uhrzeit, um 9:35 Uhr, direkt dem Licht der Welt ausgesetzt wurde, als ich meine körperliche Unabhängigkeit erreichte.

Der kleine Tomai

Jenseits des Sprachhorizonts

Ganz am Anfang findet eine Art Umstülpselung statt. Da wird das Außen zum Innen und das Innen wird zum Außen. Als ich so in einer Zeit körpere, nehme ich wahr, dass ich da bin. Nach dieser körperlichen Ichung bin ich auch immer mal wieder weg und dann wieder da. Wie leicht und schwer. In den Momenten, wo ich so da bin, fühle ich mich als gefangen in mir selbst und schwer. Ich erlebe mich als ganz großes Gnubbel. Als ein Körper mit Gnubbeln. Denn irgendwann finde ich, dass da irgendwelche Gnubbel an mir baumeln. Was es ist, finde ich nicht heraus. Ich bin wieder weg und leicht und wieder da und schwer. Ich versuche, diese Gnubbel abzuschütteln. Es gelingt mir nicht. Sie gehören offenbar irgendwie zu mir. Ich bin wieder weg und ich bin leicht und ich bin wieder da und ich bin schwer. Und irgendwann stelle ich fest, dass ich diese komischen Gnubbel unter Kontrolle bringen kann. Und dann merke ich, dass irgendwas mich einhäutet. Ich bin eingepellt. Ich ertaste diese Umpellung mit meinen Gnubbeln. Sie überallt um mich herum. Irgendwie. Ich benutze meine Gnubbel, um dagegenzustoßen. Um zu flattern, um zu zappeln.

Ich nehme ein grisseliges Schlierenspiel wahr. Und es sind

so komische Vibrationen da. Wie fernes Gegrummel von Musik. Manchmal ganz regelmäßig, manchmal irgendwie durcheinander. Derweil wandern die Schlieren an mir vorüber. Sie verändern dabei ihre Form und Größe. Sie kommen heran und entfernen sich wieder. Körnige Schatten im Schlierenspiel ziehen durch. Die Schatten werden mehr und mehr, immer wenn ich da und schwer bin. Aber ich werde auch wieder leicht, bin wieder weg. Alles bewegt sich über-, in- und durcheinander. Und wenn ich da bin, spüre ich, dass die Umpellung immer dichter an mich ranrückt. Und die Vibrationen kommen auch immer mal wieder, immer zweiig von oben hinten, ein anderes Schwer. Wie von außen. Ich bin weg und wieder da. Es schliert mich.

Die Vibrationen werden zunehmend dröhnend unangenehm. Es schliert mich weiter. Irgendwie bin ich immer enger eingepellt, und ich will irgendwie weg. Aber ich bin da. Gefangen in Materie. Und finde, dass es immer schwieriger wird, mit den Gnubbeln zu stoßen, zu zappeln, zu flattern. Die Umpellung spüre ich nun immer und überall. Und die Umpellung drückt mich, besonders zweiig von oben hinten. Von dort spüre ich nun auch ganz deutlich die Vibrationen. Immer zweiig, genau von oben hinten, das angstet. Und es schliert mich weiter. Ich bin weg und wieder da. Und wieder weg. Und wieder da. Die grisseligen Schlieren tanzen in mir weiter ihre Figuren. Das ist schön, sehr schön. Aber die Vibrationen angsten immer mehr.

Irgendwann unterscheide ich bewusst mehrere Arten von Vibrationen:

Die, die sich in sich selbst verstärken, das sind die fern bedrohlich Obenhintenen.

Die, die sich anregend anfühlen und irgendwie von fern kommen.

Die, die ganz nahe bei mir entstehen.

Und die, die ganz regelmäßig im Hintergrund ticken, immer.

Die anregend von fern kommenden und die ganz nahen steuern das Schlierenspiel. Und die fern bedrohlich obenhintenen sich in sich selbst verstärkenden Vibrationen beginnen zu dutummen, wummernd immer zweiig. Urplötzlich ist wie immer, wenn diese Vibrationen kommen, alles vorbei. Dann juchzt mich das verlässlich vorhandene beruhigende Schlierenspiel. Aber irgendwann beginnt es, auch von unten vorn dröhnend zu dutummen:

Du -------------------------------- tumm

Du ---------------- tumm – Du -------------------------- tumm

Du ------- tumm – Du ---------------- tumm – Du --------- tumm

Du – tumm – Du – tumm – Du – tumm – Du – tumm – Du – tuhhhhmm – Du – tuhhhhhhmm – Du – tuhhhhhhhhmm –

Du – tuhhhhhhmmmm

Es dutummt immer öfter und angstet immer mehr. Die Umpellung erdrückt mich fast. Ich gnubbele immer wieder dagegen, aber es wird schlimmer. Was ist das bloß?

Dann geschieht noch mehr angstendes Neues, als ich einmal ganz kräftig gnubbele. Die Vibrationen, die sich in sich selbst verstärken, kommen ganz unmerklich tief dröhnend auf einmal ganz schnell näher und näher, ganz bedrohlich spürbar. Zweiig. Von oben hinten. Wie zwei große Halbkugeln nehmen sie mich dröhnend in die Zange. Es gibt kein Entrinnen. Ich bin da. Ich bin nicht mehr weg. Ich kann nicht mehr weg sein, obwohl ich weg will. Was passiert da? Ich bin voll da!

Das wummernde Dutummen der Vibrationen ist nun regelmäßig erst verstärkt, dann wieder schwächer. Es angstet mich sehr. Ich beginne zu kämpfen, um da zu sein.

Die Vibrationen hören nicht mehr auf. Ich gnubbele stoßend dagegen, es soll aufhören, endlich. Doch die Vibrationen steigern sich in sich selbst ins Unermessliche. Auf einmal drückt mich die Umpellung zusammen. Ich kann meine Gnubbel gar nicht mehr zappeln. Es ewigt, eigentlich kann ich nicht mehr da sein, aber ich bin da. So ergebe ich mich dem, was offenbar geschieht, ohne dass ich es beeinflussen kann.

Dann zerhackt sich das bisher stets fließende Schlierenspiel selbst in schneidend blitzige Zuckungen, die mich wahnsinnen. Schlagartig fahren dann die dicken Halbkugeln zurück. Schlagartig ist der schier unermessliche Druck weg. Zu meiner Überraschung ist auch die Umpellung weg. Stattdessen feinnadelt es. Von allen Seiten fühle ich mich geprickelt und gepiesackt. Und alle Schlierenspiele sind wie weggeblitzt. Für Momente ist stattdessen alles unermesslich grellkörnig schemig.

Ich bin da und habe noch immer panische Erstickungsängste, bis ich merke, dass alle Gnubbel frei bewegbar sind, so gut wie noch nie. Und dass ich vor allem ein Gnubbel habe, womit ich die vom Dutummen kommende Erstickung eigenmächtig beenden kann. Das gab es vorher nicht. Ich spucke und wäähe los, was das Gnubbel hergibt.

Es gibt jetzt zwei verschiedene Schlierenspiele. Das eine, das ich gewohnt war, als auch diese Vibrationen da waren. Es ist jetzt heller, schemig durchgekörnt. Aber da gibt es auch ganz neue Schlieren. Sie sind voller starrer Strukturen. Manchmal bewegen sich sogar Schlierenteile starr vor dem Hintergrund anderer. Und es erscheinen plötzlich neue Strukturen, obwohl sie eben noch nicht da waren. Das alte Schlierenspiel war stets beruhigend, während die neuen Schlieren sehr aufregen und angsten.

Ich habe aber zum Glück ein Gnubbel, mit dem kann ich zwischen alten und neuen Schlieren wechseln, das ging vorher nicht, da wusste ich gar nicht, dass ich so ein Gnubbel auch habe. So stelle ich fest, dass ich Gnubbel habe, die ich entweder sehen kann oder auch nicht. Die sichtbaren sind am weitesten von mir weg, man kann mit ihnen flattern, zappeln, strampeln und stoßen. Die unsichtbaren sind ganz nah bei mir. Die bin irgendwie ich. Was genau geschehen ist und warum auf einmal alles anders ist, bleibt rätselhaft. Und ich bin dauerschwer. Auch wenn ich immer mal wieder weg bin.

Ringsherum an mir ist alles weißweich. Das fühlt sich genauso an wie die Umpellung. Und es ist auch wie eine Umpellung. Aber man kann sie weggnubbeln, ohne dass sie immer gleich wieder zurückkommt. Die neue Umpellung drückt mich längst nicht so zusammen wie die alte. Und sie hat Stellen, wo sie nicht da ist.

Je öfter ich das neue Schlierenspiel sehe, desto mehr starre, feste, harte Schlieren entdecke ich. Manche sind grellhell. Meist aber sind sie richtig grellweiß. Immer mehr ganz gerade starre Schlieren kann ich erkennen. Sie bewegen sich gar nicht. Und die sind immer erschreckend unvermittelt ergnubbelbar. Damit sind sie groß und nah. Das angstet erst besonders. Deshalb wäähe ich immer wieder, um der Drohung etwas entgegenzusetzen. Um auszugleichen.

Immer wieder regelmäßig kommt es vor, dass das Sehgnubbel anscheinend nicht richtig funktioniert. Ich sehe, aber ich sehe doch nichts. Dann angsten mich starre, ganz grelle, gelbe, gerade Linien, die schwertstechend das Dunkel des Raums durchbrechen. Und wenn mein Sehgnubbel wieder funktioniert, dann sehe ich starre, weiße, dicke Linien, die von der weißweichen Umpellung ins Untenoben gehen – oder umgekehrt. Davon sind viele da. Alle nebeneinander ergnubbelbar. Und überall. Die angsten auch.

Dahinter dichtdrücken oft weiße wedelnde Wesen. Manchmal kommen diese weißen Wesen auch von oben angstend rüber. Aber immer nur dann, wenn es hell ist. Und überall feinnadelt es immer mal wieder, ich zittere, wenn die Umpellung weg ist. Dann höhle ich mich in mein Wattewischelwuselweichweiß, um bald weg zu sein.

Alles, was mich anfassen will und an das Dutummen erinnert, angstet. Ich fühle mich den mich umgebenden riesigen Weißkittelwesen hilflos ausgeliefert. Die kommen aus einem fernen kleinen Schatten, sind erst verschwommen, wachsen immer schneller, bis sie ganz riesig vor mir sind. Dann sind sie sogar mit den baumelnden Gnubbeln ergnubbelbar. Ich wäähe mit meinem unsichtbaren Gnubbel.

Als das, was ich mich finde, und dort, wo ich mich finde, will ich nicht wirklich sein. Aber es gibt kein Entrinnen, ich fühle mich schwer und nicht mehr so leicht wie vorher, und ich fühle mich mitgerissen. Mitgerissen von einem unerbittlich dahinfließenden Strom, dem Strom der Zeit im Raum. Durch die in einer Zeitdimension gefangene Körperung wird meine Existenz, die Welt, nun erlebbar.

Immer wieder wäähe ich mit meinem Gnubbel, das dicht an mir ist. Und versuche, die alten Schlieren einzuschalten, um wieder in mir ruhen zu können. Aber meine Umgebung drängt sich stetig auf. Es weißt überall. Manchmal sehe ich auch ein rundes Schlierenmuster, das ganz komisch buntet und erstarrt scheint. Es bewegt sich nicht weich und sich selbst erzeugend, sondern abrupt oder gar nicht. Mal sehe ich es, mal nicht. Ich weiß nicht, was ich da sehe.

Manches ist ergnubbelbar, manches nicht. Es gibt in diesen

starren, beunruhigenden Schlieren ein Nah und ein Fern. Und aus fern kann nah werden. Immer dann wird aus klein und leise auch laut und groß. Und aus nah kann fern werden. Dann wird aus groß und laut wieder beruhigend klein und leise. Schlieren kommen her und gehen weg.

Irgendwann begreife ich die starren grellen Schlieren als meine Außenwelt. Viel mehr noch, sie geben eine neue Struktur, eine neue Heimat. Aber die geraden Linien, die von der nahen untenen Umpellung bis ins ferne Oben gehen, die angsten noch immer. Man kann sie ergnubbeln, sie kommen von oben und gehen an mir vorbei nach unten. Sie markieren das Ende des Weichs, in dem ich bin. Ich sehe nicht nur ein Bild von meiner Welt, ich bin Teil des Bildes und das Bild ist um mich herum. Und es weißgrellt überall. Ja, meine neue Welt ist weiß, dann unsichtbar oder auch gilbweiß. So eine Weißung ist immer in derselben Reihenfolge:

Unsichtbar – gilbweiß – weiß – gilbweiß – unsichtbar.

Wenn es hell ist, dann weißt es. Die Unterpellung, die Umrandung, die Überpellung, die Wesen. Alles. So erlebe ich, dass es immer abwechselnd hell und dunkel ist. Wenn es dunkel ist, kann es auch plötzlich grellhell werden. Das kommt dann immer von dort, wo die gelben, ins Dunkel stechenden Linien sind.

Immer mal wieder dröhnen auch die Vibrationen. Irgendwie erinnernd in mir. Sie sind aber jedes Mal urplötzlich weg, wenn ich das Weichweiß erblicke. Und oben an der beruhigend weit entfernten Decke des Raumes flattert es drohend oder fleckt grauringplakatig.

Ich ergrabbele alles, was ich ergrabbeln kann. Direkt über mir flattert das blassgelbe Oben. In langen, faltigen Schatten. Die starren Schlieren werden dinglich. Ich entdecke bunte Sachen um mich, die neugierig machen. Dann spaßt das Ergrabbeln. Während das Weichwuschelweiß weich ist, ist das Ergrabbelbare meistens hart. Und immer mal wieder zwatschert ein Weißkittelwesen. Das ist mal ganz nah, mal ganz weit weg. Dann höre ich es nur leise zwatschern oder immer lauter und dichter regelmäßig klackern.

Plötzlich kommt ein Tag, da verbuntet auf einmal alles. Ich finde mich zwischen buntplümeranten Umrandungen und Wesen wieder. Ich wäähe, was ich kann. Denn ich fühle mich erneut verloren. Wieder und weiter voll mitgerissen, mitgerissen von dem unerbittlich dahinfließenden Strom, dem Strom der Zeit im Raum.

Wo ist das Weißeweltweiß? Warum ist die weiße Welt nicht mehr da? Wo ist mein Wattewischelwuselweichweiß? Wo sind all die weißen Wesen, an die ich mich endlich gewöhnt hatte? Keine weißen knisterknirschenden Knitterkittel mehr! Kein Weißeweltgeruch mehr! Alles, aber auch alles anderst zunächst bedrohlich angstend.

Erst das Schlierenspiel, das erstarrte, und nun verbuntet die weiße Welt. Statt Weißkittel nun Grellbuntplümerante und viel rauschiges, anscheinend nie endendes Gezwatscher der Wesen.

»Wäääääääh! – Wäh – wäh.« Nach vielem Gewäääh gibt es irgendwann endlich wieder ein Weißkittelwesen. Es entfernt die Untengnubbelumpellung. Und es gibt mir ein gefülltes Saugrohr mit weißem dicken Fettgnubbelwasser drin.

Das Verrutschen der Untengnubbelumpellung führt manchmal zu einem eigenartigen, erregten Kribbelgefühl, das in einem Würgen des umwindelten Gnubbels seinen abrupten Abschluss findet und das in sich selbst wunderschön angenehm ist. Aber oftmals kommt es vor, dass dieses Gnubbel in der Windel verknotet wird, ich deswegen wäähe, dann immer gleich so eine duftige Milchpulle nibbeln soll, was ich aber überhaupt nicht will. Dieses weiße Kittelwesen versteht mich genauso nicht, wie ich es nicht verstehe. Aber manchmal vielleicht doch.

Irgendwann nimmt mich das Weißkittelwesen und packt mich in ein anderes Weichwuschelweiß. Das geht ganz weit hoch vor mir. Und darüber sehe ich dann vorne nur eine blaue Fläche. Ich werde hoch unter dieser sich bewegenden Fläche woanders hingefahren. Wo in der blauen Fläche grüne Flecken an braunastigen Stangen im Wind wedeln. Und es gibt umsummende schwarze Kitzelpunkte. Und auf dem Weichwuschelweiß tanzen Schatten. Licht und Schatten flattern und wedeln über das Weichwuschelweiß. Und auf das flatternde, steile Dach über mir. Überall. Ich bin irgendwo, wo es dieses Flattern gibt, wo es diesen Dschungel aus raschelgrünen Flecken gibt, aus dem es Licht und Schatten schauert. Derweil bin ich ganz ruhig. Und es ist still. Stille, die nur unterbrochen wird von den summenden Kitzelpunkten und einem anschleichenden Rascheln, das von dort kommt, wo das Licht durch den grünfleckigen Dschungel schauert. Das Stoffweiß türmt sich vor mir auf, und hinter mir ist ein Stückchen gilbweiß. Und direkt vor mir Buntplümerantes. Und es wabbert, wenn ich mit den Gnubbeln zappele. Das Kittelwesen kommt aus dem Strahleblau über das Stoffweiß und zwatschert. Ich gulpe, gluckse, nutschere oder wäähe, je nachdem, was ich bin oder will. Aber das Kittelwesen zwatschert nur.

Wörterndes Gezwatscher

Irgendwann erkenne ich bewusst, dass da ja nicht nur ein Weißkittelwesen ist, sondern auch ein Buntkittelwesen wedelt. Und dass es sogar verschiedene Buntkittelwesen gibt, manche davon zwatschern gleichartig, manche sind anderszwatschig. Irgendwann kommt ein Tag, da gibt es besonders viel Gezwatscher. Da gastieren bei uns viele andere bunte Wesen. Und solche Tage kommen auf einmal immer öfter vor. Da erreichen mich bewusst zwei Arten von Gezwatscher. Hohe, helle Stimmen. Und tiefe, dunkle Stimmen. Es gibt also zwei Arten von zwatschernden zweibeinigen und zweiarmigen Wesen. Es sind viele, sie sind überall und zwatschern und zwatschern. Und knaspern und knaspern. Am Ende des Tages zwatschern die bunten Wesen auf den Weichsitzen rund um einen Hartbrauntisch.

Irgendwann erreichen mich nicht nur das Gezwatscher, sondern Lautungen, die sich aus dem Gezwatscher durch Öfterung besonders markant machen, ohne dass ich bereits weiß, was sie bedeuten sollen. Weil sie hintereinandern: »Mma-mma, Mma-mma« und »Paa-paa« sowie »Pe-ter« und »Nein – nein – nein«. Diese Mehrfachgleichlautung kommt besonders oft, wenn ich grabbele, wobei das letzte »Nein« immer am lautesten und am schnellsten ist. Wenn ich mit dem Grabbeln aufhöre, kommt kein Nein-Gezwatscher mehr. Was einerseits beruhigend ist. Aber andererseits: Warum kommt das, wenn ich doch einfach nur grabbeln will? Das Weißkittelwesen wird so komisch, dass das Grabbeln dann nicht mehr spaßt. Wenn diese Nein-Lautung kommt, halte ich immer inne, damit dieses laute und schrille Neinen endlich aufhört. Wenn es aus dem Weißkittelwesen neint, dann muss ich immer aufhören. Wenn es neint, dann endet das, was vorher spaßte, weil es enden muss.

Damit bedeutet dieses Neinen offenbar, mit dem Gegrabbel zu enden. Wenn es neint, dann soll etwas nicht sein. Wenn ich Spaß kriege beim Grabbeln, kriege ich Nein-Stress. Und wenn es gar nicht erst neint, spaßt es oft vorher nicht. Das Sein ist komisch.

Ich empfange nicht nur diese störende Nein-Lautung, sondern immer mehr Gezwatscher wird zu anderen Lautungen. Es lautet, wenn ich aus der Umpellung genommen werde, es lautet anders, wenn es Fettgnubbelwasser gibt. Wenn das Gezwatscher zerlegt und strukturiert werden kann, wird es zu wiedererkennbaren und wiederholbaren Lautungen. Dann muss mich das Weißkittelwesen ja auch verstehen, wenn ich das auch lauten könnte! Vielleicht kann ich ja mein eigenes Gezwatscher beim Weißkittelwesen in Lautungen verwandeln? Ich übe verschiedene Lautungen mit meinem Gnubbel, weil das mir dann ermöglichen kann, auch zu neinen, damit das Weißkittelwesen mit dem aufhört, was mich stresst. Aber es will einfach nicht so neinen. Noch nicht. Immer wieder »mm – nn – nn – na – mma – paa«. Mehr nicht. Erst mal nicht. Schade.

So werden einige Hellungen und Dunkelungen später dann doch das Mmammanen, das Paapaanen und das Neinen meine ersten Lautungen, die das Weißkittelwesen versteht. Aber noch nicht ganz! Vor allem das Mma und das Pa sind noch nicht klar. Aber das Nein scheint das zu bedeuten, was ich brauche! Endlich kann ich auch was lauten!

Die andere Lautung, die ich immer wieder höre, ist so etwas wie »Haschalle«. »Na, was hat denn mein kleines Hascherle?«, zwatschert das Weißkittelwesen, ohne dass mich das inhaltlich wirklich erreichen kann. Es kommt daher wie hartes, zerhacktes Gezische. Kittelwesenzwitschern. So wird meine zweite Lautung, die das Weißkittelwesen zu verstehen scheint, irgendwann »Hasss-ha!«, was sich kurze Zeit später vervollkommnet zu »Hassa!« und irgendwie irgendwann sich auch weiter zu »Hascha« evolutioniert. Aber was diese Lautung ganz genau bedeuten soll, bleibt unklar.

Ganz allmählich kommen so immer weitere Lautungen hinzu. Es kommt oft vor, dass das Weißkittelwesen irgendwas macht, was ich nicht will. Ich verbinde daher aufgrund der Erfahrungen mit dem Neinen meine ersten beiden Lautungen zu »Hascha nein!«. Hascha will das nicht! Hascha soll das nicht. Hascha – das ist immer da, wenn ich da bin und das Weißkittelwesen da ist. Hascha ist die Art der Verbindung zwischen dem Weißkittelwesen und mir. Immer wenn das Weißkittelwesen etwas nicht will oder ich etwas nicht will, dann »Hascha-nein-t« es.

Nach einigen weiteren Hellungen ist irgendwann die Draußenzeit vorbei, da pudert es hinter dem gefrorenen Nichts, das die warmen Wände vom kalten Außen trennt. Es weißt alles in Stille. Und wenn ich draußen unter dem hohen Stoffweiß ausgefahren werde, feinnadelt es oft wieder: Es ist kalt. Dann wähe ich wieder los. Es ist auf einmal oft kalt. Das war schon mal so, es angstet vor dem Kalt. Die schneeige Stille ist vor allem draußen so groß, dass ich in mir etwas höre und spüre, das mich irgendwie an das Dutummen erinnert. Mein eigener Puls. Es ist so still, ich höre mich selbst, ich spüre es im Ohr, in der Nase, überall.

Das Weißkittelwesen verbuntet sich immer öfter, und ein festes Buntkittelwesen gehört offenbar auch zum Haus. Beide erkenne ich vor allem an der ganz eigenen Art ihres Gezwatschers. Von Tag zu Tag wird mir klarer, dass das eine Weißkittelwesen, das immer bei mir ist, offenbar mit der Lautung »Mama« erreicht werden kann, das Buntkittelwesen mit der Lautung

»Papa«. Da es die beiden einzigen Wesen sind, die immer wieder zu sehen sind, werden sie für mich zu den Papamamas.

Über die Zeit hin verdichtet sich die Vermutung, dass die gezwatscherte Lautung »Peter« irgendwie ich sein soll. Ich, Peter!

Mit der Zeit wird es möglich, alleine loszukrabbeln. Dabei entdecke ich auf dem harten Boden überall viele Linien. Besonders im weichkuscheligen Umwandeten, wo es raumt. In den meisten, aber nicht allen Räumen, bohnert es warme glanzkackbraune Bretter mit dunkleren Ringeleiern darin und vielen geraden Ritzen dazwischen. Und es raumt überall mit »Bohnerwachs«, so lautet das Mamawesen die Sache mit dem glänzenden, harten Boden. Deswegen bohnert es für mich überall.

Und dann gibt es zwei enge Raumungen mit Linien, die gleich weit voneinander entfernt hin- und her- und vor- und zurücklaufen. Dazwischen gibt es graue und schwarze kleinste kalte Klackerplatten. All das erkrabbele ich. Immer den Linien folgend lerne ich so das Klo und das Bad kennen.

Irgendwann feststelle ich, dass viele Dinge nur da oben sind. Um das Obene zu ergrabbeln, muss ich mit den Händen an den Wänden hochgehen. So geht es immer an der Wand lang durch die umwandeten Raumungen. Irgendwann entdecke ich, dass ich auch ohne Hände an den Wänden stehen kann. Dazu drücke ich mich von der Wand ab und lasse mich wieder daranfallen.

Dieses Ohnehändekrabbeln hat klare Vorteile: Ich kann viel weiter kucken, ich kann viel höhere Sachen anfassen, wie zum Beispiel den Rand des braunen Tisches im Sofaraum, der »die große Stube« heißt. Aber dennoch knie ich gerne, das ist stabiler, sicherer und zunächst auch viel schneller. So entdecke ich nach und nach die verschiedenen Raumungen im Haus.

Da gibt es welche mit grünen, gelben, roten und weißen,

sich immer wiederholenden, mehr oder weniger huckeligen Papierbildern an der Wand. Und da gibt es welche, die haben ganz glatte, kalte, weiße, pissgelbe oder blassblaue Flächen an der Wand, die von Rillen umgeben sind, die sowohl von oben nach unten als auch von der einen Seite zur anderen gehen.

Und es gibt kalten, schwarzlinigen Plattenbohner, warmen, gelbbraunen Bretterbohner, Kurzhaarebohner und Langhaarebohner, die eigentlich kein Bohner sind, sondern sich weichkomisch anfassen. Bohner ist immer hartglatt. Und es gibt Kleinkariertbohner. In allen Räumen, in denen Kleinkariertbohner ist, dem Bad und dem Klo, rohrt es Wasser. Bei der großen Tür, die in eine feinnadelige, kalte Welt ohne Umrandungen, dem Draußen, führt, gibt es schwarze Linien, die von vorne nach hinten gehen und quer von Wand zu Wand. So blitzen sie über den glatten, gilbweißen, feinnadeligen, flächengroßen Flurplattenbohner. Und dort, wo es nuckelig nach Essen und Trinken riecht, bohnert es ein graues, erstarrtes, körniges Schlierenspiel. Dieser Bohner ist Teppich aus Plastik.

Irgendwann kommt ein Tag, da steht auf einmal in unserem Wohnzimmer so ein stacheliger Tannenbaum, wie es davon draußen viele gibt. Drinnen aber ist er mit Lichtern. Die Papamamas lauten das Tannenbaumen im Raum »Weihnachten«. Und es knistert verbuntetes Papier, hinter dem Sachen versteckt sind. Und es gibt schwingende Lautung aus einem Bandabspielgerät mit dicken Knöpfen.

Einige Hellungen weiter sind auf einmal drehende, bunte papierene Stangen im Raum, die von ganz weit oben unter der weißen Rubbeldecke sich aufringelnd herunterkommen. Es lustet mich, die langen, sich drehenden, dünnen Papierstangen zu jagen. Sie sind weich und buntig, sie wedeln hin und her. Es spaßt, die zu drehen und zu drehen und zu drehen, um zu sehen, wie sie sich andersherum von selber drehen, drehen und drehen.

Und noch mal einige Hellungen weiter sitzen am Tisch im Anrichtenzimmer die Papamamas und faltige Ommaliesen. Die eine ist Omma Liese und die andere Omma Liesbett. Heute soll der Tag sein, an dem ich »auf die Welt kam«, so die noch nicht voll verstandenen Lautungen.

Alle kommen im Anrichtenraum, der auch »die kleine Stube« heißt, zusammen. Doch mich interessieren mehr die Kaischiffe und das Wasser im Rahmen an der Wand. Nebenan gibt es einen Hochtischraum mit Hartkugelkissen, einem Schrägsofa und einer buntweichen Wand. Und im Sessel- und Sofaraum ist viel Bohner, aber hier wachst es oft und nur selten darf ich da rein. Da schrankt ein Nussbaum mit vielen aufklappbaren, blätterbaren Büchern.

Irgendwann begreife ich, dass das Umwandete im Draußen unser Haus ist, das in einem großen Obst- mit angrenzendem Gemüsegarten steht. Mittlerweile habe ich alle Raumungen des Hauses erforscht und in ihren Funktionen begriffen: Kinderzimmer, Bad, Küche, Klo, kleine Stube, große Stube, Schlafzimmer, wo es riesiges Wattewischelwuselweichweiß gibt.

Irgendwann darf ich auch die Welt ohne Umrandungen, das Draußen, erforschen. Das sah ich auch bereits aus meinem Weichwuschelweiß, als ich im Draußen umhergefahren und abgestellt wurde. Dort wo das Oben vor dem Strahleblau wedelgrün ist. Da bin ich nun, um mehr zu sehen. Von außerhalb des hohen Weichwuschelweiß.

Die wedelnden Blätter und flatternden Schatten sind auf dem Teppich, der hier ganz lange grüne Haare hat. Und die Blätter sind an dicken Linien mit dem Boden verbunden. Sie sind immer krumm und verzweigt. Geradezu wohlwollend geordnet dagegen sind die Teppichausklopfstange und die von ihr verbundenen Wäscheleinenpfeiler. Daneben steht eine Bank am großen, backsteinrot gemusterten Haus. Da sitzen oft omafaltige Wesen, die uns besuchen, gerockt und hellstimmig. Manchmal gibt es da auch gehoste, dunkelstimmige Wesen.

Ich begreife, dass die hoch- und hellstimmig zwatschernden Kittelwesen Tanten und die tief- und dunkelstimmig zwatschernden Onkel heißen. Onkel und Tante, Tanten und Onkel. Damit wird das Weißkittelwesen zu einer besonderen Tante, die Tante »Mama«. Und das Buntkittelwesen wird der Onkel »Papa«.

Seit langem sitze ich, Peter, drinnen so hoch, dass ich den Tisch endlich nicht nur von unten, sondern auch von oben sehen kann. Mein Hochsitz besteht aus bohnergelben Holzstangen mit einer blutroten lederriechigen Pfüitt-Stoff-Sitzfläche. Die hat eine Rundscheibe genau unter mir, wenn ich da drinnen sitze. Und die kippt manchmal weg, so dass mich diese schief berührt oder ich sogar mit meinem Hintenunten darüber in der Luft sitze. Manchmal wird diese Rundfläche von der Mamatante weggenommen, dann kann ich da gleich reinmachen, vorne und hintenunten.

Ich habe auch ein bleichrosanes Töpfchen, in das ich jetzt immer reinmachen soll. Deswegen bekomme ich jetzt keine Untengnubbelumpellung mehr. Einerseits fühle ich mich jetzt ungewohnt nackthosig, andererseits ist endlich der störende Stoff weg und ich entdecke schnell, dass ich mich nun viel besser bewegen kann. Die anfängliche Skepsis weicht der windelbefreiten Begeisterung.

Wann immer mich nur Gezwatscher erreicht und entweder die Mamatante oder der Papaonkel etwas von mir will, sage ich: »Nein!« Da ich auf alle Fragen neine, zwatschert irgendwann die Tante Mama zum Onkel Papa: »Der kann kein Jott! Der hat nen Sprachfehler!« Aber auch das erreicht mich nicht wirklich. Jott angstet. »Sag mal J-J-J-j-j-j-aaaa!«, echoen die Papamamas. Doch es dauert noch, habe ich doch bisher selten etwas nachgemacht, sondern immer meine eigene Weise gefunden, über diese Welt zu lernen. Und Nein war gut. Jedenfalls bisher. Was passieren würde, wenn ich Ja sage, ist unbeherrschbar. Also bleibt es beim Nein, bis mich schließlich die Einsicht erreicht, dass ich mit Ja vielleicht auch schöne Dinge bekommen kann, die ich haben will oder die mir angeboten werden.

So übe ich das Jaen, heimlich eingezimmert. Als mich dann die Mama einmal fragt: »Willst du noch was trinken?«, antworte ich mit »Ja!«. »Sag das noch mal!«, antwortet die Mama. So bekomme ich nach einem neuen Ja tatsächlich die Pülli mit dem milchigen Glibbersaft darin in den Mund geschoben, und ich kann wieder am Weichplastikknauf saugen, der so süßmilchig schmeckt und riecht.

Der Raum, in dem ich meistens meine Glutschepülli mit Sauglutschnapf bekomme, ist die Küche. Da gibt es vor dem glasklaren Nichts, das die Küche vom Draußen abtrennt, eine breite Umrandung, auf die ich immer raufklettern kann, wenn ich mir vorher eine kleine Stuhltreppe gebaut habe. Auf dieser breiten Umrandung steht ein gelber Kasten, aus dem schwingende Laute kommen, wenn man ihn knopft, das Küchenradio. Die Umrandung ist mein Spielland. Von hier kann ich immer das Draußen krabbelnd sehen.

Wenn es draußen dunkelt, dann passiert allerdings etwas ganz Merkwürdiges. Dann ist die Küche hinter der Glasscheibe des Fensters noch einmal vorhanden. Und da sind immer die gleichen Dinge und Wesen wie in der Küche. Als ich das erstmalig so sehe, angstet mich das. Weil da Dinge sind, die nicht da sind, aber doch hinter einem gefrorenen Nichts, dem Küchenfenster, da sind.

»Du sollst doch nicht immer so viele Finger an die Scheibe machen!«, lautet die Mama wiederholt. Aber ich bin wie immer neugierig, will das verstehen. Allein. Ohne die Mama, denn die versteht vieles nicht, was mich fasziniert. So bewege ich meinen Arm vor und zurück. Dabei stelle ich fest, dass das andere Wesen alles, was ich mache, auch immer macht.

Ich komme zu dem Schluss, dass es mich, Peter, dort auch gibt, es gibt mich mehrmals. Denn ich steuere dieses Wesen hinter dem Nichts genauso wie Peter selbst. Schließlich betrachte ich meine Finger ganz genau, jede Furche und Falte. Und stelle fest, dass das Wesen hinter dem Glas ganz genau die gleichen Finger, Furchen und Falten hat. Damit erlebe ich dieses Glas als ein Fenster zu mir. Ich erlebe, wie mein Wesen aussieht, aber nur wenn es draußen dunkel ist. Peter entdeckt, wie er sehen kann, wie er von der anderen, hinteren Seite aussieht. Interessant. Spannend. So sehe ich also von außen aus.

Wenn es hell ist, also tagsüber, ist hinter dem Fenster da draußen der Hofplatz mit der Teppichausklopfstange. An der Teppichausklopfstange hängt eine klackende Babyschaukel mit eingeseilten Holzrohren. Die Holzstabschaukel ist doppelgut: Zum einen klacken die Holzstäbe beim Reinsetzen. Peter schiebt diese Stäbchen hin und her: klack – klack – klack. Zum anderen schaukelt die Schaukel hin und her: nach vornobenhoch – rückschnellvorbeiunten – nach hintenobenhoch – vorschnellvorbeiunten. Schon bald ist das Oben immer weniger und das Schnellunten immer langsamer. »Anschwung geben – Anschwung geben – Anschwung geben!«, dafür ist diesmal das Braunstoffkittelwesen verantwortlich, der Onkel Papa.

Je höher ich komme, desto mehr spaßt es. Manchmal kann ich sogar hinter die Mauer kucken. Die Welt ist so groß. Welt, das ist das, wo ich, Peter, bin. Ich beginne, in dem Peterwesen, dem Peterkörper, die draußene Welt zu entdecken.

Der Klorohrbaum im Kohlenkeller

Langsam begreife ich bewusst die Zusammenhänge zwischen den wandgetrennten Räumen im Haus. Durch den Flur komme ich zum Bad. Über mir sind die Waschbecken, und neben mir wachsen metallglänzende Äste aus der Wand, die Rohre. Und da gibt es dicke verknotete Rohre und dünne Rohrungen mit Schaltern. Solche Rohrungen wachsen auch in den Wänden und im Fußboden. Da gluckert das Wasser in die Wand oder unter den Fußboden. Weg ist es. Große und kleine Becken mit Rohren darunter. Hinter einer der Türen entdecke ich einen Kletterweg ins Dunkel, eine grausteinerne Treppe. Der treppige Weg führt ins Unten in eine riesige, raumreiche, unheimliche Höhle unter dem Haus, in den kalten, kahlen Keller. Mit einem schwarzen Schalter lasse ich es dort lichten. Nun erforsche ich erstmals diese noch unbekannten, geheimnisvollen Raumungen unterhalb des Bohners.

Händend und füßend krabbele ich kletternd die kalte, glanzbetonige Kellertreppe hinab. Hinter einer Tür finde ich in einer staubigen Raumung, die vorne zugebrettert ist, einen riesigen Haufen dreckiger, schwarzer Steine. Unser Kohlehaufen. Und an der kalkweißen Wand entdecke ich einen steinernen, kahlen, dickwandigen Rohrbaum mit Rohrringen. Dessen rohrende Äste verschwinden im Oben der Höhle, der Kellerdecke. Die Rohrbäume wurzeln im kaltfeuchten Kellerfußboden. Und manchmal gluckurgelt es darin, und es macht pütschatt-schatt-schatt.

Der größte Rohrbaum an der weißsteinigen Wand ist ein Klorohrbaum. So sieht er aus:

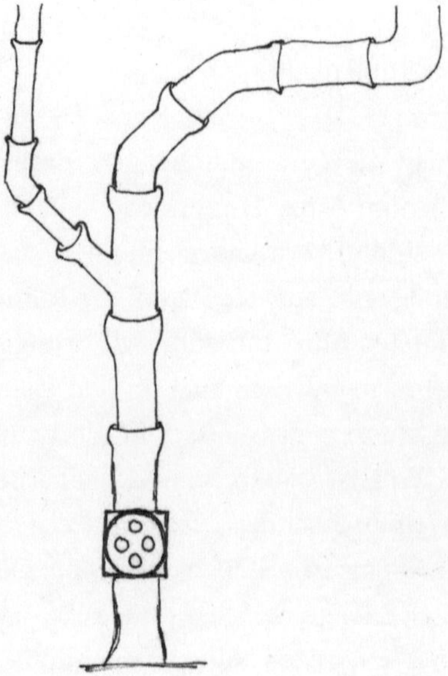

Das Pütschatt-schatt-schatt kommt immer dann, wenn treppoben im Klo der Drücker der Spülung gedrückt wird. Das finde ich schnell heraus. Denn das Klo ist genau hier über der kellernen Höhle.

Aber da sind noch weitere, kleinere Rohrbäume in diesem Teil der Höhle. Sie wachsen ebenfalls aus dem Kellerfußboden. Und sie verschwinden oben genau an der Grenze zwischen Bad und Küche. Die Rohrbäume sind sehr interessant. Die Kurven, die Verdickungen, die Abzweigungen. In der Kellerhöhle entdecke ich weitere Rohrungen in der Waschküche. Äußerst interessant. Stundenlang kann ich mir die ankucken. Überall laufe und krabbele ich hin, um mir noch unbekannte, verborgene Rohrungen zu entdecken. Das spaßt mehr, als draußen zu sein, denn dort zeigt sich die Welt jetzt wieder stangenastig, dunkel, kahl und kalt.

Alles wiederholt sich anscheinend. Erneut lichtet ein buntes Geschenkefest, es weihnachtet. Und Peter hat wieder Geburtstag. Geburtstage sind Tage, an denen Onkel und Tanten kommen. Und viel Gezwatscher herrscht. Derweil tortet der Tisch, und unterm Tisch ist Peters Höhle. Herrlich dunkel gemütlich.

Draußen ist währenddessen das stille Weiß höher als ich selbst. Das ist herrlich juchzig, weil ich da von Papa, dem Buntkittelwesen, immer reingeworfen werde. Und ich kann mich darin höhlig verstecken. In dieser Zeit heizt im Haus immer ein rostroter, blecherner, runder Ofen. Oft schaue ich mir dann die bunten Wände voller Tapetenlinienstrukturen und Tapetenmuster, die sich immer wiederholen, an. An ihnen fährt mein Blick auf und nieder, wenn der Ofen aus feinnadeligem Kalt ein deckenkuscheliges Warm im Raum macht.

Seit längerem baue ich mit bunten Holzbauklötzen und mit Biegnadelsteinen. Die befinden sich in einem Dash-Eimer, der breite, bunte, farbwichtige krumme Linien hat. Die Mama kippt ihn in der Küche auf dem Bohner aus. Das Sortieren, Aufschlangen und Stapeln ist juchzig. Stundenlang spiele ich »Wie hoch geht der Turm, bis er umkippt«, reibe die glatten Holzbauklötze aneinander, weil das so schön geschmeidig ist, stecke die Biegnadelsteine ineinander und versuche, deren Nadeln am Finger zu biegen, auch in der Hand und vor allem streichend am Arm. Oft bin ich allein im Haus, denn die Mama ist derweil draußen im Garten, der Papa »auf der Hütte«, einem Ort, wo die Leute blaue Jacken anhaben sollen und wo es viel dreckt. Die Hütte kann man von zu Hause sehen, da sind ganz hohe runde Türme, aus denen es wolkt, mal heiter wattig hell, mal dreckig dunkel. Und manchmal kann ich die Hütte auch riechen. Dann sticht sie nah in der Nase, obwohl sie weit weg ist.

Der rote, lederriechige Hochsitz hat immer mehr ausgedient. Mittlerweile sitze ich auf der ebenso rotledrigen Sitzfläche meines dünnbeinigen Küchenstuhls. Dieser Stuhl hat mehrere Stangen hinter meinem Rücken, in denen sich durch mein Hin- und Herbewegen immer mal wieder meine Hosenträger verfangen.

Zu dieser Zeit erkenntnisse ich, dass neuerdings auch noch ein papageienbuntes Wesen zum Haus gehört. Dieses Wesen krabbelt so wie ich früher in den Umwandungen der Räume herum und erkrabbelt vor allem die Bäume unseres Obstgartens. Das machte ich bisher nie.

Es kommt oft vor, dass ich eine Aufschlangung der Bausteine mache, die dann irgendwann vom papageienbunten Wesen kaputt gemacht wird. Dann gibt es immer wieder neu eine Bauklotzschlacht. Ich schmeiße die Bausteine dann so weit ich kann. Wenn dann so ein Stein die Vase trifft oder etwas anderes kaputtet, sagt die Mama immer schnell und schrill: »Wenn das noch mal passiert, kommt der Stock!« Dann schluppse ich mit meinem Mund immer wieder an so einem Weichplastikknauf mit Ring davor, dem Nuckel. Dieses Nuckeln beruhigt mich. Ganz allmählich ersetze ich aber den Nuckel durch den Daumen, denn hinterm Nuckel kommt keine süßmilchige Flüssigkeit mehr, da kann ich auch direkt am Daumen nuckeln. Außerdem riecht der nie pekig, sondern schön nur nach mir. Und den kann ich steuern und säubern, der echte Gnubbelnuckel war dagegen oft wähbäh. Der eigene Daumen ist ein viel, viel juchzigerer Nuckel.

Wenn ich mich wieder beruhigt habe, laufe ich einfach los. Endlich bin ich schnell, richtig schnell. Es spaßt, zwischen den Raumungen herumzulaufen. Wie alles an mir vorbeizieht. Dabei entdecke ich merkwürdige Innenfenster, in denen derselbe Raum noch mal da ist. Aber falsch herum. Und hinter diesen merkwürdigen Innenfenstern ist immer dann, wenn ich da bin, ein Wesen wie ich zu sehen. Wie am Fenster im Dunkeln, hinter dem das Draußen ist.

Manchmal besuchen die Papamamas mit mir auch andere Onkel und Tanten. Der Onkel Willi und die Tante Else wohnen in der rot-altbackenen Peiner Braunschweiger Straße, in der es stolpersteint. Direkt neben der großen Fabrik, wo das Eisen fauchend glüht. Das ist hinter der Hochmauer auf der anderen Seite der schwarzgrauen Stolpersteinstraße. Wenn wir dort den Onkel und die Tante besuchen, gibt es immer einen kuchigen und keksigen Kaffeetisch. Den macht die Tante Else immer.

Aber der kuchige Tisch ist schnell langweilig. So stehe ich auf und erforsche wie immer, wenn ich woanders bin, die ganze Wohnung. Alle Schränke werden geöffnet, die Inhalte untersucht und geprüft. Merkwürdige Sachen nehme ich mit, um zu fragen: »Was isn das?« Vielleicht gibt es diesmal irgendwo ja auch Bonbons. Denn die gibt es zu Hause bei den Papamamas manchmal in so einer spitzen, papierigen Tüte aus dem Laden von der Tante Emma.

Der faszinierendste Raum in der Wohnung von Onkel Willi aber ist der Rohrraum. Um ihn zu erreichen, muss man die warme Wohnung verlassen und einen kalten, laut echoenden Flur queren, der auch zu anderen Wohnungen führt. Im Rohrraum gibt es große, dickwandige Rohre zu bestaunen, in denen es immer wieder gluckurgelt. Und da gibt es kleine Rohre, die in die großen Rohre münden. Ein dickes Rohr kommt aus der

Raumdecke und geht ganz gerade nach unten in den Fußboden. Genau dort, wo der Fußboden anfängt, mündet aus der Toilette kommend ein genauso großes Rohr da hinein. Das Rohr hat eine knotenartige Verkurvung zwischen der Einmündung in das lange Rohr und dem Klo.

Und unter dem Waschbecken knotet ebenfalls ein Rohr, in dem das Wasser bergauf fließen muss, denn das Waschbecken läuft nicht über. Und das große lange Rohr hat einen großen runden Flachdeckel, mit ganz dicken Schrauben. Die einzige Stelle, wo man ein bisschen in das Rohr reinkucken kann, ist das Klo. Dazu klobürste ich das ganze Wasser durch den Rohrknoten. Das Rohr ist von innen ganz schwarzig. Wie es in dem Rohr hinter der ersten Kurve aussieht, kann ich leider nicht sehen.

Natürlich muss ich wieder rohren. Wasser an und aus und horchen, wo es gluckurgelt. Stöpsel rein und Wasser an, bis das Waschbecken nasst. Und dann Wasser aus und Stöpsel ziehen. Gleichzeitig die Kettenklospülung ziehen. Das Gluckurgeln liefert mir innerste Befriedigung. Ich flattere mich ab wie immer, wenn ich mich ergiebig freue. Das Gluckurgeln ist so wandrohrjuchzig! Immer wenn ich genug gerohrt habe, kehre ich zurück in die Wohnung. Dort empfängt mich der Onkel Willi immer mit denselben Worten: »Der Peter und seine Rohre. Das isso einer.«

Später einmal fahren die Papamamas mit mir in einen Ort, den nennen sie Dedenhausen. Das straßt viele Dörfer und eine Großstadt weit weg von zu Hause. Dort wohnen ein Onkel und eine Tante und eine Andrea und ein Ingo, der aber nicht richtig da ist. Ingo ist das interessanteste Wesen. Er scheint gekörpert, ohne zu ichen. Ingo ist immer nur im Bett und ist anscheinend ganz krank. Beim Erforschen der Wohnung entdecke ich Rohrbäume, vor allem im Bad und in der Küche.

Irgendwann muss ich in die Stube kommen. Kaffeetrinken. Auweia, da ist ja gar nicht meine gewohnte Gänsetasse auf dem Tisch! Ich fange wie immer an zu flattern, wenn irgendwas nicht richtig ist, und brülle los.

»Was ist denn los, warum bist du schon wieder so pitterich?«, will die Mama wissen.

Ich brülle noch mehr! Warum ist meine eigene Tasse nicht da? Ich habe immer aus meiner eigenen Tasse getrunken. Aber das hier, einfach ih-wähbääh! Schließlich muss ich gegen meinen Willen aus der andersneuen Tasse trinken. Über die Kakaomilch hat sich währenddessen eine eklige Haut gelegt. Die fische ich gleich aus der Tasse und lege sie auf den Tisch.

»Jetzt haste die ganze Tischdecke vollgeschmiert!«, kommt von der Mama. Wenn man Trinken mit Haut in der Tasse hat, muss ich die da hinlegen können. Warum braucht man hier überhaupt eine Tischdecke? Die haben wir zu Hause in der Küche doch auch nicht! Woher soll ich denn wissen, dass man da nichts drauflegen soll? Ich werde böse und ärgerlich über dieses Geschimpfe mit der dreckigen Tischdecke. Die haben doch selbst Schuld, was legen sie da so ein Ding auf den Tisch, das man nicht abwischen kann!

Nach dem Kaffeetrinken bringt die Andrea einen dollen Kasten mit lauter kleinen blauen Rohren in die Stube. Aber die steckt man nicht so zusammen wie große, gluckurgelnde Rohre, sondern dafür gibt es viele kleine, kurze, käsegelbe Rillenstäbchen. Da gibt es gerade Rohre, Kurvenrohre, Rohre mit Abzweigungen und Kreuzungen und Allerichtungenrohre, die irgendwie an Sterne erinnern.

Ich baue erst mal einen Rohrbaum. Als der fertig ist, gehe ich damit zu einem Wasserhahn, um die Rohre funktionieren zu lassen. Durch das eine Rohr fließt das Wasser durch, durch die Abzweigung nicht. Da verstopft irgendwas. Ich gehe mit den wasservollen Rohren in die Stube zurück, zeige die Rohre dem Onkel und stelle klar: »Die gehen aber gar nicht, die sind kaputt!« Beim Zeigen wässere ich den Tisch und den Teppich. Da kommt die Tante an:

»Was hast du mit dem Plasticant gemacht? So eine Schweinerei!«

»Das ist kaputt, die Rohre sind verstopft! Und hier sind keine Schweine!«

»Da gehört auch kein Wasser rein, damit kannst du Autos und Möbel bauen, das sind keine Wasserleitungen, hast du das verstanden?«, kriege ich als Antwort.

Ich schweige. Selbstverständlich sind das Wasserleitungen, sie sind glatt, rohrig und blau. Das sind ganz klar Wasserleitungen für kleine Kinder wie mich. Zum Üben. So baue ich mit anderen Teilen einen anderen Rohrbaum und versuche es erneut mit dem Wasser. Wieder verstopft. Wieder bekomme ich dieselbe lärmende Lautung zu hören, das sei dafür nicht da.

»Wenn du jetzt noch einmal damit in die Küche oder ins Bad gehst, muss ich dir das wieder wegnehmen, verstanden?!« Gemeinheit. Ich untersuche alle Details der Rohrverzweigungen, denn da stimmt irgendwas nicht. Dann stelle ich fest: Die haben vergessen, die Abzweigungen von Rohrwand frei zu machen. Da kann ja gar kein Wasser durchfließen! Ich behalte meine Erkenntnis für mich.

Da zeigt mir die Andrea, was sie mit den Rohren gemacht hat: Sie hat etwas gebaut, das ein Auto und ein Haus sein soll. »So was habe ich ja noch nie gesehen, ein Auto aus Rohren oder ein Haus aus Rohren, das gibt's doch gar nicht. Das geht doch gar nicht!«, kommentiere ich ihre gebauten Sachen. Dennoch bringt es mich auf eine Idee. Ich verbinde die Rohre so, dass die

Allerichtungenabzweigung in einem Kasten aus Rohren mittet. Mir gefällt er, dieser Rohrwürfel! Dann verstecke ich die geheimnisvolle Allerichtungenabzweigung, indem ich gelbe und rote Plättchen in die Rohrseiten klackklacken lasse. Jetzt ist das kein offener Würfel mehr, sondern ein zuer Würfel, mit dem Geheimnis der zentralen Allerichtungenabzweigung drinnen.

Leider müssen wir irgendwann wieder wegfahren, und ich darf die dollen Rohre nicht mitnehmen. Wie schade! Keine Rohre mehr für mich. Ich habe die blauen Rohre als Kind leider nie wiedergesehen. Die Sehnsucht nach den blauen Rohren sollte ungestillt bleiben.

Schweigendes Sprechen

Da gibt es noch ein Haus, das nicht in unserem Garten steht, sondern mitten im Dorf bei der Kirche. Es ist ein Haus mit vielen großen Holzbalken in den Wänden. Hinter einer großen Mauer, die dreimal so hoch ist wie ich selbst. Und es ist ein altes, kaltes Haus mit großen schwarzen und weißen Platten im großen Flur. Alle Zimmer liegen rechts und links von diesem Flur. Und es gibt eine Treppe nach oben. Diese Stelle nennt die Mama immer »Hunnertviernsechzig« oder »das alte Haus«. Für mich ist es erst mal das Omahaus.

In diesem Haus wohnen drei faltige Leute, die Omma Liese, die Omma Liesbeth und der alte Onkel Hermann, der einen großen quadratisch-hohen Teich aus Glas mit vielen bunten Fischen drinnen hat. Onkel Hermann soll angeblich krank sein, sagen die anderen Omas. Aber ich kann an ihm überhaupt keine Krankheit sehen. In diesem Haus gibt es ansonsten keine interessanten Sachen in den Schränken.

Und das Haus hat überhaupt kein Klo. Das ist draußen in einem Schuppen. Es ist ein langweiliges Klo aus Holz und vor allem ganz ohne Rohre. Es ist unbequem und es stinkt. Weil die Kacke einfach durch das Loch ins bodenlose Dunkel plumpst.

Am liebsten bin ich daher doch im Haus, wo ich wohne. Da bin ich meist alleine und da büchert es im haselnussbraunen Stubenschrank. Ich nehme jedes einzelne Buch in die Hand und rieche es. Manche riechen bonbonig, manche nach Schwein, manche nach Bastelklebe oder nach altem Essen. Und ich wundere mich über die vielen kurzen und langen mickrigen Bilder da drin, die man viel größer auch draußen auf Plakaten oder auf Dash-Eimern sehen kann.

Fast alle Bücher sind so voll davon, ohne dass es darin auch nur ein einziges richtiges Bild gibt. Diese komischen Bilder, die die Papamamas Wörter nennen, erreichen mich leider nicht. Aber die Menschen können offenbar komischerweise diese geheimnisvollen Bilder verstehen. Und es gibt viele gleiche Bilder und ähnliche Bilder. Irgendwann fällt mir auf, dass alle Bilder aus Teilen zusammengesetzt sind.

Es sind immer dieselben Bilderteile, meistens »e«, »s«, »a«, »i«, »r« oder »n«. Bilderteile sind wie kleine Bilder in großen Bildern, den Wörtern. Die großen Bilder haben immer wieder die gleichen kleinen Bilder drin, die Wörterteile. Und manche, meist kurze Wörterbilder sind in den Büchern oft vorhanden, zum Beispiel »und«, »ist«, »er«. Das interessantet sehr. Stundenlang erforsche ich so ganz allein die Geheimnisse der Bücher.

»Wie sieht das denn HIER aus? Du kannst doch noch gar nicht lesen! Mit deinen drei Jahren! Stell sofort die Bücher wieder in den Schrank, hast du mich verstanden!«, überrascht mich die Mama.

»Lesen? Was isn das?«

Die Mama erzählt mir, dass die Wörter »gelesen« werden können und ich dann weiß, was da drinsteht. Bücher sind also stille Gesprächspartner, die immer dann zu mir schweigend sprechen, wenn ich es will. Lesen, das ist also ein anderes Wort für das schweigende Sprechen der Bücher! Die Geheimnisse der Bücher wollen von mir entschlüsselt werden. Dann kann ich immer verstehen, wann ich will, und muss nicht warten, wann die Mama mal nicht im Garten ist, um zu fragen »Was isn das?«. Herrlich juchzig. Man braucht keine Menschen, nur Bücher, um zu erfahren, was es gibt.

Einige Zeit später bringt der »Weihnachtsmann« eine tannenbaumgrüne, kippbare Tafel mit schneeweißen, haardünnen, ganz geraden Linien. Und es gibt viereckigen Weißweichstein, eingepellt in grüngeschecktes Papier. Und jede Menge bunte eckige und runde Wörterteile, »Magnetbuchstaben«, die an der Tafel kleben können. Wie immer lege ich die Wörterteile hintereinander hin. Ich sortiere nach Farben und dann nach Formen. Die bunten Wörterteile bespiele ich auf dem Tisch.

Der Onkel Hermann aus dem Omahaus ist an diesem besonderen Tag auch bei uns. Als er meine Wörterteile sieht, legt er sie in eine merkwürdige, total unordentliche Reihe: A – B – C – D – E …

»Die ganzen Farben sind doch jetzt durcheinander! Was solln das sein?«, will ich wissen.

»Das ist das Abc!«

»Abc, was isn das?«

»Das ist die Reihe, wie man die Buchstaben sortiert!«

Buchstaben – Buchstaben? – Buchstaben!

Wörterteile staben im Buch?! Ich kucke auf Onkel Hermanns Wörterteilereihe:

A-B-C-D-E-F-G-H-I-J-K-L-M-N-O-P-Q-R-S-T-U-V-W-X-Y-Z

»Das Abc, ist das immer so? Oder gibt's noch ein anderes Abc?«, will ich wissen. Denn ich vermisse Wörterteile mit Punkten obendrauf, zum Beispiel ö.

»Es gibt nur ein Abc!«

Der Onkel aus dem Omahaus liest die ganzen bunten Wörterteile nacheinander vor. Staunend stehe ich still daneben, bevor ich feststelle:

»Da ist ja immer noch alles durcheinander!« Alle Farben, eckige und runde Wörterteile nachbaren einander, ohne dass es sinnt.

»Das ist das Alfabeet!«, sagt der Onkel.

Das ist also das Beet mit den Wörterteilen drinnen. Im Garten sind in einem Beet immer die Blumen oder die Erdbeeren. Dieses Alfabeet ist wie ein Bild, das man also erhält, wenn man die Wörterteile in einer bestimmten Reihenfolge hintereinandert:

Das Alfabeet, eine Ordnung, die angeblich in den Büchern sein soll. Irgendwie. Und tatsächlich, im Nussbaumschrank, da gibt es sogar ein Buch mit Bildern, in dem die Wörterteile nach ihrem ersten Buchstaben geordnet sind: das »Bertelsmann Volkslexikon«. Ich habe ein sortiertes, offenbar seltenes und damit hochinteressantes Buch gefunden! Was für eine Entdeckung zwischen all den Büchern, in denen nur schweigend durcheinandersprechender, für mich noch unverständlicher, unsortierter Wörterteilesalat steht! Die merkwürdigen Bilder der Menschen. Ich behalte dieses Beet aus Alfa genau so im Gedächtnis, wie es vor mir liegt, als Bild aus Wörterteilen, wo jedes Teil seinen festen, immer gleichen Platz hat.

Bei A geht das Alfabeet auf, deswegen wohl also A. Bei Z

geht es wieder zu, deswegen also Z, denke ich. So merke ich mir das. Und die beiden Ms sind in der Mitte. Da kein Teil doppeln darf, gibt es ein richtiges M vor der Mitte, dessen letzter Strich genau auf der Mitte ist, und das zweite M hinter der Mitte mit einem Strich weniger: N. Komischerweise falsch herum.

Irgendwie strahlen mich die Wörterteile auf der A-Seite farbenfroh und freundlich an. Die Wörterteile ab O sind dagegen hinter dem Mittenberg, der aus M und N besteht, verschattet. Vereinzelt ragen noch einige beleuchtete Berge aus dem taltiefen Schatten, wie zum Beispiel R und S. Die sind auch hell und bunt. Ich mag diese bergig-bunte Buchstabenlandschaft.

Ich will Buchstabenbilder an der tannengrünen Tafel anmagneten. Doch da stelle ich auf einmal fest, dass es kein weiteres Q-Wörterteil mehr gibt, dafür aber noch mehrere R- und E-Wörterteile. Das ist ungerecht und frustig! So werde ich wieder einmal »pitterich«, wie es die Mama immer nennt. Das passiert immer genau dann, wenn ich nicht das machen kann, was ich machen will, oder irgendetwas anders als geplant ist.

»Der kommt genau nach Onkel Hermann!«, kommentiert Omma Liesbeth die Situation, meine Verzweiflung vor der Tafel, weil ich wütend werde wegen Sachen, die die anderen nicht verstehen wollen. Nachdem ich mich beruhigt habe, bildere ich mit dem Onkel Hermann aus den Wörterteilen meinen Namen:

»P-E-T-E-R«.

Dann lege ich die Teile andersherum hin:

»R-E-T-E-P«.

Interessant. Dem P fehlt der Strich, den das R hat. Dadurch will das P am Wortende immer umkippen. Das R tut das nie, denn es hat zwei Beine. Deswegen lege ich das P etwas schräg hin, damit es nicht mehr umkippen kann. Aber leider stört das die Ordnung. Das Wörterteil gildet nicht, das gibt es nicht im

Alfabeet. Bevor ich wieder verzweifle, ideet es rechtzeitig in mir: Ich nehme ein weiteres R und lege es andersherum hin:

»R-E-T-E-Я« ist das Resultat wohltuender Symmetrie.

Leider geht das nur, wenn man das R-Wörterteil von hinten sieht, mit der magnetischen Rille darin. Schade. Wenig später zeigt mir der Onkel Hermann dann gildende Wörter wie:

O T T O

A H A

A N N A

E H E

Diese Buchstabenbilder sind wohlfühlig gute Wörter. Sie sind regelmäßig, man kann sie umdrehen. So entdecke ich in den nächsten Tagen allein mit mir selbst spielerisch nach und nach, wie man auch aus den wenigen verschiedenen Wörterteilen alles zusammenbauen kann, was die Menschen sagen! Und was in diesen wörtersalatvollen Büchern steht. Eines der Bücher fasziniert mich besonders. Vornedrauf bildern ein brennender Ölturm und die Wörterteilereihe »Öl brennt auf Sonde 3«, mein erster Satz, den ich lesen kann.

Gebannt lausche ich stotternd dem schweigenden Sprechen! In aller Stille werden Wörterteile zu Wörtern, Wörter zu ganzen Sätzen und Sätze zu zusammenhängenden Geschichten. Die geheime Ordnung des Durcheinanders der Wörterteile ist wie eine herrliche, musikalisch untermalte Straßenlandschaft.

Für alle Kurven, geraden Linien der Wörterteile und deren Abzweigungen entstehen in mir Bilder. Juchzig! Herrlich juchzig! Dabei merke ich mir zusammenhängende Wörterteile meist wie Bilder, um bereits gesehene Wörter zu »lesen«. So beginne ich, alle Wörter zu sammeln. Es ist immer herrlich, wieder ein neues Wort zu finden!

Viele Wörter kommen enttäuschend oft vor: Er, und, ist, der, die, das. »Das« ist grün, »der« ist rot, und »die« ist immer hellgelb. Und »ist« ist immer malerfarbenweiß. Und »er« ist dabei etwas weniger rot als »der«, weil dem Er der Anfang fehlt: das D.

Und es gibt merkwürdige Wörter, die aus ganz anderen Wörterteilen bestehen, die die Leute Zahlen nennen: »Hunnertviernsechzig«, das alte Haus, ist schlicht »164«. Oder die 3 auf dem Buch mit dem brennenden Ölturm: »Öl brennt auf Sonde 3«.

Die Teile 0, 1, 2, 3, 4, 5, 6, 7, 8 und 9 gehören nicht zum Alfabeet. Das hat nur 26 Wörterteile. So lerne ich ganz nebenbei die Zahlen und das Zählen. Zusammen mit den Zahlen gibt es also insgesamt 36 Wörterteile: A bis Z, 0 bis 9 (ohne Ä, Ö, Ü und ß).

Auch an der Wand vom Haus ist so ein Wort aus Zahlen: 496. Es ist in mir helltannengrün und heißt laut der Mama »Vierhunnertsexunneunzich«. Es ist also der Name von unserem Haus, dem Gartenhaus, dem Haus mit Garten. 496 ist also warmgrün, 164 ist auch grün, aber kalt, kaltgrün. Nach und nach merke ich mir so alle Zahlen.

Auch beginne ich zu »schreiben«. Dazu lege ich die Magnetbuchstaben auf Papier und umrande sie mit einem Farbstift. Anschließend male ich das Papier innerhalb der Umrandung voll. So erhalte ich große Wörterteile, also Buchstaben, aus Farbstift auf Papier. Im Laufe der Zeit werden diese Zeichnungen immer mehr durch freihändige, kruckelige, selbst gemalte Wörterteile ersetzt.

Als Erstes male ich die sich echoenden Wörter MAMA und PAPA. Der wohlgeordnet regelmäßige Anblick glückt mich, obwohl sie in meiner Sprache keine Verwendung finden. Denn es fällt mir schwer, die Tante Mama und den Onkel Papa direkt anzusprechen. Und wenn ich es schaffe, dann benutze ich dafür oft keine Wörter wie »Mama« oder »Papa«, sondern rede einfach los. So spreche ich die Mama, wenn überhaupt, erst mit »Mami« und schließlich nur noch mit »Mutti« an, zum Papa sage ich, wenn überhaupt, seit jeher »Pappi«.

Das wichtigste Erkennungsmerkmal der Mama sind ihre Locken. Oft sehe ich sie auch unter einer heißen, blassblauen Plastikhaube mit Ring. Mit bunten drahtigen Rohren in den Haaren. Deswegen wird die Mama für mich immer mehr zur »Locken«. Wenn ich sie anreden muss, sage ich weiterhin »Mutti«, vermeide dies aber, ohne zu wissen, warum eigentlich. In meinem Innersten ist sie fortan die Locken. Meistens hat sie einen Rock und oft dazu noch eine Schürze an. Der Weißkittel hängt mittlerweile im Schrank.

Die wichtigsten Erkennungsmerkmale des Papas sind seine bärig brummige Stimme und seine braunen Stoffhosen, mit denen er meistens zur Hütte mit den aus Wolken gehuteten Schornsteinen fährt. Der Papa wird für mich so immer mehr zum braunen Brummelbären. Seine meist braunen Hosen haben alle einen Mittelknickstreifen, der vorne und hinten von beinoben bis beinunten geht. Im Garten oder beim Bauen hat er jedoch blaue Hosen mit angenähten Hosenträgern an.

Löcheln, Licht und Länder jenseits der Morgenröte

Das Küchenfenster unseres Hauses zeigt nach Osten. Von meinem Platz aus kann ich immer nach draußen in den Garten kucken. Draußen lichtet die Welt. Die Sonne gleißt über die Gartenbäume durch das Küchenfenster in die Küche. Bei offener Küchentür scheint sie weit ins Haus in den schwarzlinierten Quadratplattenflur bis auf die gegenüberliegende braune Kellertür.

Und wenn die Küchentür schlosst, löchelt es. Dann fleckt das Schlüsselloch der Küchentür an der gegenüberliegenden Kellertür als lichtender Dreieckskreis. Das Löcheln juchzt nach Befriedigung in mir selbst. Ich öffne und schließe die Küchentür. Immer wieder. Dann blasst jedes Mal der lichtende Dreieckskreis. Er verschwindet, geht weg und kommt wieder. Weg und wieder da und wieder weg und wieder da. Und wenn er da ist, dann kommt er erst ganz schmal, als dreieckiger Punkt mit Punktkreis drüber. Und wenn die Tür zu ist, fleckt das Licht immer dicker, bis es die Form des Schlüssellochs annimmt. Und wenn die Tür wieder auf ist, lichtet das Schlüsselloch wieder schmaler.

Dann öffne ich auch die Kellertreppentür. Jetzt kann ich sogar an der weißen Wand der Kellertreppe löcheln. Zwar fleckt das Schlüsselloch jetzt blasswattiger, aber dafür größer.

Ich markiere die Stelle an der Kellertreppenwand, wo das Licht am fettesten schlüssellöchelt. Nach einigen Minuten lichtet der Dreieckskreisfleck woanders.

Er lichtet nämlich neben der Markierung am fettesten und irgendwann gar nicht mehr. Dann löchele ich vergebens, die fleckige Lichtelei lässt sich nicht mehr erlöcheln. Schade. Dann gleißt die Sonne auch nicht mehr auf meinen Platz, dafür aber jetzt auf Tantchens.

So nenne ich übrigens das kleine, in papageienbunten Sachen steckende Wesen, denn frauliche Menschen sind ja Tanten. Nur selten spaßt das Spielen mit ihr. Ich kann mit ihr kaum was anfangen. Außer Höhlen aus Kissen und Kisten bauen, unters Bett kriechen und kitzeln.

Hoffte ich anfangs noch auf einen vorübergehenden Zustand, zeichnet sich immer mehr ab, dass das neue rumschreiende Tantchen-Wesen immer in demselben Zimmer schlafen soll wie ich. Das nervt und stresst total. Ihr Gejaule ist für mich kaum zu ertragen, weil mich laute, unvermittelte Geräusche paniken. »Du hast früher viiieeelll mehr gequaatscht! Die schläft jetzt auch hier drin! Basta!«, stellt die Locken fest. »Und noch was: Im Gegensatz zu dir ist sie ganz leise!« Das mag ja sein, aber ich war auch allein im Raum. Mein Gequaatsche störte bestimmt niemanden!

Zum Glück flüchtet das Tantchen schon bald tagsüber immer öfter woanders hin. Irgendwann geht sie gerne zu einer alten Tante, der Nachbarin, die im Haus auf der gegenüberliegenden Straßenseite wohnt. Dann bin ich zu Hause endlich ungestört.

Das Löcheln des Lichtes der Welt geht nur im Frühling, wenn die Sonne genau richtig über die kahlen Obstbäume ins Küchenfenster gleißt. Immer wenn ich zu löcheln beginne, ist es draußen grellhell. Die langen Schatten kahler Bäume werden kürzer, der Winter wird warmig weggebrannt. Immer wenn die Löchelzeit beginnt, endet bald der kalte Winter.

Genau einmal im Jahr doppellöchele ich: Dann fällt das Sonnenlicht durch das Schlüsselloch der geschlossenen Küchentür auf das Schlüsselloch der geschlossenen Kellertreppentür. Dann lichtet es sogar einen Dreieckskreisfleck auf der weißen Kellertreppenwand, obwohl die Kellertür schlosst.

An einem winterigen Märzmorgen des Jahres 1970 bin ich schon so früh in der Küche, dass das Löcheln noch nicht geht. Stattdessen beobachte ich vom Küchenfenster aus, wie das Dunkelschwarz der Nacht da draußen über Dunkelblau ins Rotgelbe blasst. Im kalten Außen erhebt sich die grelle Kugel der Sonne mühsam über den scharfkantig fernen Horizont.

Mein Blick trifft den Sandkasten. Den kann man vom Küchenfenster aus sehen. Und ich kann im Sandkasten nun Rohrleitungen legen, ohne dabei zu frosten. Im Sandkasten spiele ich nämlich am liebsten »Rohre verbuddeln«. Rohre, die vom Hausbau übrig geblieben sind, vergrabe ich im Sand. Mit möglichst vielen Abzweigungen drinnen, die ich irgendwie zusammenstecke.

Ein bleichblaugraues Eckkurvenrohr ist immer das Eingussrohr. Mit der Gießkanne schütte ich das Wasser da rein. Es ist jedes Mal spannend herauszufinden, aus welchem Ausgang das Wasser zuerst herauskommt. Wenn die ganzen Rohre voll Wasser sind, werfe ich gerne kleine Plastikteile hinein, um zu schauen, welche Teile wo wieder rauskommen. Das kann ich vom Mittagessen bis zum Armbrot spielen. Bis es dunkelt. Armbrot heißt bei uns das brotige Abendessen, weil wir arm sind. Vermutlicherweise.

Da kommt der braune Brummelbär. Er hat auf der Hütte ausgenachtschichtet und bringt vom Bäcker Knistertütenbrötchen mit. So gibt es zum Frühstück herrlich knackige, krustige, knusperbergige braungelbe Brötchen. Besonders die spitzbergigen und tief verschluchteten Brötchen, die innen noch ganz warmknetig sind, sind herrlich.

Derweil werfen draußen die noch kahlen Bäume im buntenden Licht lange Schatten auf das grasgrüne Obstgartenland. Der Anblick dieses Naturschauspiels gipfelt in die Frage an die Papamamas:

»Wo kommt man eigentlich hin und wie sieht es DA aus, wenn man immer in DIE Richtung geht?« Dabei zeige ich auf die aufgehende Sonne.

Nach einigem Zögern antwortet der braune Brummelbär:

»Wenn du da immer weitergehst, also nach Osten, da, wo die Sonne aufgeht, dann kommst du irgendwann von Westen, da, wo die Sonne untergeht, durch unsere Stube wieder hier an!«

Stille. Nur das Knaspern der Knistertütenbrötchen höre ich.

Schmatz – schmatz. Dann stelle ich nachdenklich fest:

»Wie solln das gehn? Dann muss ich doch irgendwo eine Kurve gegangen sein! Aber ich will immer geradeaus gehen! Dann muss doch die Welt irgendwo zu Ende sein! Wie sieht es da aus?« Das will ich wissen!

»Die Welt hat kein Ende, wo man stehen und kucken kann!«

»Das geht doch gar nicht. Da muss es eine Stelle geben, die aussieht, wie wenn Ameisen von der Tischkante kucken! Alles muss einen Anfang und ein Ende haben!«

»Unsere Welt, das ist die Erde! Und die Erde ist eine Kugel!«

Erneut Stille. Nur das Knaspern der Brötchen höre ich.

Schmatz – schmatz. Dann stelle ich wieder fragend fest:

»Kugel? Dann sind wir hier oben auf der Kugel?!«

»Ja.«

»Dann fällt man also irgendwann aus der Welt, also von der Kugel, wenn man immer weiter nach Osten geht!«

»Nein, man ist immer oben!«

»Das geht nicht, das kann nicht sein!«

»Erst musst du noch viel wachsen. Wenn du groß bist, wirst du das verstehen!«

Ich ziehe an mir, doch ich werde einfach nicht größer.

»Wie lange dauert das noch, bis ich groß bin?«, will ich wissen.

Die Antwort erreicht mich nicht wirklich.

Viel Zeit – viele Mal hell und dunkel, warm und kalt noch.

Einige helle und dunkle Zeiten, also Tage später, sitzen die Papamamas wieder beim Brötchenknaspern. Als ich reinkomme, steht der braune Brummelbär auf, verlässt die Küche und kommt zurück mit einem riesig großen, rotbunten Buch.

»Das ist ein Atlas. Da sind Landkarten drin. Das sind Bilder, die zeigen, was es wo auf der Welt gibt: Städte, Länder, Flüsse, Berge, Straßen und Wege. Diese Bilder heißen Landkarten, Karten vom Land. Den Atlas kannste behalten!«

Das Bunte Buch! Die Brücke zwischen gewohnter Heimat und der horizontfernen Welt, die ich entdecken will. Es gehört mir. Mein erstes eigenes Buch! Juchzig! Herrlich juchzig!

Im Bunten Buch entdecke ich irgendwann die Wörter, die zwei Striche untendrunter haben. In jedem bunten Fleck steht so ein Wort. Da ich bisher nur wörterweise lesen kann, entdecke ich viele Wörter, die ich in meiner Wörtersammlung nie zuvor gesehen habe. Viele neue Wörterbilder. So zeige ich auf eines der neuen Wörter.

»Was heißt das?«, will ich von der Locken wissen.

»Wien«, antwortet sie.

»Warum ist Wien zweistrichig?«

»Das ist die Hauptstadt von Österreich!«

»Hauptstadt? Was isn das?«

»Jedes Land hat eine Stadt, die wichtig ist!«

»Wann ist eine Stadt wichtig?«

Ich lerne, dass eine Hauptstadt immer die Stadt ist, in der die Regierung ist. Die Regierung, das sind die Bestimmer.

Und die bunten Flecken im Atlas sind alles »souveräne Staaten«, ein anderes Satzwort für Länder. Länder bestehen immer aus einem zweistrichigen Wort, der Hauptstadt, und einem bunten Fleck, der mehr oder weniger eckig umrandet ist. Die Umrandungen sind bei jedem Fleck anders und grenzen aneinander. Nun fange ich an, mir die neuen Wörter fleckweise zu merken und wörterteileweise zu lesen, um mir das Wort dann doch wörterweise zu merken.

So brauche ich nämlich die Locken für das Lesen nicht. Es kommt allerdings nun vor, dass ich mir viele Wörter anders merke, als sie da stehen. Njassaland, Rhodesien, Laos, Tanganjika, Ceylon, Fidschi, welch juchzige buntmagische Namen, die ich nun mit meinem Finger im Bunten Buch entdecke. Daraus entwickelt sich im Sommer 1970, da bin ich vier, das Hauptstädteraten: Lilongwe, Salisbury, Vientiane, Daressalam, Colombo, Suva. Je besser ich im Hauptstädteraten bin, desto mehr Bonbons darf ich aus der blaublechernen Dose der Locken holen. Schon bald kenne ich jede Hauptstadt, deren Lage im zugehörigen Land mitsamt dessen Flagge und Umrissen.

Juchzig ist auch, wenn ich die bekannten Wörter auf anderen Karten im Atlas wiederfinde. Das ist dann wie Ostereiersuchen. So entdecke ich irgendwann, wie die Kartenseiten beim Umblättern zusammenpassen, wo die Fortsetzung eines Kartenbildes ist. Dabei entdecke ich, dass »Neuseeland«, »Alaska« und »Kamtschatka« doppelt auf der Erde vorkommen.

Man kann also dorthin kommen, wenn man von der Küche in Richtung Sonnenaufgang immer geradeaus geht oder wenn man von der Stube in Richtung Sonnenuntergang immer geradeaus geht. Demnach wiederholt sich die Erde, wenn man immer gleich richtungt. Das bedeutet, dass der braune Brummelbär tatsächlich recht hat. Das ist die Lösung: Man ist also nicht nur einmal vorhanden, sondern mehrmals, wie die Namen im Atlas. So kann man also beim Immergeradeausgehen von der Küche aus von der anderen Seite des Hauses durch die Stube wieder hier ankommen, ohne von einer Kugel runterzufallen. Komisch, aber das muss wohl so sein. Aber das mit der Kugel, das ist immer noch unmöglich zu akzeptieren.

Das Haus kenne ich nun. Jetzt wird es doch Zeit, den Garten auch einmal ganz genau in jedem Detail zu erkunden. Vorne am Haus ist die Terrasse mit kruckeligen, weißen Steinen, zwischen denen ganz große Ritzen sind. Von dort geht eine Treppe runter zum Rasengarten, der an der Straße liegt. Da sind viele Blumen, Büsche und hohe Bäume.

Hinter dem Haus sind viele Bäume mit Äpfeln, Birnen, Kirschen, Pflaumen, Zwetschgen. Die stehen mitten im Rasen. Daneben gibt es den Hühnergarten, da sind manchmal Hühnchen, Hühner, Enten oder Gänse drinnen. Dann haben wir noch einen Kaninchenstall und einen Schweinestall, dort macht das riesige rosane Tier immer uff-ufff-uffff.

Ganz weit hinten liegt das Toffelland. Da gibt es Kartoffeln, Erdbeeren, Gurken und viel sonstiges Gemüse. Da stehen auch Büsche mit Beeren, die man essen kann: Stachelbeeren, Johannisbeeren, Himbeeren und andere Beeren mehr. Da ich zwischen diesen Büschen gerne spiele, nennt mich der braune Brummelbär auch »Beerenbengel«. Und für die Locken bin ich neuerdings »der Goldfasan«. Komisch. Wozu braucht man dann noch die richtigen Namen? Fragen über Fragen, die ich mir ständig stelle.

So einfach ist auch mein Entdeckertrieb nicht zu stillen. Das eigene Grundstück mit Haus und Garten ist längst erforscht. Nun ist unsere Straße dran. Überall sind Gärten, in denen die Häuser stehen. In jedem Haus mit offener Tür, und das sind bei uns auf dem Dorf so einige, oder in dem ich mit den Papamamas zu Besuch bin, erforsche ich alle Räume. Wenn wir Leute besuchen, darf ich auch in die Schränke schauen.

Hinter einem der Häuser gibt es weiße Malsteine in der

Erde. Meine Kreidemine für harte Straßenkreide. Damit male ich auf den Hofplatten Straßen auf, in denen die Matchboxautos fahren können, die ich zu Weihnachten bekommen habe. Da kann ich vollen Verkehr und Autoaufreihung spielen, die auch als Stau wörtert.

Links neben dem Garten gegenüber gibt es noch ein zweistockwerkiges Haus. Dieses Haus heißt Villa, darin wohnt der Lehrer Onkel Bartels. Zwischen zwei Häusern in unserer Straße abgrundet es auf einmal. Und da liegen viele schweinchenrosarote Rohre am Abgrund. Vor Freude wie ein Vogel flatternd beobachte ich einen Onkel in der riesigen und tiefen Erdgrube. Er spatet kanalartige Vertiefungen in den Abgrundboden und legt dort so ein schweinchenrosarotes Rohr rein. Ich stiefele matschend in das Loch und staune: Rohre – Rohre – Rohre. Rohre verbuddeln – Rohre verbuddeln – Rohre verbuddeln – und das Wasser reingießen. Das muss Spaß machen!

»Kann ich auch mitmachen?«, will ich wissen.

»Erst mal sagt man Guten Tag! Du kannst mir mal zwei von den kurzen Kurven holen, wenn du Lust hast!«

Zwei kurze Kurvenstücke später bin ich wieder in der Grube.

»Jetzt kannste mal testen, ob das Rohr Gefälle hat, gieß mal ordentlich viel Wasser rein!«

Was für eine tolle Aufgabe! Ich hole gießkannenvolles Wasser und gieße es kraftvoll in die ganzen offenen Rohre und warte gespannt, wo es wieder zum Vorschein kommt und wie lange das dauert. Schließlich darf ich einige rosa Rohrteile mitnehmen, die werden gleich zu Hause in meinem Sandkasten verbuddelt.

Im Sommer fahren wir, der braune Brummelbär, die Locken, Tantchen und ich, den ganzen Tag mit der Eisenbahn, die verschiedene Onkel auch immer »Husch-Husch« nennen. Wohl weil sie immer so waggonweise vorbeirauscht. Zum allerersten Mal im Leben sitze ich nun in so einem waggongigen Zug. Und wir husch-huschen nach dahin, wo im Winter von zu Hause aus immer die Sonne aufgeht. Jenseits von Peine geht es zunächst an der fauchenden Onkel-Willi-Fabrik vorbei nach Braunschweig. Dort steigen wir in einen anderen ganz langen Zug, den die Papamamas »Interzonenzuch« nennen. »DR« steht da dran.

Bei Marienborn bleibt der Zug lange stehen. Dort erreichen wir »die Zonengrenze«. Hier beginnt die DDR, ein anderes passwichtiges Land. Lauter Offiziere gehen durch den Zug: Pass- und Gepäckkontrolle. Es dauert lange, viel zu lange, bis es endlich weitergeht. Nur fahrende Züge sind schön. Im Abteil krabbele ich auf den Tisch und drücke meine Nase an der Fensterscheibe platt.

Bei Magdeburg klack-klackt der Zug über eine große Brücke. Da fließt der größte Fluss untendurch, den ich bisher gesehen habe: die Elbe. Und dann kommt immer mehr Wald. Spätestens jetzt sind wir jenseits der Morgenröte. Irgendwann stelle ich fest, dass da kein Gleis mehr neben uns ist. Die Strecke wird eingleisig.

Kurz bevor es dunkelt, steigen wir schließlich aus dem Zug aus. Schade, das Zugfahren hätte immer weitergehen können. Im Hauptbahnhof von Görlitz werden wir mit Motorrädern abgeholt, die alle einen Sack aus Blech an der Seite haben, den die Leute da »Beiwagen« nennen. Ich werde mit den anderen irgendwie da hineingepuzzelt. Es ist eng stoffig und kalt windig. Meine Beine tauben ein.

Wir besuchen die Tante Ursel und den Onkel Siegfried, die wohnen mitten im Gemüsegarten, dort, wo die Straße zwei

Kurven macht und das Freibad nicht weit weg ist. Das Gras ist hier waldhoch, man kann sich prima darin verstecken. Die Autos haben hier ganz andere Wörterteile als zu Hause. Die Autonummern sehen hier selbst gemacht aus. Görlitz ist eine Stadt mit vielen stolpersteinenden Braunschweiger Straßen. Durch die breitesten fahren auch viele Autos mit ordentlichen Kennzeichen, wie ich sie gewohnt bin, aber mit Buchstabenkombinationen, die ich noch nie vorher gesehen habe.

Auf dem Weg nach Hause bleibt der Zug wieder an der »Zonengrenze« stehen. Diesmal werden Leute gesucht, im Abteil werden sogar die Sitzbänke hochgeklappt. Spannend, wie es unter so einer Sitzbank aussieht. Aber warum das alles? Da erfahre ich, dass Tante Ursel und Onkel Siegfried nicht einfach aus der DDR wegfahren können. Manche Leute versuchen das. Und wer dann ohne Pass im Zug erwischt wird, kommt ins Gefängnis. So spannend solche Grenzen auch sind, für mich zerreißen sie das Fahren viel zu lange.

Wieder zu Hause blättere ich im Atlas, dem Bunten Buch, um zu verstehen, welche Gegenden wir durchfahren haben. Dabei stelle ich Erstaunliches fest: Da haben die im Atlas doch ein ganzes Land vergessen! Die DDR fehlt! Da steht allerdings ein anderes Wort: »Sowjetische Besatzungszone«, aber das ist kein Land mit einer richtigen, echten Grenze. Diese Grenze hat Striche mit Lücken. Aber warum ist eine so wichtige Grenze, mit zwei Stunden Kontrolle, Sitzbänke hochklappen usw. nicht als richtige Grenze im Atlas eingetragen?

Ich hole einen Dickstift, um die lückenhafte Grenze in der Deutschlandseite zu verstärken. Schwarz, dunkelnachtschwarz. Ja, jetzt ist es eine richtige Grenze! Nur was du selbst gesehen hast, das stimmt! Wer weiß, wie viele Länder da drin noch mit falschen Grenzen sind, denke ich so. Die Atlasleute wussten wohl einfach nichts von der DDR, sie hatten wohl nie diese Grenze gesehen.

Wer weiß, vielleicht sind im Atlas sogar Länder eingetragen, die es gar nicht gibt? Enttäuschung darüber, dass der Atlas Fehler hat, zieht bei mir ein. Aber wenn der Atlas nicht die Sammlung echter Länder, also die Wahrheit ist, kann man offenbar auch einfach Länder machen, die im Atlas fehlen, aber doch da sind! Enttäuschung zieht wieder aus.

Unterschiedliche Länder sind immer dann da, wenn unterschiedliche Regeln gelten. Es ideet in mir etwas Grandioses: Ich mache mir einfach mein Land, in dem meine Regeln gelten. Denn meine Regeln können die anderen Leute meist nicht verstehen und umgekehrt.

Saint Christopher! Rwanda! Andorra! Liechtenstein! Das sind die buntklingendsten Namen für Länder, die der Atlas hat. Saint Christopher, so nenne ich fortan unsere Wiese an der zähfließenden Fuhse. Rwanda, das ist unser Ackerland bei der Bahnlinie von der Hütte. Andorra, da wohne ich, das Haus mit dem Garten. Und Liechtenstein, das ist das alte Omahaus mit der Laube gegenüber der Kirche, wo beide Omas wohnen und der falschkranke Onkel Hermann.

Deutschland, da wohnen alle die Leute um mich herum. Ich kann aber nur in einem Land leben, wo nicht so viele Leute wohnen, die nicht so sind wie ich. Nun habe ich endlich auch mein eigenes Land. Mit Passbildern von einem schwarz-weißen Tag, dem 1. Juli 1970. So erkläre ich rückwirkend zu diesem Datum: »Ich wohne in der SCRAL, dem souveränen Land mitten in Deutschland, das wie die USA aus den Einzelstaaten Saint Christopher, Rwanda, Andorra und Liechtenstein besteht.«

Alle diese buntmagischen Wörter sind im Bunten Buch nur kleine Flecken, die zwischen anderen Ländern oder Wassern erdrückt werden. Es sind gültige Wörter für Länder. Und mein Land besteht aus vier einzelnen Ländern, deswegen das Vierländerwort. Da natürlich kein schon kaufbarer Atlas mein Land zeigt, muss ich meine eigenen Farbkleckse in das Bunte Buch eintragen. Die doppelstrichige Stadt, die Hauptstadt der SCRAL, ist einfach das Gartenhaus in Andorra State: 496, unsere Hausnummer. Damit wohne ich im einzigen Land, das eine Hauptstadt hat, deren Name eine Zahl ist. Herrlich juchzig! Weil zu jedem Land auch eine Flagge gehört, hat natürlich mein Land auch eine. Sie hat einen Streifen mehr als die von Deutschland. Es kommen alle vier wichtig bunten Farben vor, für jedes Gebiet eine: rot, gelb, grün und blau.

Beim Schrankforschen finde ich ein interessantes Buch. Darin entdecke ich eine hochspannende Liste. Sie heißt »Deutsche Kfz.-Z.«. Faszinierend. Die Rätselauflösung für die vielen unbekannten Autonummern! Es dauert nicht lange, da kenne ich alle Autokennzeichen auswendig. Mehr noch: Die will ich alle auch mindestens einmal selber gesehen haben.

Doch draußen erwartet mich nur Enttäuschung. In unserer Straße stehen nur Autos mit PE. So gehe ich zur nächsten Kreuzung, unten an der Ecke unserer Straße, wo öfter mal andere Autos vorbeifahren. Da kommen auch Autos mit PE, aber auch viele mit HI, BS, SZ, H oder BU vorbei. Die übrigen Kennzeichen bekomme ich kaum zu sehen. Besonders juchzt es, wenn nach langer Zeit des Wartens mal einer mit drei Buchstaben vorbeikommt, WOB oder FAL. Ich notiere alle vorbeikommenden Autonummern. Für alle mit PE habe ich ein Extraheft.

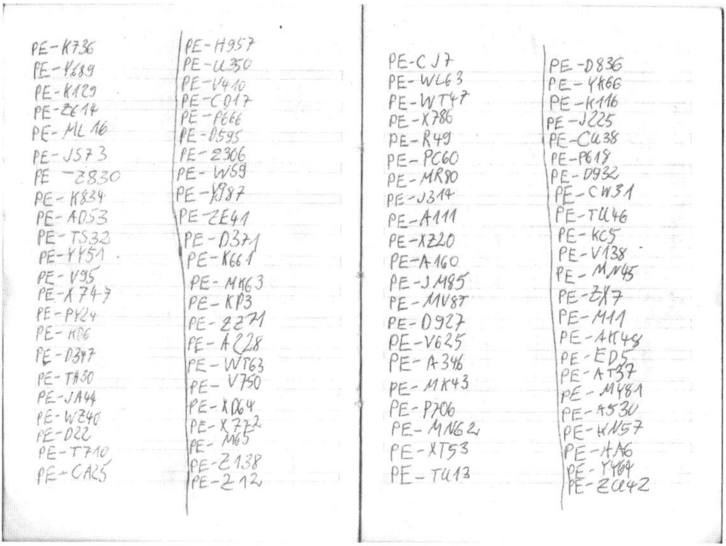

Eines meiner Autonummernbücher

Ich finde auch einen Schuhkarton voller bunter Bilder mit Text und bunten gezackten Aufklebern hintendrauf. »Was isn das?«, frage ich die Locken.

»Das sind Postkarten, die andere uns mal geschrieben haben. Und das sind die Briefmarken! Die kannst du abmachen und sammeln!«, antwortet sie. Postkarten sind also Briefe ohne Verpackung. Also eine Art Bilderbriefe. Viel spannender als die Briefmarken finde ich die Bilder. Nicht auf jeder Karte steht, was sie zeigt oder woher sie kommt. Es gibt richtige Rätselpostkarten! Postkartenraten, ein neues Spiel ist geboren.

In unserer Straße wohnt die Ulrike. Sie ist fünf Jahre älter als ich. Mit ihr kann ich mittlerweile am besten spielen. Wir treffen uns meistens auf der Straße oder auf unserer Terrasse oder im Garten. Da spielen wir nun Postkartenraten. Jeder bringt alle alten Postkarten mit, die er hat, und man muss raten, wo die herkommen. Oder wir spielen Schule. Das Schulespiel ist dabei das beste, weil ich viele »Was-isn-das?«-, »Wie-gehtn-das?«- und »Warum-isn-das-so?«-Fragen beantwortet bekomme. Denn wie eine richtige Schule aussieht, das weiß ich noch nicht.

Die meisten Wörter, die ich bis jetzt lesen kann, stehen im Atlas. Es sind Länder, Städte, Flüsse und Berge. Zu meinem fünften Geburtstag bekomme ich ein weiteres buntes Buch. Es heißt »Kinderduden«. Der enthält viele Bilder: an der Autobahn, im Bahnhof, beim Bäcker, beim Baden und viele mehr. Und zu jedem Bild gibt es viele Wörter. Der Kinderduden ist für mich so eine Art kleines Buntes Buch, das mir stets schweigend viele noch offene »Was-isn-das?«-Fragen beantwortet. Mittlerweile lese ich satzweise.

Außerdem erhalte ich zum Geburtstag noch eine hohlblechende, doppelhälftige, mit allen bunten Länderflecken der Welt bedruckte Kugel, die schräg drehbar in einem hellgelben Plastikfuß steht. Dieses Ding nennt die Locken »Globus«. Stundenlang drehe ich das Ding, als mir auffällt, dass die eine Seite immer bunt und vom Zimmerlicht hell und die andere Seite fahl und schattig ist.

Hell und dunkel wie Tag und Nacht. Sollte sich die Erde wie in diesem Plastikfuß drehen? Dabei scheint es doch so, dass die Sonne jeden Tag einmal um die Erde wandert. Der braune Brummelbär bestätigt mir schließlich, dass ich das selber gut beobachtet und genau richtig gedeutet habe: Wir drehen uns mit der Erde. Die Sonne bleibt immer an derselben Stelle.

Wenn sich aber nun die Erde dreht und ich immer oben bin auf der Erde, dann ist das Oben anscheinend immer da, wo ich bin. Wie geht denn das? Auf einer sich drehenden Kugel ist doch immer eine andere Stelle oben. Und man sieht gar nicht, wie die Erde sich dreht. Stattdessen stehe ich still, obwohl ich wie der Globus einmal am Tag um die Globushalterungspunkte geschleudert werde.

Auf meiner Blechkugel können nur die Orte, die auf einer gestrichtelten Linie, dem »Polarkreis«, liegen, immer mal oben sein. Deutschland ist nie oben!

Das Oben entsteht offenbar in mir selbst. Oben ist also immer da, wo der Himmel über mir ist, auch wenn dieser an anderen Stellen der Erde laut Globus unten sein müsste! Oben ist oben – oben? – oben! Damit erkugelt sich mir die Erde.

In einer bunten Zeitschrift sehe ich ein tolles Bild mit einer elegant geschwungenen Autobahn vor einem noch tolleren Berg. Und einem Toyota-Auto. Darunter wörtert es »Unterwegs auf den Straßen der Welt«. Der spektakulär symmetrisch geordnete Berg ist der Mount Fuji. Die Faszination solch regelmäßiger Berge erreicht mich nachhaltig. So entdecke ich im Bunten Buch, dass es in der Welt auch geheimnisvolle Berge mit Löchern auf dem Gipfel geben soll. Vulkane! Die sind richtig unheimlich und irgendwie interessant. Der Mount Fuji ist einer davon. Im Bunten Buch, dem Atlas, entdecke ich weiter, dass die besagte Autobahn die Tomei-Autobahn sein muss, die von Tokio nach Südosten verläuft. Tomei-Autobahn, Fuji-San, buntmagische Namen, die schließlich zu Tomai verschmelzen, meiner eigenen Identität. Und dieser Berg mit der Autobahn, das bin irgendwie ich. Irgendwie! Warum? Irgendwarum?!

Tomai, das ist genau der richtige Name für mich. Peter, so haben mich am Anfang die Papamamas mal genannt. Peter, so nennen mich weiterhin auch die anderen. Für mich bin ich nun der kleine Tomai.

Der rot-weiße, klengschrankende Drohglocken-Bahnübergang

Wenn ich mit dem braunen Brummelbären und der Locken nach Peine fahre, dann suchen wir immer erst nach einer Parkung für unseren Otto, den bleichgrünen, rundblasigen Kugelporsche mit pappig-rilligem Trittbrett. Das ist unser Auto. Wir finden diese Parkung meist matschig an der Bahnlinie, links vom rot-weißen, klengschrankenden Drohglocken-Bahnübergang. Obwohl die auf dem Kopf stehenden Drohglocken des Bahnübergangs angsten, ist die Stelle voller Befriedigung meiner selbst.

Rot-weiße Dickstangenschranken, schlangende Autos, radungende, klöternde Güterzüge und rauschende Personenzüge. Und viele, viele Autonummern für mein Autonummernbuch. Und Ordnung im Wirrwarr. Und das alles, weil hier die gelbe B 444 die Paris-Hannover-Berlin-Moskau-Bahnstrecke kreuzungt. Ich hoffe immer auf untene rot-weiße Schranken, denn das lässt mich flattern und tänzeln. Und die Schranken sind oft unten.

Manchmal geht es nur zu Tapeten-Hansen, dann darf ich am rot-weißen, klengschrankenden Bahnübergang zurückbleiben. Ganz alleine, aber nicht einsam. Drohglocken zieren die vier senkrecht aufgerichteten rot-weißen dicken Stangen, die in den wolkenverhangenen Himmel ragen. An den obenen Stangen hängen lauter schlaffe Drahtvorhänge. Zwischen den obenen Stangen liegt die Straße, die bergauf über zwei schräglagige Gleise wogt.

Ich zucke jedes Mal zusammen, wenn es plötzlich ohne Vorwarnung losgeht: kleng-klinggg-kleng-klinggg-kleng-klinggg-kleng-klinggg-kleng-kla-a-achch-ach-ach-ach.

Die großen, rot-weißen, dicken, eben noch obenen Stangen kommen plötzlich ganz schnell runter und bohren sich mit der Stütze in den Asphalt. An jeder untenen Stangenschranke wackerzittert der Drahtvorhang noch sekundenlang, bis alles zugwartend erstarrt. Es flattertänzelt mich. Herrlich juchzig! Ein lustvolles Gefühl innerer Befriedigung überwältigt mich.

Manchmal kommen die Stangen so schnell runter, dass noch Autos darunterstehen, dann gehen sie kurz wieder hoch, um wieder runterzukommen. Vor den untenen rot-weißen Stangenschranken schlangen sich die Autos auf: feuerwehrrote, waldgrüne, himmelblaue, omadicke, kinderdünne, papierflache, turmhohe, glitzerglänzende, regenmatte und immer auch Brumm-brmm-brmm-Laster dazwischen. An der unteren rot-weißen Stange zappeltänzele ich ganz links. Es versammeln sich die Zufußunterwegsenen. Und es bildet sich ein Fahrradwirrwarr.

Dann flattert, zappelt und tänzelt es mich durch. Dabei woppe ich von einem Bein auf das andere, flattere mit den Händen, zappele mit den Beinen hin und her. Wie ein Vogel, sagen die anderen. Minuten später nähert sich das ersehnte Rauschdröhnen von links. Dann knetert eine schwere, psch-schnaufende Diesellok vorbei.

Viele angehängte braune, schräge Erzkastenwaggons und ölige, runde Kesselwaggons, Spießwaggons und andere Waggonsorten mehr folgen. Dabei biegen sich die Schienen auf der Straße zwischen den untenen Schranken bei jedem Radüberlauf durch: nieder und auf – nieder und auf – nieder und auf. Bis der klöternde Güterzug schon wieder zu Ende ist. Ich flattere und zittere meine innere Befriedigung ab.

Oftmals bleiben die dicken rot-weißen Stangenschranken unten, obwohl der Zug durch ist. Das Signal links zeigt dann grün. Es muss noch ein Zug aus dem Osten kommen, von rechts also. Minuten der Gefrornis später: Ein dunkelgrüner Lokzug mit Personenwaggons rauscht durch: sch-sch-sch-sch-sch-sch-radung-radung-radung-radung. Das ist ein Interzonenzug. Weil da DR dransteht.

Der kommt aus dem Land hinter dem großen Zaun, der DDR, wo auch das immer gleiche stille Sandmännchen beheimatet ist, das nicht so wirr ist wie das bei uns. Manchmal kommt es auch vor, dass dann die Schranken immer noch unten bleiben. Und die Schlangerei vor den rot-weißen Drohglockenschranken richtig lang wird, überall in der Stadt angeschlangte Autos.

Manchmal kommt der Zug auch auf Gleis 3. Gleis 3 gibt es aber nicht am Bahnübergang. Gleis 3 weicht erst hinter dem Bahnhof rechts ab. Wenn ein Zug aus dem so aus Gleis 2 abzweigenden Gleis 3 kommt, dann dauert es lange, bis er den Bahnübergang überquert. Und er kommt auf dem vorderen, unteren Gleis, wo die Züge normalerweise immer von links, also aus Westen, kommen.

Das ist immer juchzig, weil dann der Zug über die Doppelweiche bei dem großen Signal links vom Bahnübergang von der unteren zur oberen Schiene wedelt und dabei knirsch-klöternd radungt. Alle drei Gleise sind dann immer zugvoll. Stundenlang könnte ich an dieser Stelle stehen. Es ist die beste und spannendste Stelle, die Peine hat.

Regelmäßig kommen Züge mit Personenwaggons, die quietschen rechts vom Bahnübergang im Bahnhof ein, um zu halten. Manchmal stehen sie dabei sogar noch auf dem Bahnübergang, wenn sie zu lang sind für den Bahnhof. Jedes Mal wenn so ein Personenzug anhält, trichterrohrt es knapp, aber deutlich: »Peine, hier Peine!«

Wenn dann der Schrankenmann die rot-weißen Stangenschranken wieder hochkurbelt, wuseln sich die Zufußunterwegsenen und das Fahrradwirrwarr als Erstes über den Bahnübergang. Und es ertönt das Prrrrööömmmm-pröhummbrummm-bruuuhhhhmmm der beginnenden Entschlangung der wartenden Autos und Laster.

Ein Auto nach dem anderen woppt über den schräggleisigen vierschrankigen Drohglockenbahnübergang. Rauf rein in die Stadt, runter raus aus der Stadt.

Für mein Autonummernbuch gibt es hier sogar welche mit bei uns seltenen drei Wörterteilen, wie zum Beispiel ALF oder gar CLZ. Herrlich, juchzig, befriedigend, freudig. Noch seltener gibt es ganz komische Autonummern, die aus anderen Ländern kommen. Da steht ganz vorne auf einmal eine Zahl. Alles, was ich noch nie vorher gesehen habe, wird notiert.

Leider sind irgendwann der braune Brummelbär und die Locken wieder da: »Komm jetzt endlich, wir müssen nach Hause!« Kleng-klinggg-kleng-klinggg-kleng-klinggg-kleng.

Der Spitzdosenjunge und seine Picknick-Plätzchen

Der braune Brummelbär geht öfter zu Onkel Heinz und Tante Irmgard, Bekannte, die viele Bücher haben. Dann darf ich mit. Auch gibt es da viele Rohre im Keller und Wegstraßen im Garten. Die haben auch so einen großen Garten wie wir, nein, der ist sogar noch größer, denn da gibt es einen richtigen Wald mit einem Weg durch. Und da ist Jutta, die ist wie Ulrike einige Jahre älter als ich. Sie weiß immer viel und wundert sich über mich, dass ich alles behalte, was sie mir sagt.

Bei Tante Irmgard gibt es die Spitzdose, eine Porzellandose

mit Deckel, der einen Spitzgriff hat. Und in dieser Spitzdose gibt es Bonbons. Immer! So beginnt jeder Besuch bei Tante Irmgard mit dem Blick in diese Spitzdose.

Oben wohnt Jutta in einem kleinen Zimmer mit Waschbecken. Ein Kinderzimmer mit Waschbecken, das ist komisch. Rohrzimmer sind bei uns immer getrennt von Bett- oder Sofazimmern. Bei Jutta kann ich so viel »Was isn das?« fragen, wie ich will. Ich lerne dadurch schnell, was Plus und Minus, was Mal und Geteilt ist. Was ein Einmaleins ist und vieles mehr.

Für Tante Irmgard bin ich, der kleine Tomai, der »Spitzdosenjunge«. Und sie ist eine »Kindergärtnerin«. Deswegen spielt sie wohl so gerne mit Kindern im Garten, auch und besonders mit mir. Dort bin ich für sie immer »der kleine Prinz«. Ich mag diese in mir zitronengelb leuchtenden Worte. Für Tante Irmgard bin ich offenbar ein besonderes Kind. Sie hat das Gefühl, als käme ich von einem anderen Stern. Weil ich schon so viel weiß und weil ich mir so viel merken kann. Das macht mich stolz.

Sehr oft spielt die Tante mit mir mitten im grünen Rasengarten unter den blattvollen Bäumen am runden, karogetischdeckten Gartentisch bunte Kegelspiele wie »Fang den Hut« und »Mensch ärgere dich nicht!«, was aber schwer ist bei diesem Spiel. Ich kann immer nur dann mitspielen, wenn ich entweder die Farbe Violett, Rot oder Blau bekomme. Auf keinen Fall Gelb oder Orange. Dann kann ich nicht mitspielen. Außerdem spaßt das Spiel oft nicht so sehr, weil es sich nicht strategisch spielen lässt.

In der Stube von Onkel Heinz gibt es einen schwarzledrigen Schiebeatlas, der mich immer fasziniert, wenn ich da bin. Deswegen bin ich für Onkel Heinz »der Peter mit seinen Straßenkarten«. Für beide bin ich auch immer mal wieder »der Peter mit seiner Lederhose«. Denn in dieser Zeit laufe ich meistens in einer kurzen Bauch-H-Lederhose herum. Sie hat dicke Knöpfe am Garagentor, das falsch herum aufgeht. Nämlich nach unten. Ansonsten fühle ich ihren Stoff gerne. Und halte sie gerne an die Nase, denn sie ist wunderschön gerüchlich. Und wenn ich sie anhabe, dann streichelt sie mich überall. Besonders hinten, zwischen den Beinen und mit ihren Hosenträgern. Vor allem beim Bücken. Das spüre ich gerne, wenn ich zu Hause auf den Hofplatten wieder einmal mit den Kreidesteinen Straßenwelten male, in denen die Matchboxautos zu geordneten Staus aufgereiht werden.

Um unser Haus herum gibt es nur Felder und Wiesen. Und manchmal ein bisschen Wald. Im Bunten Buch ist unsere Gegend grün eingezeichnet. Ja, grün ist es auch ringsherum, im Sommer teilweise auch gelb. Der Picknickkorb ist gepackt, kleine Stoffstühle und ein kleiner weißer Tisch werden in den pissgelbgrünen Kugelporsche mit rilligem Trittbrett gepackt. Der erste richtige »Ausflug«, obwohl ja gar nicht geflogen wird. Das würde ich ja gerne mal. Aber bei uns gibt es ja nur Armbrot, Fliegen sei teuer, für Fliegen haben wir kein Geld.

Wir, die Familie, fahren stattdessen eines Tages ausflugig unsere Straße ins Feld hinaus. Zwischen Gleisen und Waggons fahren wir durch eine »Zuckerfabrik« mit einem riesigen runden, röhrend rauschenden Betonhaus. Dort erreichen wir die autonummernwichtige Bundesstraße 1, dann kurze Zeit später einige Straßen mehr, die schließlich in einem großen, hochbergigen Wald mit Kurven verschwinden. Das sind die Gebiete, die im Bunten Buch gelblich und braun eingezeichnet sind und Harz genannt werden.

Für das Auto lückt eine Parkung an einem Weg, der über einen Bahnübergang mit nur einem einzigen Gleis zu einer Brücke führt, die über ein plätscherndes Bergflüsschen geht. Dort räumt die Locken den Picknickkorb aus, der braune Brummelbär stellt den Tisch und die Stühle auf, als ein schrilles Pfeifen durch die schwarzgrünen, tannenvollen Berge ringsherum echot. Das Pfeifen wird immer lauter, als plötzlich eine feuerwehrrote, zweiwaggongige Eisenbahn über den eingleisigen Bahnübergang radungt.

Der braune Brummelbär nennt diese Eisenbahn »Bimmelbahn«. Es ist eine wunderschöne Bahn. Ich gehe auf das Gleis und schaue ihr nach, bis sie hinter der nächsten Kurve hinter den dunklen, grünen Tannen verschwindet. Von der Brücke schaue ich auf das Plätschern des Flusswassers. Stundenlang kann ich zuschauen, wie Blätter und Stöcke vorbeitreiben, an Steinen hängen bleiben und wieder freikommen. Wie ein Wettrennen. Was wird wie weit kommen, bis es am Ufer hängen bleibt? Dazu werfe ich Blätter und Stöcke von der Brücke.

Dann gibt es erst mal das Picknick. Anschließend gehe ich mit meiner kurzen Bauch-H-Lederhose in das kalte und kristallklare Wasser. Große und kleine runde Steine in allen herrlichen bunten Farben sind da zu finden. Der Fluss heißt Innerste und ist etwa fünf Meter breit. Ich sammle Steine, ordne sie quer zur Strömung an. Ein Damm entsteht. Darüber stürzt ein kleiner Wasserfall. Herrlich juchzig. Für die Papamamas wird es schwierig, mich von diesem Fluss wegzubekommen. Bis es wieder von Ferne pfeift: Die rote Bimmelbahn kommt.

Dunkle Tannen und steile Berge ringsherum, und die feuerwehrrote doppelwaggongige, bergechoende Bimmelbahn kommt um die Kurve. Sie kommt aus den Bergen von Wildemann und fährt an unserem Plätzchen vorbei nach Lautenthal. »Unser Plätzchen«, so heißt fortan diese Stelle im Harz, die ich noch öfter zu sehen bekomme. Als Picknickauftakt für jeden

Harzbesuch. Bei einem späteren Harzbesuch lerne ich auch die riesigen Steine kennen, die im Fluss Oker liegen. Herrlich, von Stein zu Stein zu springen, das plätschernde Wasser immer unter mir. Beide Stellen bekommen für mich eine fast magische Bedeutung.

Allein in der Roten Gruppe

Wandernde Taler und ein angebissener Abreißkalender

Es soll auf einmal eine Zeit kommen, in der alles anders ist, als ich es bisher kenne:

»Nächste Woche kommst du endlich in den Kindergarten! Da werden dir dann mal so richtig die Ohren lang gezogen, wenn du da nicht richtig spurst! Im Kindergarten sind noch viele andere Kinder. Da lernste endlich mal, mit vielen Kindern zusammen zu sein und dass es nicht nur dich auf der Welt gibt!«

Einige Tage später ist es so weit. Die Locken setzt mich in den Korb auf ihrem glanzgrünen Fahrrad, das über dem vorderen Speichenrad einen glitzernden Stern hat, den Frontstern. Wir erreichen ein Tor mit grünen Holzlatten, Backsteinpfeilern und Mauern drum herum. Es liegt genau gegenüber von dem Haus, in dem die Omas wohnen. Dort werde ich erst mal hingestellt. Viele Leute sind da. Ich habe eine braune Butterbrottasche. Die riecht nach Brot und getragener, speckig blanker Lederhose. Im Haus prangen kopfgroße volle Punkte an den Türen. Rechts ein blauer Punkt, an der nächsten Tür ein roter Punkt und dann kann man nach links einen langen Gang entlanggehen, da kommt dann ganz hinten noch eine Tür mit einem grünen Punkt. Wir gehen in den Raum mit dem roten Punkt.

Still ergebe ich mich dem, was nun kommen mag. Aber glücklich bin ich nicht. Denn das ist kein Kindergarten, sondern ein Kinderhaus mit Garten. Und in diesem Haus hallt es. Und es gibt viel schrilles Geschrei und grellhellen Lärm, Dinge, die ich überhaupt nicht mag. Ich stehe regelrecht unter Schock.

Nach den ersten Tagen habe ich mich einigermaßen an die neue Umgebung gewöhnt. Aber nicht an die Menschen dort. Ich werde wortkarg. Sitze in der Ecke und spiele mit mir selbst. Warum muss ich bloß hierher? Warum kann ich nicht einfach zu Hause bleiben? Immerhin lässt man mich meistens in Ruhe.

Irgendwarum ahne ich, dass mir diese Erfahrung aber nützlich sein könnte. Ich bin keiner von denen, weil ich anders bin. Ich bin doch einer von denen, weil ich genauso einen Kopf, Körper, Arme und Beine habe wie die anderen Kinder. Ich gehöre also dazu. Und ich gehöre nicht dazu. Warum?

Ich habe nun vormittags noch andere Mütter außer der Locken. Sie heißen Kindergärtnerinnen. So wie Tante Irmgard, bei der ich ja immer der kleine Prinz mit seiner Lederhose bin. Nur die Tante Irmgard, die habe ich immer für mich alleine – oder zusammen mit Jutta. Aber das hier, der Lärm und das ganze Gezwatscher der vielen Kinder, nervt. Was mich auch stört, ist, dass die alle ganz anders als ich spielen wollen. Das blödeste aller Spiele ist die »Reise nach Jerusalem«, die gar nicht nach Jerusalem geht. Immer wenn es heißt, »wir machen jetzt einen Stuhlkreis«, dann weiß ich, dass eine blöde Stunde kommt. Solche Spiele verstehe ich oft nicht richtig. Sie machen dann auch keinen Spaß. Immer wieder erkenne ich nicht, wodurch man Sieger werden kann, was ich also besonders gut machen muss, um zu gewinnen. Spiele ohne Gewinnregeln sind alle doof. Erst recht das Andere-Leute-Sein.

Daher verbringe ich die meiste Zeit alleine spielend in der Ecke vor der Faltwand am Fenster. Sie ist eine blasskackfarbene Wand, die manchmal wie eine Ziehharmonika zusammengezogen wird, dann ist der Raum unserer Gruppe mit dem Raum einer anderen Gruppe verbunden.

Meistens habe ich im Winter eine lange grüne Latzhose aus Lederplastik an, die immer schön glatt ist und trotzdem herrlich lederhosig riecht. Das erinnert an zu Hause. Jeden Tag sehne ich den Moment herbei, dass ich endlich wieder nach Hause kann. Dass endlich die Locken mit ihrem grünen Frontsternfahrrad kommt und mich befreit. Komischerweise wollen viele der anderen gerne noch bleiben. Das verstehe ich überhaupt nicht.

Zu Hause möchte ich endlich wieder auf den Hofplatten Straßen malen oder in meinem Kinderduden lesen können. Der hat so viele schöne Bilder und Wörter drin. Besonders die Szene mit der Autobahn gefällt mir. Ja, ich würde auch so gerne mal auf so einer Autobahnbrücke stehen und einfach den ganzen Tag den Verkehr beobachten. Schade, dass es keine Autobahn durch unser Dorf gibt. Und all die anderen Sachen, die darin sind und die ich auch gerne mal in echt sehen will, haben wir auch nicht: einen Flughafen, einen Strand mit Meer oder hohe Berge.

»Taler, Taler, duhu muhusst wandern, von der einen Hahand zuhur andern! Das ist schön, das ist schön! Taler, lass dich nur nicht sehn!«, singen wir alle zusammen im Stuhlkreis mit der Tante Feldmeier, während ein Groschen hinter dem Rücken aller Kinder weitergegeben wird. Es ist eines der wenigen Stuhlkreisspiele, die ich wirklich mag. Das Lustige und für alle sehr Merkwürdige an diesem Spiel ist nämlich, dass jedes Mal, wenn der Taler bei mir bleibt, das so schnell niemand herausbekommt.

»Weißt du, du kuckst immer gleich!«, oder: »Du kuckst immer wie ein Auto!«, heißt es. »Wie machst du das bloß?«, will die Tante Feldmeier wissen. Warum das so ist, weiß ich selber nicht! Daher werde ich fast nie das Kind, das raten muss, wo denn der Taler gerade ist. Als es einmal heißt: »So, jetzt, Peter, bist du mal am Anfang derjenige, der herausfinden muss, wo der Taler ist!«, verliere ich den Spaß, denn das dauert so lange wie bei keinem anderen. Warum bloß?

Wenn Malstunde ist, weißt mein Papier vor mir, ohne dass ich da was strichen kann. Ein Malbuch mit Vorgaben, was zu malen ist, wäre besser. Da kommt die Tante Feldmeier, nimmt einen der Stifte und malt sprechend: »Punkt, Punkt, Komma, Strich – fertig ist das Mondgesicht!« Vor mir bildert ein Ei mit zwei Punkten, einem Stab und einer kurvenschienigen Linie. »Ja, aber der Mond hat doch gar kein Gesicht! Nur große und kleine dunkle Krater!«, stelle ich klar.

Ich striche stattdessen Straßen mit Strichen in der Mitte. Abzweigungen, Kreuzungen, Brücken. Und eine Straße, die überall Vorfahrt hat: die Vorfahrtsstraße. Die Hauptstraße. »Na, du malst ja interessante Sachen!«, stellt die Tante irgendwann später fest.

Als Geburtstagsgeschenk erhalte ich von Tante Feldmeier einen Abreißkalender mit Goofy drauf. Für jeden Tag ein eigenes Blatt. Darüber freue ich mich zunächst. Allerdings startet der Kalender mit einer 3 für den dritten Januar. Dies entwertet das ganze Geschenk. Denn damit ist es nicht mehr vollständig. »Tante Feldmeier, wo hast du die 1 und die 2 und das Deckblatt?«

»Du hast doch heute Geburtstag, heute haben wir schon den dritten Januar!«

»Aber jeder Kalender beginnt mit einer 1 und hat vornedrauf noch ein Deckblatt!«

»Peter, das tut mir leid, das habe ich bereits weggeworfen!«

Weggeworfen hat sie das. Möchte mir ein Geschenk machen und gibt mir ein kaputtes Geschenk. Was soll ich denn damit noch? Das ist wie ein angebissener Geburtstagskuchen.

Zu Hause wird Kindergeburtstag gefeiert. Mein Lieblingsgast ist die Ulrike. Sie ist immer noch fünf Jahre älter als ich. Ich bin jetzt 6, sie ist 11. Sie hat rotgelbbraune Klamotten an und hat am meisten Ahnung von allem. Die übrigen Gäste toben planlos herum. Der Goofy-Kalender zeigt mittlerweile den 13. Januar, so viele Tage sind schon falsch da herausgerissen worden. Es ist mir egal.

Wenige Tage später spure ich mit dem Schlitten Schienen im stillen Schnee. Ganze Gleisnetze in der schneeweißen Stille, die erst mal niemand außer mir und meiner Lok, dem Schlitten, befahren darf. Die Regeln für den Schienenbau mit der Schlittenlok habe ich erfunden, sie darf niemand anders machen.

Im zweistockwerkigen, großen, weißen Haus neben unserem Garten, also nicht in der SCRAL, sondern in Deutschland, wohnt der Uwe. Er ist in der gleichen Kindergartengruppe und etwa so groß und alt wie ich. Zwar kann man mit ihm leider noch kein Wörterraten spielen, aber sehr gut Verstecken oder Kriegen. Der Uwe und andere Kinder dürfen nur dann mit ihrem Schlitten das schneeige Schienennetz befahren, wenn sie keine neuen Strecken spuren und sich auch sonst an die Regeln halten. Dann macht es sogar besonders viel Spaß. Es gibt dann entgegenkommende Züge, Wettfahrten und vieles mehr.

Ab dem Frühling dürfen wir im Kindergarten endlich wieder nach draußen auf den Spielplatz. Der hat auch einen Sandkasten. Am liebsten spiele ich zwar in der Sandkiste, aber nicht in der vom Kindergarten. Die ist wertlos. Wenn ich dort Straßen baue, dann trampeln die anderen immer gleich alles kaputt. Die einzig friedliche Lösung ist, dass ich erst gar nichts aufbaue, was die anderen kaputtmachen können. Überhaupt stelle ich fest, dass es im Kindergarten kein einziges Kind gibt, das eine Sache ausdauernd stundenlang spaßig spielen kann.

Auch entdecke ich, dass manche Sachen, die für andere anscheinend Strafen sein sollen, für mich richtig gute Belohnungen sein können. Wenn man mich nach einem Streit alleine spielen lässt zum Beispiel. Und solche Spiele, die mir spaßen würden, Hauptstädteraten, Postkartenraten, Wörterspiele wie das lustige Spiel mit dem wachsenden Galgenmännchen, all das können die anderen leider gar nicht. Und wollen das anscheinend auch nicht lernen. Schade. Stattdessen blättern die alle in Bilderbüchern und lassen sich Märchengeschichten erzählen, die mir früher eher Angst machten als mich erheiterten, bis ich begriff, dass alle Geschichten sowieso erfunden sind. Und seither interessieren mich solche Lügengeschichten auch nicht mehr.

Der Arm, der einfach nicht brechen wollte

Zugang zu den anderen habe ich, wenn überhaupt, nur über Uwe, meinen »besten Freund«. Allerdings zeigt er zunehmend auch Allianzen mit den anderen. Ich werde dann immer ganz eifersüchtig. Denn ohne Uwe bin ich allein in der Gruppe. So stehe ich meistens am Zaun und beobachte die vorbeifahrenden Autos. Das ist das allerbeste am Kindergarten, denn zu

Hause gibt es keine Straße mit so vielen vorbeifahrenden Autos. Besonders interessieren mich natürlich die Autonummern. Auch hier gibt es viel PE, aber manchmal auch ganz besondere Kennzeichen wie FAL, STH oder BU. Ich bin jedes Mal traurig, wenn die Gruppe wieder reinmuss. Denn vom Raum der Roten Gruppe aus, zu der ich gehöre, ist die Straße leider nicht zu sehen.

Eines Tages hat der Uwe einen »Umfall«. Er hat sich den Arm gebrochen und geht fortan nicht mehr in den Kindergarten. Der hat es gut, denke ich. Dann sehe ich den Uwe zu Hause hinter der zaunigen Grenze zu Deutschland draußen spielen, mit seinem Gipsarm, der mit einem langen Tuch über die Schulter festgehalten wird. Ich gehe zu ihm rüber: »Und weißt du schon, wann du wieder mitkommst in den Kindergarten?«, will ich wissen. Er antwortet: »Da brauche ich nicht mehr hin, ich gehe dann gleich in die Schule!« Ich schlucke und erblasse in meinem Innern. Ich lerne ein ganz neues Gefühl in mir kennen: Neid.

Man muss sich also nur einen Arm brechen, um endlich nicht mehr in diesen blöden Kindergarten gehen zu müssen. Okay. Das müsste doch hinzukriegen sein. Ich träume davon, auch so einen Gipsarm zu bekommen. Denn so ein gebrochener Arm scheint nicht zu bluten. Dann ist es wohl auch keine wehtuende Wunde. Und ich habe den Uwe ja auch nicht schreien gehört. Aber wie, verdammt noch mal, bricht man sich bloß einen Arm? Das frage ich schließlich die Locken. Sie antwortet, dass das passieren würde, wenn man zum Beispiel vom Baum falle. Aha! Auf hohe Bäume muss ich also klettern. Das macht Tantchen sowieso schon seit längerem. Aber die hat sich noch nie den Arm gebrochen. So beginne ich eine bizarre Entdeckungsreise. Ich lerne unser Gartengrundstück, mein Land, aus einer völlig neuen Perspektive kennen. Aus der Vogel-auf-dem-Ast-Perspektive.

Ich klettere auf alle Bäume, so hoch es nur geht. Der Blick von da oben ist höchst interessant! All diese Linien, Wege und Beete. Ich sehe Obstbäume, Birken, Ahorn- und Weidenbäume. Ich habe keine Angst. Wenn ich herunterfalle, würde ich mir sicher nur einen Arm brechen. Der Vorteil ist klar, Kindergarten adieu!

Mit dem Stützrad-Fahrrad fahre ich scharfe Kurven, ohne zu bremsen. Es kommt zwar wie gewünscht zu Umfällen, aber der Arm, der bleibt heil. Statt Kindergartenbefreiung gibt es nur eine blutende Kniewunde, die höllisch wehtut. Und als Strafe für das kaputte Fahrrad muss ich manchmal sogar die Hose runterziehen, um dem Teppichklopfer den nackten Po anbieten zu können. Meistens bleibt es aber bei plärrendem Geschimpfe der Locken.

Der Kindergartenalltag holt mich wieder ein. Als wieder alle draußen im Garten spielen, stehe ich am Zaun und schaue auf die Straße. Jetzt oder nie! Ich klettere über den Zaun, laufe einige Meter in nahes Gebüsch und horche, ob irgendein Kind oder gar Tante Feldmeier gemerkt hat, dass ich, der kleine Tomai, weg bin. Niemand merkt es. Wunderbar! Der kleine Tomai macht sich dann gleich auf zur gelben Bundesstraße 444, um dort Autonummern aufzuschreiben. Die ist etwa einen Kilometer entfernt.

Lange ist meine Liste der fehlenden, noch nie gesichteten Autonummern nicht voll. Immer wenn keine Autos kommen wollen, lausche ich dem rauschenden, hohen Gras im Wind. Das ist ein so herrlich ruhiges Konzert der Natur. Da muss ich an Vietnam denken. Da ist jetzt Krieg. Schon seit langer Zeit. Krieg ist gefährlich und vor allem basslaut, wenn die Kanonen donnern. Hoffentlich kommt der nicht auch noch hierher. Hoffentlich ist Vietnam weit genug weg dafür.

Präzise schätze ich die Zeit ein. Ich gehe zurück, bevor mich die Locken mit dem glanzgrünen Fahrrad mit Schutzblechstern abholen wird. Aber da ist noch ein Problem: Wie komme ich bloß unbemerkt wieder auf das Kindergartengelände? Durchs Gebüsch, ja klar. Ich spiele ganz einfach »Verstecken«. Und dann komme ich angekrochen. Ganz einfach!

Es funktioniert! – Oder doch nicht?

»Wo warst du die ganze Zeit? Wir haben überall nach dir gesucht«, fragt mich die Tante Feldmeier.

»Ich habe mich versteckt, und ihr habt mich überhaupt nicht gefunden?!«

»Dass mir so etwas ja nicht noch einmal vorkommt, hast du das verstanden!«

»J…ja…aa!«, stammele ich, wobei mich das mit dem Ja-nicht-nochmal-Vorkommen seltsam an zu Hause erinnert. Die Locken sagt das auch immer.

Die Bundesstraße kann also nur noch außerhalb der Kindergartenzeit von mir Besuch bekommen.

Demnächst soll ich in die Schule kommen. Dort soll es endlich das geben, was ich schon kann. Lesen, Rechnen und Schreiben. Aber es gibt auch viele Dinge, die ich immer noch nicht kann. Zum Beispiel Schnürsenkelzubinden. Das muss immer noch eine der Tanten im Kindergarten machen. Oder Fahrradfahren ohne Stützräder. Das soll ich jetzt lernen: Ich finde mein hellblaues Fahrrad ohne diese Stützräder vor. Daneben steht der braune Brummelbär und sagt: »Komm, steig auf, ich halte dich!«

Ich steige auf, fahre einige Meter. Sobald er mich loslässt, falle ich um. Wie soll denn das auch gehen, mit nur zwei Rädern, denke ich. Mindestens drei braucht man doch, damit etwas nicht umkippt! Also kommen die Stützräder wieder dran. Ich versuche allerdings, möglichst nicht mehr mit diesen Rädern auf den Boden zu kommen. Es dauert lange, bis die Räder nicht mehr krächzend kratzen und ich stolz verkünde: »Ich kann jetzt vielleicht doch endlich auch ohne Stützräder fahren!«

Das wollen alle sehen, besonders der braune Brummelbär. Die kurze, schnelle Fahrt endet bereits nach zehn Metern mit dem Lenker in den Maschen des Hühnergartenzauns. Ich bin verzweifelt. Irgendwie schaffen es die anderen doch auch alle ohne dieses dritte Rad, das man eigentlich bräuchte. Ich hangele mich an dem Maschendrahtzaun auf und ab, bis ich mich traue und es erneut probiere. Diesmal klappt es! Wenn man wirklich will, dann geht das doch! Irgendwarum braucht man kein drittes Rad. Komisch. Und endlich kann ich das! Kaum habe ich das Ohne-Stützräder-Fahren entdeckt, ist das eigene Land zu klein.

Endlich habe ich ein richtig schnelles Fahrzeug, um das ganze Dorf damit zu erforschen. Mein hellblaues Fahrrad, das ist nämlich mein Auto. Nun kann ich alle Straßen im Dorf abfahren. Alle Straßen sehen. Zum Kindergarten fahren. Alleine! Das Straßensammeln, das bisher nur mit dem Atlas im Gedächtnis geschieht, es kann endlich in echt losgehen! Erst einmal fahre ich alle Straßen ab, die ich bereits kenne. Dann entdecke ich immer neue Straßen, auch solche, in denen ich mit den Papamamas nie vorher gewesen bin. Schon nach wenigen Tagen habe ich alle Straßen des Dorfes mitsamt ihrem Aussehen und ihrem Namen im Kopf.

Mittlerweile male ich mit Kreide ganze Straßenlandschaften auf die Hofplatten. Regen ist Teil des Plans, wie eine alles vernichtende, riesige Überschwemmung, die Platz für eine neue Landschaft aus Straßen macht. Die noch besser ist als die vorherige. Insbesondere gibt es irgendwann immer genau eine Straße, die überall Vorfahrt hat, die autowichtige Hofplatzringstraße. Auf der verkehren immer die allermeisten Matchboxautos.

Auch im Sandkasten baue ich mittlerweile Straßen, richtig hohe Gebirgsstraßen mit Serpentinen. Und auch auf diesen Straßen fahren meine Matchboxautos. Das Besondere daran ist, dass alle diese Straßen auch über vorher vergrabene Rohrsysteme führen. Und manchmal kommt es zu einer Überflutung durch Rohrbrüche im Sand. Es ist juchzig, zuzuschauen, wie dabei die Autos nach und nach im Wasser versinken und beim Versickern des Wassers im Sand wieder auftauchen. Durch Einguss von Wasser in mein Eckrohr, das alle Rohre verbindet, wiederhole ich dies immer wieder.

Das hat zur Folge, dass Spielzeug bei mir nie lange überlebt. Oft drehe ich einfach nur die Räder der Autos, weil sich das zwischen den Fingern so gut anfühlt. Leider zerstöre ich damit die Achse der Matchboxautos. Anschließend kann man damit nur noch »Wrack« spielen. Oder ich biege die Nadeln von Steckbausteinen hin und her, weil sich das auf der Haut so schön anfühlt. Leider halten das die Bausteine nicht lange aus.

Eine lange Allee durch die Felder führt nach genau vier Kilometern von zu Hause zu einem riesigen, hallenden Einkaufsladen. Durch dessen Warenregale gehe ich wie durch Häuserschluchten einer riesigen Stadt. Daher sind die Gänge zwischen den Regalen für mich Straßen. Und alle Menschen sind Autos.

Alle Einkaufswagen sind Lastwagen, mit einem Menschen als Zugmaschine. Mit ausgestreckten Armen halte ich mein Lenkrad und erkundschafte die riesige Stadt. Da gibt es in den verwinkelten Straßen immer viel zu entdecken. Es ist wie das Erforschen eines Labyrinths.

Über dem Eingang steht das riesige Ortseingangsschild: »Central Markt«. Gleich hinter dem Eingang kreuzungt es großflächig mit vielen Parkplätzen. Da geben die Leute Schuhe und Lottoscheine ab. Und Kassen klingeln und rattern. Wie eine riesige Mautstation auf der Autobahn. In echt habe ich zwar so etwas noch nie gesehen. Aber es soll diese Stationen geben, irgendwo anders. Hier im Ladenlabyrinth geht die Hauptstraße rechts herum. Da kommt zunächst ein Stadtteil mit Teppichen, Gardinen und Möbeln. Das ist für mich immer das Industriegebiet der Stadt. Weil die ganzen Teppiche auf riesigen Walzen aufgerollt sind, sehe ich dort das Walzwerk dieser Großstadt. In Peine gibt es auch ein echtes Walzwerk, da, wo das Eisen fauchend glüht.

Die Hauptstraße von »Central Markt Stadt« führt anschließend in einen Stadtteil, in dem es Hosen und Pullover, Strümpfe und Schuhe gibt. Das ist die Sachenabteilung, das Klamottenviertel. Danach geht es weiter durch hohe Regalhäuser mit Besteck, Tellern und Tassen. Das ist Porzellanstadt. Nur sehr wenig davon ist interessant. In dieser Gegend des Labyrinths liegen auch der Spielplatz, die Schule und der Kindergarten: die Spielwarenabteilung mit den Matchboxautos.

Und dann kommt endlich der größte aller Stadtteile: das Lebensmittelviertel. Dort gibt es Häuserschluchtenstraßen, hohe Häuserregale voller Lebensmittel. Da halten wir uns immer am längsten auf. Das ist auch der Stadtteil mit dem meisten Verkehr. Und es ist der bunteste Stadtteil von allen. Dort belädt die

Locken immer den Einkaufswagen, unseren Lastwagen. Hier liegt das eigentliche Einkaufszentrum.

Große Werbeschilder prangen überall. Eines der dort stehenden Wörter ist ein sehr seltsames: »Preissenkrug« spricht mich da überall schweigend in Schreibschrift an, obwohl da gar keine Krüge stehen.

Natürlich gibt es in der Stadt auch viele Wohnhäuser. Dies sind die Regale, in denen die langweiligen Sachen stehen: Käse, Joghurt, Putzmittel, Kosmetika. Die interessantesten Regale sind die Häuser, in denen es Haribo-Buchstaben, Russisch-Brot-Keksbuchstaben und Zoo-Kekse gibt. Das ist mein bunter Einkaufsladen innerhalb von »Central Markt Stadt«.

Kurz vor dem Ausgang kommt dann die riesige Mautstelle. Die Höhe der Maut hängt von der Ladung im Lkw ab. Je voller der Einkaufswagen, desto mehr kostet es. Vor der Mautstelle gibt es oft Lkw-Schlangen. Ich hasse solche Ansammlungen von Menschen. Vor allem dann, wenn es nur wenige Kassen gibt, wo die Maut entrichtet werden kann.

Maut muss ja sowieso nur entrichtet werden, wenn man Waren im Einkaufswagen hat, die auch so ein kleines randwelliges Preisschild haben. Manchmal finde ich vor allem bei den Bonbons auch Tüten, die haben so ein Schild nicht. Die sind dann wohl mautfrei. Erst als ich so bereits einige Male keine Maut zahlen musste, werde ich von einer Kassiererin aufgehalten:

»Was hast du da?«

»Bonbons, die nichts kosten!«

»So etwas gibt es hier nicht! Du kannst das nicht einfach mitnehmen!«

»Doch, denn das kostet nichts, weil da ja gar kein Schild, wie viel das kosten soll, drauf ist! Und außerdem habe ich das ja schon öfter mitgenommen. Genau deswegen!«

»Du hast hier schon öfter geklaut?«

»Nein! Nur das mitgenommen, was nichts kostet!«

Die Locken hat das nicht mitbekommen, weil ich für die mautlosen Tüten ja immer eine Kasse genommen habe, an der keine lästige Aufreihung von Lastwagen stand. Schließlich lasse ich die Tüte einfach liegen.

Bei der nächsten Gelegenheit frage ich die Locken:

»Gibt es im Central Markt Sachen, die nichts kosten?«

»Nein, eigentlich nicht!«

»Und wenn da kein Preis draufsteht, kosten die Sachen dann trotzdem was?«

»Ja, dann kosten die Sachen auch was, vielleicht ist ja das Schild abgegangen!«

Ah ... ja. Das klingt interessant. In diesem Moment überwältigt mich ein ganz eigenartiges neues Gefühl. Man nennt es »schlechtes Gewissen«. Das lerne ich aber erst später. Denn niemals wäre es meine Absicht gewesen, die Bonbons zu klauen. Schade, dann gibt es ab jetzt keine preisfreien Bonbons mehr zum Mitnehmen. Zum Glück hat mich die Kassiererin in Ruhe gelassen, als ich die Tüte einfach liegen gelassen habe.

Jeder Besuch der großen Hallenstadt »Central Markt« endet schließlich mit dem Beladen des pissgelbgrünen Ottos, dem Kugelporsche, der auf der Parkung vor den Stadttoren steht. Vorne am Steuer sitzt die Locken, der rechte Platz bleibt leider immer leer, da darf keiner sitzen. Damit ich immer alles sehen kann, sitze ich genau in der Mitte der Rückbank. Da kann ich nach vorne durchgucken. Doch als Tantchen größer wird, will die auf einmal auch da sitzen. So kommt es bei vielen Rückfahrten zum immer gleichen Krieg im Auto:

Die Locken: »Jetzt hört endlich mal auf, euch wie die Kesselflicker zu kloppen!«

Ich: »Das ist mein Platz, da habe ich immer gesessen!«

Tantchen: »Ich will aber auch mal in der Mitte sitzen!«

Frieden kann dann leider nie gefunden werden, bis die vier Kilometer lange Fahrt durch lange Alleen zu Ende ist.

Der Central Markt gehört zu Ölsburg. Ölsburg ist das Dorf hinter der fauchend rauchenden Ilseder Hütte. Die Burg an der Öls, die da irgendwo sein muss, habe ich leider nie kennen gelernt. Stattdessen wohnt gegenüber vom Central Markt der Onkel Lauterbach. Den besucht der braune Brummelbär immer, um mit noch einem weiteren Mann Skat zu spielen und dabei Schnaps zu trinken.

Skat, das geräuscht wie Muskat, ein Gewürz bei uns im Küchenschrank. Auch ist es eine Hauptstadt, nämlich die vom Land Oman. Muskat ohne das »Mu« ist ein Spiel mit sehr merkwürdigen Karten. Da sind keine richtigen Bilder drauf, sondern nur Buchstaben, komische Könige, bauchige Buben und Dirndl-Damen. Und zählen können die Kartenmacher auch nicht. Es fängt mit »7« an. Die Zahlen 1 bis 6 fehlen. Dabei sind die Zahlenkarten die einzigen logischen Karten.

»Trumpf!«, schallt es fausttischend durch den Raum.

»Trumpf? Was isn das?«, will ich wissen.

»Trumpf sind wichtige Karten, damit sticht man!«

»Aber die Karten haben doch gar keine Stacheln!«

»Das nennt man so, wer Trumpf hat, bekommt diese Karten hier!«

Das Spiel wirrt. Was Trumpf ist, kann ich nicht erkennen. Mal ist es dies, mal ist es das. Und merkwürdigerweise sind nie die Könige Trumpf, sondern immer die fetten bauchigen Buben. Zahlen sind anscheinend am wenigsten wichtig, außer der Zehn, die ist die sauberste Karte, weil die oft »blank« ist.

Skat bei Onkel Lauterbach findet immer am großen Küchentisch statt. Der steht genau in der Mitte der Küche. Die glatte Plastiktischdecke hat lauter dicke Linienquadrate: weiße und blaue Linien, die sich rechtwinklig kreuzen. Dort, wo keine hellblaue dicke Linie ist, ist immer ein weißes Quadrat. Dort, wo sich die Linien kreuzen, ist ein dunkelblaues Quadrat. Die Reste der hellblauen Linien sind hellblaue Quadrate. Genauso wie mein Bett zu Hause, das ich gerade neu bekommen habe. Nur da sind es rote und grüne dicke Linien, die sich kreuzen, so dass rote und grüne Quadrate sich mit rotgrün linierten Quadraten abwechseln. Diese Linien sind eine völlig regelmäßige Stadt.

Bei Onkel Lauterbach in Ölsburg lerne ich auch meine ersten richtigen Kartenspiele: »Mau-Mau« und »17 und 4«. Da ich mir immer gut merken kann, welche Karten schon im Stapel abgelegt sind, habe ich immer viel Spaß mit den Siebenen. Da müssen die anderen immer viele Karten ziehen. Ganz allmählich freunden sich so die komischen Karten mit mir an und ich mich mit ihnen. Mau-Mau, ein juchziges Echowort für ein Spiel mit Karten.

Am meisten Spaß macht es, die Karten zu sortieren, daraus eine Tabelle zu legen mit den vier Arten Karo, Herz, Pik und Kreuz und den Werten 7, 8, 9, 10, B, D, K, A. Vor meinem Auge ist das wie ein Gebirge, das bei der 10 am steilsten und beim König am höchsten ist. Zwischen König und As liegt ein Abgrund. Auch erscheinen mir die 7, 8, 9 und die 10 leer wie ein Ozean, die Karten B, D, K und A dagegen voller Land mit Vegetation. Die Zahlen von 1 bis 6 vermisse ich jedes Mal sehr, aber der Onkel Lauterbach versichert mir, dass Skatkarten immer erst bei 7 anfangen.

Im Zeichen des »Rast ich, so rost ich«

Tischender Turm am ersten Tornistertag

Es ist September. Zur Einschulung gibt es eine große grün-golden glänzende Tüte mit vielen Süßigkeiten. Und einen schokoladenbraunen, lederriechenden Tornister. Mit einem hellblauen, innen gefächerten Rechenkasten voller farbiger, verschieden langer Stäbchen und Plättchen. Der Onkel Lehrer geht mit allen Kindern die Treppe rauf, vorbei an einer großen Uhr. »Rast-ich-so-rost-ich« steht da drunter. Ich habe Glück. Ich finde gleich in der ersten Reihe meinen Platz im wachsmalstiftig und stuhlig riechenden Klassenraum. Der Onkel Lehrer Bartels begrüßt uns als Klassenlehrer.

Die allererste Aufgabe ist, etwas mit dem Inhalt des Rechenkastens zu bauen. Während alle anderen laut, wild und wirr anfangen, irgendwas zu machen, sitze ich erst mal da, weiß nicht, was ich tun soll und verzweifle fast. Doch dann ideet in mir ein toller Plan: Ich baue einen Turm, in dem alle Stäbchen sortiert vorkommen! Denn für mich ist ein Bauwerk erst dann fertig, wenn alle Steine verbaut sind.

Als mein turmiges Bauwerk langsam fertigt, genieße ich die Aufmerksamkeit, die ich auf einmal vom Onkel Lehrer Bartels bekomme: »Wie heißt du?«, will er wissen.

»Peter«, antworte ich.

»Peter, da hast du aber was ganz Tolles gebaut! Soll das denn der Eiffelturm sein?«

»Was isn das? Eiffelturm?«

»Ein Turm, der so aussieht wie deiner. Der steht in Paris. Kennst du Paris?«

Oh, interessant, in Paris gibt es also noch jemanden, der so einen Turm gebaut hat.

»Klar kenne ich Paris, die Hauptstadt von Frankreich, ganz oben in der Mitte davon! Kannst du mir eigentlich sagen, wie man Sowjetunion und Tschechoslowakei schreibt?«

»Das sind ja tolle Wörter, die kennst du schon?«

»Ja!«

Aufgeschrieben hat er sie mir leider nicht, denn er geht weiter zu den anderen Kindern. Schade.

Von nun an gehe ich jeden Tag mit ausgestreckten Armen zur Schule. So halte ich das Lenkrad, das nur ich sehe. Denn ich begreife mich als ein Auto, das in den Straßen der Schule, des Schulhofs und des Schulwegs herumfährt. Der Bürgersteig ist dabei die Straße. Die echten Straßen verschwimmen dagegen zu Strömen fließenden Wassers, auf denen immer wieder schnelle, bunte Blasen aus Blech vorbeiziehen.

Auf dem Schulhof bin ich dabei immer ohne Jacke unterwegs. Denn die Jacke kann nach meiner Regel nur auf dem Weg zur Schule und auf dem Weg nach Hause angezogen werden. Außerdem scheue ich den Kampf mit den ganzen Knöpfen, Reißverschlüssen und den in sich verdrehenden Gürteln, obwohl das oft ganz schön kalt wird, wenn ich im Winter im Stau vor der verschlossenen Turnhalle ohne Jacke stehe. Aber solange die Schule nicht aus ist, kann ich einfach keine Jacke anziehen! Und schon gar keinen kratzwolligen Schal!

Im Leseunterricht gibt es herrliche Wörterkarten. Für jedes Wort, das beim Lesenlernen neu hinzugekommen ist, gibt es eine solche Karte. Das Lesen selber finde ich sehr langweilig, weil ich das schweigende Sprechen ja schon verstehe und ich zeitdehnend zuhören muss, wie die anderen laut stotterig aus dem »Peter-ruft-Flocki«-Lesebuch vorlesen. Meine Aufmerksamkeit gilt daher den kleinen, kartonigen Wörterkarten. Damit spiele ich während des Leseunterrichts am liebsten. Das Schöne daran ist nämlich, dass sie alle genau gleich groß sind, egal wie lang das daraufstehende Wort ist. Daher lassen sie sich sehr schön tabellarisch auf den Tisch legen, um auf diese Weise alle Wörter nach bestimmten Merkmalen zu ordnen. Das Ergebnis sieht dann immer ganz klar gegliedert und ansprechend aus. Das bereitet mir innerlich sehr viel Freude.

Nach einigen Monaten besucht uns Onkel Lehrer Bartels, der bei uns in der Straße wohnt, und mahnt an, dass ich ihn in der Schule immer mit »du« anrede und dass ich lernen müsse, wie die anderen Kinder auch »Sie« zu sagen.

»Ja, aber du bist doch nicht mehrere!«, schießt es aus mir raus. »Du bist doch nur EINE Leut. Sie, das sind immer mehrere Leute!«

»Jeden Menschen, der nicht zum privaten Freundeskreis gehört, den spricht man mit Sie an!«

»Dann müssen Sie mich aber auch mit Sie anreden!«, stelle ich fest.

»Du bist vielleicht ein Schlauberger! Peter, die Großen dürfen zu den Kleinen Du sagen, aber die Kleinen sagen zu den Großen Sie!«

Die Diskussion dreht sich im Kreis, da es einfach für mich keinen einsichtigen Grund gibt, den Onkel Bartels auf einmal mehrere Leute sein zu lassen.

Im Laufe der nächsten Tage schafft es die Locken, mich letztendlich davon zu überzeugen, dass Onkel Lehrer und Tante Lehrerinnen mit Sie anzureden seien. Ich gesetze dies, um es zu akzeptieren, denn logisch ist es nicht.

An den Nachmittagen nach der Schule spielen die Ulrike, der Uwe und ich immer mal wieder auf der Straße. Dann spielen wir Verstecken und selbst erfundene Spiele wie zum Beispiel Gullyhopsen. Dabei müssen von einer Grundlinie aus alle Gullystreben der Reihe nach angesprungen werden. Wer das am längsten kann, hat die Runde gewonnen.

Die Spielregeln bestimme immer ich. Und wenn die anderen nach anderen Regeln spielen wollen, dann spiele ich lieber alleine. Zum Glück sind meine Regeln aber sehr gut, denn manche Spiele machen mit mehreren mehr Spaß.

Hausaufgaben mache ich immer gleich nach dem Mittagessen, damit ich hinterher so lange und so viel wie möglich machen kann, was ich will. Um acht Uhr bette ich. Jeden Abend immer gleich. Wenn in der kleinen Stube der Fernseher läuft, sind das omahafte Strickwollknäuel und der Gong mit der Ankündigung »Hier ist das Erste Deutsche Fernsehen« meine Zeichen, ins Bett zu gehen.

Fahrt ans oogige Ende der Welt

Beim Frühstück sitze ich gerne am Küchentisch jackelnd auf meinem Stuhl. Seine Sitzfläche riecht lederig nach knallrotem Plastikstoff. Mein Stuhl ist der einzige, dessen Rückenlehne, die aus schmalen, einzelnen senkrechten Glanzmetallstangen besteht, immer wieder kaputtgeht. So wie dieser Stuhl scheint vieles nicht auf meine Art der Nutzung hin erfunden worden zu sein. Denn seit eh und je sitze ich nicht nur auf meinem Stuhl am Küchentisch, sondern schaukele damit immer gerne hin und her. Dann schieben sich die abgerissenen Stangen am Rücken zwischen meine Hosenträger. Kaputte Stühle führen zu Wut und Ärger bei der Locken.

Warum werden Stühle nicht so gebaut, dass man damit auch jackeln kann, ohne dass sie gleich kaputtgehen? Warum jackeln die anderen alle nicht? Warum scheine ich nicht in diese Welt zu passen?

Nachmittags verbuddele ich Rohrleitungen im Sandkasten und modelliere Straßen in die darüberliegende Sandlandschaft für meine Matchboxautos. Immer wieder kommt es vor, dass Tantchen durch den Sandkasten läuft. Dabei zerstört sie wie ein böser Riese die mühevoll gebaute Landschaft. Das hat jedes Mal zur Folge, dass ich ihr das Fell verhauen muss. Denn das macht die Locken auch gelegentlich, wenn einer von uns beiden mal wieder beim Befahren der erdigen Dschungelstraßen unter dem Gebüsch von der Straße abkommt und dabei die Blumen zertrampelt.

Anstatt mir dann zu helfen, dass Tantchen das nicht wieder passiert, werde ich von den Papamamas nochmals bestraft. Manchmal gibt es sogar etwas mit dem Teppichklopfer auf mein nacktes Fell. Aber immer, wenn das passiert, reiße ich später unerkannt Blumen aus den Blumenbeeten, um eine strafwürdige Tat zur bereits bekommenen Strafe nachzuliefern. Dann bin ich wieder mit mir im Reinen. »Wenn ich herauskriege, wer von euch das jetzt wieder war, dann gibt es Senge!« Die Locken scheint das ganz anders zu sehen. Diese aber ins Leere gehende Drohung bestätigt, dass man den Verursacher ruhig immer verhauen darf, wenn man ihn kennt. Ich habe also alles richtig gemacht. Oder nicht?

Eines Tages sendet das zweigroßknopfige Küchenradio bereits früh morgens Gezwatscher und Gesang. Es soll in Urlaub gehen. Nach Bensersiel, wo die Welt zu Ende sei, so die Locken. Laut dem Globus gibt es aber kein Ende der Welt wie eine Tischkante. Stattdessen werde ich das erste Mal das Meer sehen. Dort werde ich das Ende der grünen Globusfläche und den Beginn der blauen Globusfläche erleben.

Und das erste Mal im Leben fahre ich auf einer wirklich autovollen Straße: auf der Autobahn! Badamm – badamm – badamm, ein Konzert in meinen Ohren. So wogt der kugelige Otto-VW mit dem braunen Brummelbären am Steuer betonplattenweise nach Norden. Meine Nase bügelt sich am Fenster platt, mein Autonummernbuch füllt sich so schnell wie noch nie. Lauter neue, nie vorher gesehene Autonummern. Die kommen alle von irgendwo ganz weit weg her und wollen alle nach ganz weit weg hin. Ob die auch alle nach Bensersiel fahren?

Hoffentlich kommt endlich bald mal eine Autoschlangung. Dann wären wir mittendrin! Und ich könnte aussteigen. Und mir das alles ganz genau angucken. Aber leider passiert kein Umfall. Nirgendwo kann ich aussteigen.

Kaum sind wir angekommen, freue ich mich bereits auf die Rückfahrt, denn vor Ort erwartet uns nur eine Ferienwohnung ohne Garten. Gespannt bin ich einzig auf das Wasser, den Strand, die Stelle, die die Locken mit »Ende der Welt« bezeichnet. Da gehen wir gleich am ersten Abend auch hin, um unseren Strandkorb zu finden. Urlaub. Am Strand gibt es viel Sand. Wie alle anderen bauen die Papamamas und Tantchen erst mal eine Burg um unseren Strandkorb. Schon am nächsten Tag baue ich serpentinige Gebirgsstraßen über den Wall. Und die Straßen vor dem Wall werden immer wieder von Riesenwellen, die im

Lexikon Tsunamis heißen, überflutet. So spiele ich immer wieder Absturz von Autos im Gebirge und Tsunami-Katastrophe. Bei einem dieser Tsunamis verschwindet leider eines meiner Autos im schier endlosen Sandmeer des Strandes. Ich schreie so lange ich kann, denn für mich ist es unmöglich, ohne meinen Ford abends zur Ferienwohnung zurückzugehen. Aber alles Buddeln und Graben ist vergebens, das Auto bleibt verschollen. Meine Stimme ebenfalls. Für einen ganzen weiteren Tag. Wie so oft zieht vorübergehende Verschlossenheit ein. Wie wenn Wolken aufziehen. Das Beste mitten im ganzen Urlaub ist dann der Ausflug nach Langeoog, richtig schiffig und dünensandig und weitmeerschaumwellig. Die Inseln sind hier alle sehr oogig: Wangerooge, Spiekeroog, Langeoog.

Nach dem Urlaub komme ich in die zweite Klasse. Obwohl ich mit meinen Leistungen keine Probleme habe, freue ich mich jeden Tag, wenn ich endlich wieder zu Hause sein kann. Dort spiele ich meist allein mit mir selbst oder mit der großen Ulrike oder dem Uwe.

Einmal schlägt die Ulrike vor: »Wir können ja mal was anderes spielen, Teekesselchen, kennt ihr das schon?«

»Nein!«, sagt der Uwe.

»Ich will aber Wörterraten spielen!«, pittere ich los. Tee kochen, Küche spielen, nee, dazu habe ich keine Lust. Dann erklärt die Ulrike dem Uwe, wie Teekesselchen geht. Das scheint also doch kein Küchenspiel zu sein.

»Muss man da denn keinen Tee kochen?«, frage ich die Ulrike.

Die plustert los:

»Nee, da muss man auch Wörter raten!«

Wörter raten – Wörter raten? – Wörter raten!

»Wir spielen also doch Wörterraten?«, frage ich fragend …

»Nein, nicht das mit dem Galgen. Bei Teekesselchen überlegt sich einer ein Wort, und das müssen die anderen dann erraten.«

»Und wie?«

»So ähnlich wie bei ›Ich sehe was, was du nicht siehst!‹ Das kennst du doch, da siehst du immer ganz andere Sachen als wir!«

Klar kenne ich das Spiel. Und das spaßt auch immer. Weil ich immer Sachen finde, auf die die anderen noch nie geachtet haben, wie zum Beispiel die heraushängenden Fäden an einer gerissenen Hosennaht.

Dann erklärt die Ulrike: »Bei Teekesselchen sind es Wörter wie ›Bank‹, die man erraten muss. Der eine sagt zum Beispiel: Auf mein Teekesselchen kann man sich hinsetzen, wenn man eine Pause braucht. Dann sagt der andere: Bei meinem Teekesselchen kann man Geld abholen! Und das geht dann so lange, bis ›Bank‹ erraten ist durch eure Fragen.«

Teekesselchen – Teekesselchen – Teekesselchen, ja, das könnte richtig spaßen!

Gerade erst habe ich gelernt, dass Wurzelziehen auch so ein Wort ist. Wurzeln aus Zahlen ausrechnen und Wurzeln im Garten ausreißen. Mal sehen, ob die rausfinden, was Wurzelziehen ist! Das wird spannend, denke ich: »Ich will mitspielen!«

Das Spiel macht Riesenspaß. So viele buntmagische mehrbedeutige Wörter, die alle erraten sollen. Und ich freue mich über jedes Wort, das die anderen kennen, das sich mir bislang so noch nicht doppelt vorgestellt hat. Einfach herrlich wörterlistenjuchzig!

Ein weiteres Spiel, das wir alle gerne zusammen spielen, ist Stadt-Land-Fluss. Bei diesem Spiel darf ich leider oft nicht mehr mitspielen, weil ich zu jedem Buchstaben sofort eine Stadt, ein

Land oder einen Fluss weiß. Ich habe zu oft gewonnen. Schade, denn im Sport wird man bejubelt, wenn man immer gewinnt, aber hier nicht mehr.

Löcher in verborgene Welten

Irgendwann fällt mir ganz bewusst auf, wie ich mich darüber wundere, dass alles, was ich kenne, irgendwie immer kleiner wird. Früher lag ich unter einer ganz hohen Decke! Und die Küche war riesengroß, der Schrank und der Tisch ganz hoch. Und irgendwie ist das alles immer kleiner geworden, ohne dass es wirklich kleiner wurde. Es ist der Moment, in dem ich bewusst begreife, dass ich ja immer größer werde. Je länger etwas her ist, desto weiter ist es weg. Je weiter etwas weg ist, desto kleiner sieht es aus. Aber an das, was damals war, kann ich mich immer noch sehr gut erinnern. Daran, wie ich die Welt für mich entdeckte.

So frage ich mich auch, was eigentlich vor 1966 war? Wo komme ich eigentlich her? Und kann man sich seine Eltern aussuchen? Warum habe ich ausgerechnet diese und keine anderen, vielleicht besser zu mir passenden Papamamas? Habe ich vielleicht 1966 was falsch gemacht?

Um das alles besser zu begreifen, frage ich die Locken: »Warum bist eigentlich du meine Mutter und nicht zum Beispiel Tante Irmgard? Für die bin ich immer der kleine Prinz!« Die Locken antwortet: »Das verstehst du noch nicht, dafür bist du noch zu klein!«, und verabschiedet sich in den Garten. Ja, der Garten, ich liebe ihn, weil er mein Land ist. Und ich mag ihn manchmal nicht, weil wir angeblich wegen der ganzen Arbeit in diesem Garten kaum spannende Ausflüge machen oder mal richtig weit weg in Urlaub fahren, wie dies andere in der Klasse tun. Die dürfen die Länder aus dem Atlas sehen, ich aber nicht.

So fahre ich zur Omma Liese und will von ihr wissen, wo mich die Locken herhat und warum sie ausgerechnet mich genommen hat. Die Omma sagt dann zu mir, dass ich aus der Fuhse geholt worden sei. Alle Kinder kämen aus der Fuhse, einem kleinen Fluss, der auf dem Weg zum Central Markt überquert werden muss. Komisch, warum hat die Locken mir das nie erzählt? Und warum war dafür am Anfang alles weiß?

Dann fahre ich zu Tante Irmgard. Dort freue ich mich natürlich erst mal auf die stets bonbongefüllte Spitzdose. Als ich dann die Tante Irmgard nach dem Woher frage, erzählt sie mir, dass ich vom Storch gebracht worden sei. Und deswegen soll die Locken meine Mutter sein? Irgendwas ist da nicht logisch! Storch? Fuhse? Also fischte mich ein Storch aus der Fuhse? Und was war dieses in ferner Vergangenheit liegende Dutummen?

Dann erzähle ich der Tante Irmgard von den Gitterstäben im Bett, den weißen Wänden, dem Vorhang über mir, den Rohren und Rillen an der Wand und vieles mehr. Ich will wissen, wo ich das gesehen habe? Da irgendwo kam ich nämlich her, meiner Meinung nach. Und ich erzähle ihr von dem Dutummen, das lange zurückliegt. Aber die Tante Irmgard versteht nicht. Schließlich frage ich sie: »Warum hat mich also dann der Storch aus der Fuhse geholt und ausgerechnet dahin gebracht, wo ich jetzt wohne? Vielleicht hätte ich ja woanders viel besser hingepasst? Zum Beispiel zu dir!« Schweigen am Tisch.

Ich frage weiter: »Kann ich eigentlich auch andere Eltern kriegen?«

»Also, Peter, du kannst einem richtige Löcher in den Bauch fragen!«

»Löcher in den Bauch? Man kann mit Fragen genauso gut schießen wie mit Pistolen?«

»Wie kommst du denn da drauf?«

»Du sagtest doch eben, dass ich Löcher in den Bauch frage. Kann ich die mal sehen?«

Aber sie kann mir keine zeigen. Es gibt offenbar keine Löcher im Bauch, wenn man Fragen stellt, und damit gibt es vermutlich auch keine Störche, die Kinder aus der Fuhse ziehen.

Hartnäckigkeit zahlt sich aus, um Lügengeschichten aufzudecken und zu verstehen. Tante Irmgard muss mir jetzt die ganze Wahrheit erzählen. Sonst werde ich auch in ihrem Garten die Blumen so zertrampeln, wie ich das manchmal zu Hause mache, wenn ich mich von der Locken ungerecht behandelt fühle. Doch eigentlich will ich ja gar keine Blumen zertrampeln.

Schließlich frage ich die Tante Irmgard ganz laut mit Nachdruck:

»Eltern, das sind doch Leute wie meine Papamamas, bei denen Kinder groß werden?«

»Ja!«

»Wenn ich jetzt aber bei dir groß werden will, kann ich das oder nicht?«

»Ich bin nicht deine Mutter!«

»Noch nicht! Aber du kannst es ja werden, willst du?«

»Das geht nicht!«

»Warum denn bloß nicht?«

»Weil ich nicht deine Mutter bin! Peter, dafür bist du noch zu klein. Aber weil du das unbedingt wissen willst, erzähle ich dir jetzt etwas, das wirst du vielleicht nicht verstehen, aber es ist so!«

Schließlich sagt sie zu mir: »Mann und Frau gehen zusammen ins Bett. Und wenn sie dort nackt sind, dann gibt es vielleicht ein Kind. So bist du einmal aus dem Bauch deiner Mutter gekommen!«

Vielleicht war das mit dem Obenhinten dann sogar etwas, was in Mamas Bauch passierte? Letztendlich begreife ich, dass mein Dasein also damit angefangen hat, dass der braune Brummelbär mit seinem dicken Puller in den Spardosenschlitz von der Locken eingedrungen ist und dort so klitzekleine Kaulquappen-Zellen hineingepinkelt hat, die dann die Hühnereier in der Frau zu Menschen wachsen lassen. Und die kommen dann irgendwann aus der Spardose, wenn sie voll genug ist, wie beim Weltspartag raus. Weil der Schlitz ja unten ist. So habe ich das jetzt jedenfalls aus den Beschreibungen von Tante Irmgard herausgehört.

Warum soll eine Frau so etwas freiwillig machen, frage ich mich. Das Loch, aus dem die Kinder kommen, ist doch normalerweise viel zu klein. Das muss doch höllisch wehtun, wenn das bei mir schon so wehtut, wenn ich mal wieder Verstopfung habe und die harte Kacke dann hinten raus muss.

Und warum sollte ich so etwas Komisches mit meinem Puller machen wollen? Das Einzige, was immer mal wieder passiert, ist, dass mein Puller sich gerne vollsaugt, um sich dann urplötzlich irgendwie schön zu entladen. Aber dafür brauche ich kein Mädchen, alleine kann ich das doch viel besser machen.

So gehe ich in den kleinen Wald bei Tante Irmgards Haus, um diese Informationen, die ich angeblich nicht verstehen würde, zu akzeptieren und zu verarbeiten. Die Locken ist also meine Mutter, weil ich aus ihrem Loch gekommen sein soll. Das ist, zu diesem Schluss komme ich dabei, offenbar die lang gesuchte und nun endlich gefundene und verstandene Antwort auf meine Frage.

Einige Tage später frage ich die Locken, ob das denn alles stimmt, was die Tante Irmgard mir da erzählt hat. Und ich erzähle ihr, was ich von früher noch alles weiß. Da sagt sie: »Junge, das kannst du gar nicht mehr wissen, da warst du noch ein Baby, da warst du noch soooo klein!« Ich kann sie nicht zwingen, mir zu glauben. Aber sie bestätigt mir schließlich zögerlich, dass alles stimmt, was mir die Tante Irmgard über die Sache mit dem Loch, aus dem ich kam, erzählt hat. Ich kann also nicht in eine andere Familie gehen, die besser zu mir passt.

»Warum müssen hier immer alle nur im Garten sein? Ich will endlich auch mal alle diese Länder sehen, die im Atlas sind. Ich will Berge sehen, Strände, Meer und Palmen. Andere fahren da auch hin. Onkel Heinz fährt in die Alpen, Onkel Horst zum Gardasee, warum machen wir das nicht?«

»Weil wir kein Geld haben!« Das ist der immer gleiche Grund, wenn wir etwas nicht haben oder machen, was andere haben oder machen. Und dabei haben wir durchaus Geld. Vielleicht nicht viel. Aber das wenige Geld wird dann für Dinge ausgegeben, die ich niemals kaufen würde. Zum Beispiel für die Bierkästen und Schnapsflaschen, die immer auf dem Tisch stehen, wenn die Papamamas Besuch haben. Oder für Kleider, die die Locken nur einmal im Jahr anhat, für die sie aber mehrere Stunden in der Stadt unterwegs ist. Und große Vasen, die behindernd im Flur herumstehen, die schon vom Ankucken umfallen und zerbrechen könnten. Warum kaufen die so was und stellen das auch noch mitten auf meine Straße im Haus? Deshalb frage ich die Locken:

»Warum habt ihr mich dann gekriegt, wenn ihr immer kein Geld habt für viele Dinge, die ich als Kind auch haben oder machen können will?«

Nach einer Zeit des Schweigens ergänze ich: »Vielleicht finde ich doch noch Eltern, die mich so interessant finden, wie ich bin und daher nehmen wollen. Eltern, die Lust haben, mir die Welt hinter dem Horizont zu zeigen. Die dann für dich ein Kind haben, das Lust hat, mit mir zu tauschen. Das gerade das haben will, was es hier gibt. Ich will dahin, wo die Leute nicht nur ein Haus mit Garten haben, sondern auch viel mehr wegfahren.«

»Peter, so was gibt es nicht! Ich bin deine Mutter!«

»Nur weil ich aus deinem Loch gekommen bin, musst du noch lange nicht meine Mutter sein!«

Lautes Schweigen, bis sie sagt: »Da macht man und tut man. Läuft sich die Hacken ab! Alles nur für die Panzen! Und was ist der Dank dafür? Nen Tritt innen Arsch!«

Soll ich denn lieber lügen, wenn ich mir doch eine reisefreudigere Familie wünsche, frage ich mich.

Blutende Spielregeln

Viele Wochen lang baustellt es lärmig und staubig in der Stube. Es wird eine Wand herausgerissen und die Stube damit vergrößert. Der Lärm und die Veränderung machen mir zu schaffen. Also bin ich viel unterwegs. In dieser Zeit besuche ich auch öfter den Matthias, einen Klassenkameraden. Er wohnt in einem Haus mit einem engen, taubengurrenden Käfiggarten dahinter. Ich spiele gerne bei ihm. Denn er hat eine mich total faszinierende landschafts- und häuserreiche, großplattige, mehrgleisige »Fleischmann«-HO-Modelleisenbahn. Während Matthias an der Bahn herumbastelt, stelle ich Weichen, schiebe Waggons wiederholt über die Weichenzwickel vor und zurück, auch wenn Matthias darüber schimpft, und lasse Züge immer wieder woanders langfahren. Das kann ich stundenlang genießen. So vorbeit die Eisenbahnzeit bei Matthias immer viel zu schnell.

Zu Hause erzähle ich, dass ich auch eine Eisenbahn haben will. Weihnachten bekomme ich dann tatsächlich eine zunächst tolle Legoeisenbahn. Doch die wird schnell langweilig, weil Weichen und Schienen fehlen, um die ganze Stube zu vergleisen. Es spaßt mehr, die Räder der Waggons zu drehen. Oder Entgleisung zu spielen. Dann stelle ich Weichen, während der Zug drüberfährt. Oder die Lok fährt immer schneller, bis sie aus der Kurve fliegt. Oder mit den roten und blauen Magneten der Waggonkupplungen zu spielen. Es ist juchzig, wie die Gleichfarbigen sich immer wieder ausweichen wollen.

Nach Weihnachten baue ich schließlich die ausgespielte Legobahn im Wohnzimmer ab. Dabei mache ich eine Inventur des Materials. Ich stelle ganz genau fest, wie viele Kurvenschienen, gerade Schienen, Schwellen, Kreuzungen und Weichen in meiner Legosammlung sind. Sauber aufgereiht steht das Material auf dem Teppich. Alles wird tabellarisch protokolliert, bevor es neu eingebaut wird. Ich erfinde das Legobaugesetz, das genau festlegt, wie was gebaut werden muss. Nach Silvester entstehen eine neue Legostadt und Straßenlandschaft auf dem Boden der kellerigen Waschküche.

Zu meinem Geburtstag bekomme ich noch eine zusätzliche E-Lok und ein Weichenpaar, so dass ich ein dreiweichiges und überall mindestens zweigleisiges Schienennetz bauen kann. Endlich können zwei Züge gleichzeitig entgegengesetzt fahren, ein Güterzug und ein Personenzug. Endlich ist die Bahn wieder spannend.

Zwölf Leute habe ich eingeladen, um meinen Geburtstag zu feiern. Das sind die Nachbarskinder, Verwandte und Kinder aus der Klasse. Nach Kinderkaffee und Kuchen und dem obligatorischen Topfschlagen gehen wir alle zusammen in meinen »Eisenbahnkeller«. Sofort stürzen sich alle auf meine liebevoll gebauten Schienen- und Straßenwelten. Als sie beginnen, die Autos zu schieben, versuche ich sie daran zu hindern. Kein Auto darf ohne meine Zustimmung bewegt werden! Denn bestimmte Autos dürfen nur bestimmte Strecken fahren. Ähnliche Regeln gelten auch für die Waggons der Züge. So muss immer ein großer Waggon am Ende eines Zuges sein. Aber an alle diese Regeln halten sich die ganzen Kinder nicht. Es kommt zum Streit mit Boxen und Beißen, weil meine Spielregeln bluten und kämpfend gerettet werden müssen.

Als ich versuche, der Locken zu erklären, was los ist, versteht sie mich nicht. »Die wollen mit dir damit spielen. Ich glaube nicht, dass die dir dein Lego oder die Schienen kaputtbrechen.«

Ja, sie zerbrechen nichts, aber sie zerstören die Anordnung der Sachen! Das ist schlimm genug, aber das versteht wohl keiner. Warum ist das auf einmal kein Kaputtmachen? Ich schweige, da stellt die Locken eine interessante Frage:

»Willst du denn eigentlich, dass die Kinder mal wiederkommen? Dass sie auch gerne mal bei dir sind?«

Das ist eine quälende Frage. Weil sie so schnell weder mit Ja noch mit Nein beantwortet werden kann. Wenn die nicht so spielen wollen, wie ich das will, sollen sie nicht mehr kommen. Einerseits. Aber andererseits, allein feiern will ich doch auch nicht. Das macht überhaupt keinen Spaß. So schaue ich wortlos den anderen beim Spielen zu, denn ich will auch, dass sie gerne wiederkommen. Da sitze ich nun an meinem eigenen Geburtstag verschlossen in der Ecke und beobachte einfach nur das Treiben der anderen. Ich bin dabei und doch nicht dabei.

Die spielen mit der ganzen Stadtlandschaft ganz anders als ich. Es scheint sie auch überhaupt nicht zu interessieren, wie viele Schienen, Schwellen und Weichen ich darin verbaut habe. Warum nicht? Das will ich jedenfalls immer gleich wissen, wenn ich woanders mitspiele. Und da kann es mir immer keiner sagen. Auch ist es für sie völlig egal, welche Reihenfolge die Waggons hinter der Lok haben. Ja, die mischen sogar Personenzugwaggons mit Güterwaggons. Unfassbar. Ich habe noch nie in echt einen Personenzug gesehen, der auch Kesselwagen mit sich führt. So etwas gibt es nicht. Das wäre viel zu gefährlich, weil Kesselwagen oft explosive Flüssigkeiten geladen haben. Aber tapfer ergebe ich mich dem eigenartigen Spiel der anderen. Ich mache zögerlich mit, kann aber letztendlich daran keine rechte Freude finden. Denn immer wieder fühle ich mich in meinem Spiel gestört.

Der Winter nähert sich seinem Ende. Da höre ich von Rosenmontagszügen, von denen viele Bonbons geworfen werden sollen. So bettele ich die Locken an, dass wir am kommenden Montag nach dem Kinderfasching unbedingt nach Peine fahren müssen, damit ich am klengschrankenden Bahnübergang wie immer die Züge beobachten kann. Doch eine Fahrt nach Peine, nur um Züge zu kucken, kommt für sie leider nicht in Frage. So schnappe ich mir am Nachmittag mein Fahrrad und fahre erstmalig selber zum klengschrankenden Bahnübergang. Dort gibt es wie immer spannende Autoschlangungen und viele Züge. Doch die angekündigten Rosenmontagszüge, sie kommen leider nicht. Enttäuscht fahre ich wieder nach Hause. Dort angekommen, beobachte ich die Locken, wie sie gerade lauter langweilige, wirrbunte Karnevalswagen im Stangenaugenprogramm des Fernsehers anschaut. Als dann auf einmal der Sprecher im Fernseher diese Wagen gar als Rosenmontagszug bezeichnet, ahne ich, dass ich da wohl wieder etwas gründlich falsch verstanden habe.

Betonfußball, bis die Fantabunten kommen

In diesem Sommer fußballt es viel im Fernsehen. Wegen der WM 74. In Deutschland ist Fußballweltmeisterschaft. Deswegen gab es für mich in einem langweiligen Klamottenladen auch dieses tolle T-Shirt mit den ganzen Flaggen drauf. Damit wird Fußball auch für mich richtig interessant – flaggeninteressant. Denn da spielen endlich mal richtige Länder gegeneinander und nicht immer nur so komische Mannschaften wie »Die Eintracht«, »96«, »Bayer« und »Schalke«, deren merkwürdige Wappen beim Friseur immer in so einer Bundesligastecktabelle einsortiert sind.

Um mein Land, die SCRAL, auch in diesem Sport zu vertreten, beginne ich, ganz allein Fußball zu spielen. Dazu schieße ich den prallen Ball immer gegen das Mauerwerk des Stallgebäudes. Wenige Tage später machen der Uwe und andere Nachbarskinder mit. Dann spielen wir Elfmeterschießen, wobei der Torwart zwischen zwei Wäschepfeilern steht, das sind die Torpfosten. Schließlich spielen wir sogar Mannschaftsfußball in einem Turnier, wobei zwei Leute eine Nationalmannschaft bilden.

Im Fernsehen sehe ich nun jeden Tag, dass Fußball in den großen Stadien offenbar auf einem Betonplatz gespielt wird, mit einer hellen und einer dunklen Spur aus Beton. Kaum hat ein Spieler einem anderen ein Bein gestellt und es passiert ein Sturz, muss schon die Trage kommen. Kein Wunder, wenn man auf Beton spielt. Dass die in den großen Stadien Fußball immer auf Beton spielen, verstehe ich nicht. Bei den vielen faulen Spielen muss das doch höllisch wehtun. Aber vermutlich rollt der Ball auf Beton besser als auf dem Rasen zu Hause, denke ich mir so.

Der braune Brummelbär spielte früher oft auch Fußball bei uns im Sportverein. Nun will er auf einmal, dass ich auch mal ein Fußballspieler werden soll. Weil ich immer so schnell laufen kann. Doch Fußballspieler werden, der dann irgendwann auch auf Beton spielen und immer mit blutendem Knie rumhumpeln muss, wenn es fault? Nein, danke! Es reicht, in unserem rasengrünen fallweichen Garten alleine Fußball zu spielen. Faulspielen mag ich sowieso nicht.

Und außerdem muss ich dann ja in so einem Verein spielen. Da muss man immer dann spielen, wenn die anderen wollen, und nicht, wenn ich Lust habe. Und das Gruppenproblem werde ich dort auch haben. Der braune Brummelbär spielt doch nur deshalb Fußball, damit er sich hinterher mit seinen Kameraden in der Kneipe treffen kann. Auch darauf habe ich keine Lust. Nein, so ein Verein ist nichts für mich.

Zwei Wochen später tönt Stadionlärm aus dem Fisselfernseher. Dazu gibt es knisternde, gelbfette, dicke, kurze Würmer zu essen und Brause zu trinken. Wir, die Papamamas, Tantchen und ich, gasten gerade bei einem Freund des braunen Brummelbären. Im Glas des Fernsehers sehe ich, wie die Fantabunten gegen die mir bekannten Schwarz-Weißen spielen. Fantabunt, das sind die Holländer, weiß-schwarz die Deutschen. Aber was ist DAS denn?

Die spielen ja gar nicht mehr auf Beton, sondern da gibt es dunkelgrünen und hellgrünen Rasen. In breiten Spuren. Immer abwechselnd. Die Verantwortlichen haben endlich auch gelernt, dass Beton nicht so gut ist, dass man auf Rasen viel besser fußballen kann. Unfassbar! Dieses Spiel ist eine Weltsensation!

»Alle Fußballspiele im Fernseher fanden doch bisher immer auf Beton statt«, frage ich den braunen Brummelbären in der Halbzeitpause, »dies ist das erste Mal, dass ich sehe, dass auf dem Rasen gefußballt wird! Auch in meinem Schulbuch ist ein Bild, da spielen die auf Beton! Hellem und dunklem Beton in Streifen!«

»Auf Beton? Wie kommst du denn da drauf?«

»Wieso, wenn da faul gespielt wird, muss gleich die Trage wegen dem blutenden Knie kommen. Und das sieht doch immer so grau aus, wie Beton.«

»Auf jedem Sportplatz, den ich kenne, ist Rasen! Dass der Rasen wie Beton aussieht, das liegt am Schwarz-Weiß-Fernseher. Im Farbfernseher ist der Rasen natürlich auch grün!«

Ich friere an, gefriere und erstarre. Unser Fernseher hat immer nur zwei Farben: Schwarz und Weiß, wobei auch Blassschwarz und Dreckigweiß vorkommen. Solche Farben heißen Grau, Hellgrau und Dunkelgrau. Aber eigentlich sind nur Rot, Blau, Grün und Gelb richtig klare Farben. Die fehlen im Fisselglas des Fernsehers. Weil es ein Schwarz-Weiß-Fernseher ist.

Grünes Gras im Schwarz-Weiß-Fernseher – weiß-schwarze Fußballspieler im Schwarz-Weiß-Fernseher – grünes Gras im Schwarz-Weiß-Fernseher – weiß-schwarze Fußballspieler im Schwarz-Weiß-Fernseher. Weiß-schwarze Fußballspieler, die sind weiß-schwarz im Schwarz-Weiß-Fernseher. Aber grünes Gras? – Grünes Gras – wird zu Beton – Beton – Beton – ist grau – grau – grau – grau!

Ja, es ist das erste Fußballspiel, das ich in einem Farbfernseher sehe. Wieso war ich bloß die ganze Zeit so doof zu glauben, dass die in den großen Stadien auf Beton spielen? Warum? Dass Grün in einem alten Fernseher grau wird, ist doch klar. Immerhin kann ich hier vom Fußball noch ein wichtiges Ergebnis für meine Tabellenstatistik einsammeln, 2:1 besiegen die Schwarz-Weißen die Fantabunten. Deutschland ist Weltmeister. Am 7. Juli 1974, einem grüngelblichen Tag.

Aber ein Rätsel bleibt offen: »Warum gibt es da hellgrünen und dunkelgrünen Rasen? Unser Rasen ist überall gleich grün!«, frage ich den braunen Brummelbären. »Das liegt an der Richtung, in der der Rasen gemäht wird. Man mäht immer quer zum Spiel, damit die Schiedsrichter leichter sehen können, welche Spieler im Abseits stehen.« Ah ja, dann ist das wohl wie beim Cordstreifen auf der Hose. Je nachdem, wie man über die Beine streicht, sieht es dunkler oder heller aus.

Nach diesem Weltsensationsspiel kaufen sich meine Papamamas einen Farbfernseher. Endlich kein Lügenfernseher mehr! Ich bin fasziniert von den ganzen Tasten auf dem Programmeinschalter. So wende ich mich an die Locken und bitte sie, doch bitte das Gerät einzuschalten.

»Du willst jetzt Fernsehen kucken? Das kenne ich ja gar nicht von dir! Was willst du denn kucken?«

»Alles, was es gibt!«

»Du willst doch nur an dem neuen Fernseher rumspielen. Dafür war der ein bisschen zu teuer! Du kannst gerne was kucken, aber es wird mir nicht mit dem neuen Fernseher rumgespielt! Hast du das verstanden? Habe ich mich klar genug für dich ausgedrückt?«

»J…aa!«, stammele ich und hole das Fernsehprogramm.

Ich schlage die für den heutigen Tag zuständige Seite auf und sage:

»Das will ich kucken!«

Dabei zeige ich einfach auf »Formel 1«, denn das klingt interessant. Nach Formeln. Ich werde pitterich. Schließlich schaltet mir die Locken den echten Fernseher doch noch ein. Das Erste was ich sehe, ist ein großes liegendes rotes Ei, da steht »STP« drauf. Kurze Zeit später sehe ich die breite weißlinig eingerahmte Straße, die in der Mitte keine Striche hat, und rote

Rennautos. Der Reporter redet immer was von »Niki Lauda«. Autorennen. Wie langweilig, die fahren ja immer nur in eine Richtung. Und Autonummern haben die Autos auch keine. Und immer nur Nnnnnnn...jjjjjjjiiiiimmmm. Njiirm, njirm, njirm. Das will ich eigentlich gar nicht kucken.

Stattdessen will ich Weichen stellen! So wie bei der Eisenbahn. Das ist herrlich juchzig. Knopftasten und schon fährt der Zug woanders lang. Knopfen und schon kommt was anderes aus dem Fernseher! Und das geht mit dem neuen Programmeinschalter ohne Schnur. Er ist vorne schneckenspursilbrig und hinten armaturenbrettplastikschwarz.

Ich drücke die Zahlen 1, 2 und 3 durch. Bei der 1 erscheint das Wollknäuelprogramm. Bei der 2 kommt das Stangenaugenprogramm, das immer angstet, wenn die Stangenaugen durch Fernseherglas kucken. Und bei der 3 kommt das Gitteraugenprogramm, das angstet, wenn das Gitterauge kuckt. Um das zu verhindern, knopfe ich wieder die 1. Da kommt die Locken rein:

»Das Autorennen ist also schon vorbei?! Wenn du da nichts mehr kucken willst, dann wird er ausgemacht! Wehe, du schaltest da nur rum, hast du mich verstanden?«

Ich schweige. Ich soll es zwar nicht machen, aber verboten ist es nicht.

Kaum ist die Locken weg, drücke ich auch mal die 4. Ein stilles, unbuntes Programm erscheint im Fisselglas, das von Ferne fiept. Ob das Programm auch so angstende Zeichen hat? Dann drücke ich die 5. Ein noch stilleres, ebenfalls unbuntes und fiependes Programm grüßt durch das Fernseherglas. Bei den anderen Zahlen kommt nur Schneefall und Pschschschsch. Dann drücke ich wieder die 1. Es erscheint wieder das Wollknäuelprogramm, das nie angstet.

Schließlich knopfe ich auch die restlichen Knöpfe auf dem Programmeinschalter. Auf einmal wird die Fernseherstimme viel lauter, so dass die Locken lautend reinkommt:

»Du sollst doch nicht mit dem Fernseher rumspielen! Der wird jetzt ausgemacht! Du spielst ja doch nur Kitschebum damit!«

Pffffft – schon sehe ich nur noch mich selbst verkehrt herum im schwarzgrauen Fernsehglas. Zeit, um wieder Landkarten mit Hauptstädten drauf zu malen. So gehe ich in die Küche, hole das Bunte Buch und entdecke wieder meine geliebten Länder wie Njassaland. Ob ich in dieses Land auch einmal fahren kann? Dazu braucht man Geld. Dann muss ich, wenn ich einmal groß bin, viel Geld verdienen.

»Wenn du nicht bald mal spurst, kommst du ins Heim!«

In der Schule bekomme ich mit, dass andere Taschengeld erhalten. Komischerweise kriege ich so etwas nicht. Das kann man sich also einfach aus der Tasche nehmen. Die Locken hat das Geld aber immer in so einer schwarzen Miniklapptasche, die sie Portmonnaie nennt. Ich bringe es nicht raus, nach so einem Taschengeld zu fragen. Lieber schweige ich. Denn das Fragen, das hat schon oft genug nur das Gegenteil von dem bewirkt, was ich erreichen wollte. Vieles, wofür es keine richtige Regel gibt, das muss man einfach machen, wenn man fragt, darf man es nur sowieso nicht. Und so hole ich mir mein Taschengeld immer selber aus der kleinen Klapptasche.

Auf einmal kommt die Locken lärmschimpfig an: »Seit wann klaust du mir da immer das ganze Geld?« Ich schweige, denn ich habe nicht böswillig geklaut, sondern nur das gemacht, was offenbar üblich zu sein scheint. Uneinsichtig kommt sie mit dem Teppichklopfer an, und eh ich mich versehe, sehe ich meine Unterhose von innen und meine Hose in den Kniekehlen hängen. Der Teppichklopfer knallt auf meinen nackten Arsch. Einmal – zweimal – viele Male, bis ich schreie.

»Ich hoffe, dass dir das eine Lehre ist. Dass – mir – das – ja – nicht – noch – mal – vorkommt. Dann vergesse ich mich!«

Schon am selben Abend hole ich mir die nächsten zwei Mark aus dem Portmonnaie, da ich das ja bisher immer so gemacht habe. Ich habe nun zwar ein schlechtes Gewissen, aber ich muss es einfach machen. Eine Regel würde sonst gebrochen. Ich fahre zu Tante Ulla. Sie ist die Frau des Bruders des braunen Brummelbären. Als sie sieht, dass ich zwei Mark dabeihabe, fragt sie: »Woher hast du denn die zwei Mark?«

»Von meiner Mutter, aus ihrem Portmonnaie, mein Taschengeld!«

Am nächsten Morgen empfängt mich die Locken am Frühstückstisch, an dem auch noch der braune Brummelbär sitzt, da er gerade von der Nachtschicht gekommen ist. Sie sitzt ganz ruhig da, ganz anders als sonst. Denn normalerweise ist sie immer sehr hektisch. Auf einmal sagt sie: »Werner, ich habe die Polizei angerufen. Wir müssen Peter ins Kittchen stecken. Dafür, dass er noch immer Geld klaut.«

»Das ist mein Taschengeld, was du Klauen nennst!«, protestiere ich laut.

»Wir haben kein Geld, um dir jetzt schon Taschengeld zu geben. Du kannst nicht einfach das Geld klauen! Wo das Geld herkommen soll, darüber macht ihr euch nämlich alle beide keine Gedanken! Die Polizei kommt in circa zwei Stunden. Sie wird dich abholen und endlich in ein Heim bringen!«

»Ich gehe nicht ins Heim!«

»Kinder, die nicht spuren, kommen ins Heim. Da werden die dir mal deine Ohren so richtig lang ziehen!«

»Wenn ihr kein Geld habt, dann hättet ihr mich eben nie kriegen dürfen! Onkel Heinz hat immer Geld für mich, aber ihr nicht. Tante Irmgard und Onkel Heinz lieben mich also viel mehr als ihr!«

Das hat wohl gesessen. Stille. Vollkommen eingeschüchtert warte ich auf die Polizei. Die Locken geht auf einmal zum Telefon, das wir erst seit einiger Zeit haben. Sie nimmt den Hörer ab und sagt:

»Bin ich verbunden mit der Polizeistation? – Also, unser Sohn ist aufgestanden und sitzt in der Küche. Sie können dann kommen und ihn abholen. – Die Unterlagen für das Heim? – Bitte bringen Sie die mit! – Den Koffer? – Ja, den packen wir, sobald Sie hier sind. Wenn Sie aus dem Dorfe Richtung Adenstedt fahren, dann kommt eine Stelle, wo die Straße rechts abbiegt, da fahren Sie immer geradeaus. – Steinbrücker Weg – einfach geradeaus, das Haus ist auf der linken Seite. – Bis nachher!«

Dann dreht sie sich vom Telefon weg zu mir hin und sagt:

»Wer nicht spurt, kommt ins Heim! Basta!«

Das hat diesmal bei mir gesessen. Ins Heim – ins Heim – Heim – Heim – Heim. Oh, wie oft hat die Locken dieses Wort schon gesagt: »Wenn du nicht bald mal spurst, kommst du ins Heim!« Das Heim muss ein schrecklicher Ort sein. Da kommen angeblich alle unartigen Kinder hin. Nein, da will ich niemals hin! Warum will die Sachen keiner so verstehen wie ich? Warum bloß?

Verzweifelt schreie ich echohaft:

»Ich will aber nicht ins Heim!«

Die Zeit vergeht – die Polizei kommt nicht.

»Die Polizei kommt nicht mehr?«, will ich von der Locken wissen.

»Vielleicht hast du Glück gehabt, und sie haben dich vergessen!«

»Und dann?«

»Dann kommen sie morgen oder übermorgen. Stellt sich raus.«

Immer wieder dieses »Stellt sich raus«, obwohl sie wahrscheinlich genau weiß, wann die kommen. Das war schon öfter so, dass sie nicht sagt, was sie doch bereits weiß. Und so etwas mag ich überhaupt nicht. Nein. Gar nicht. Dann werde ich noch wütender. So gehe ich zum Telefon. Und suche eine Nummer der Polizei im Telefonbuch. Ich greife in die mit Zahlenlöchern gespickte Wählscheibe und erdrehe die ersten drei Zahlen. Da kommt die Locken angelaufen und drückt den Hörer runter.

»Wen willste da anrufen?«

»Die Polizei! Ich will denen sagen, dass ich das alles ungerecht finde! Warum soll ich kein Taschengeld kriegen?« – Stille.

Noch am Abend sagt die Locken zu mir, dass im Heim gerade keine Plätze mehr frei seien, aber die Polizei dann morgen früh dennoch kommen wird und dafür sorgen wird, dass das mit dem Geldklauen aufhört.

»Und wie wollen die das machen?«

»Das stellt sich raus!« Schon wieder diese »Stellt-sich-raus«-Platte der Locken. Am nächsten Tag kommt die Locken auf mich zu: »Dein Vater und ich haben uns besprochen, ab heute gibt es Taschengeld! Jede Woche erst mal eine Mark! Und wenn du nicht wieder an mein Portmonnaie gehst, gibt's es auch mal was außer der Reihe, hast du mich verstanden?«

Warum muss ich wieder fast ins Heim kommen, bevor etwas funktioniert? Warum muss alles so kompliziert sein, was dann doch so einfach geht? Warum? Warum? Warum?

Laut Tachogesetz vollzufahren bis 9999,9 km

Wenn die Papamamas mal einen der seltenen Ausflüge machen, dann geht der meistens zu irgendwelchen langweiligen Tanten und Onkeln, bei denen man dann in einem Wohnzimmer herumsitzen muss, in dem dann entweder viele Leute zwatschern oder das gemächliche Ticktack einer großen Uhr die Stille der Langeweile durchbricht. Aber es gibt auch andere Ausflüge. An einem Sonntag spaziere ich mit den Papamamas durch den Wald bei Wendhausen. Dort, wo die Berge anfangen, die man von zu Hause aus am Südhorizont sieht. Wir kommen an einen Ort, an dem für mich eine Sehnsucht in Erfüllung geht: Ich kann, wie es auf einem Bild in meinem Kinderduden zu sehen ist, an einer autovollen Autobahn mit Rastanlage stehen. Ich habe endlich die Stelle meines Lebens gefunden. Hier will ich erst mal nicht mehr weg, denn hier gibt es sooooo viele noch nie vorher gesehene Autokennzeichen für mein Autonummernbuch.

Am Rand der Autobahn, direkt neben der Fahrbahn, da stehe ich, um alles gut sehen zu können. Ich bin emotional in mir selbst versunken. So erreicht mich anfangs auch nicht, dass mich die Papamamas wiederholt auffordern, mit ihnen weiterzugehen. Immer wieder schaue ich dem Treiben der Autos nach. Und mein Autonummernbuch füllt sich so schnell wie noch nie zuvor.

Als ich angefasst werde, um mitzukommen, werde ich ärgerlich. »Du musst nicht immer gleich so pitterich sein, wenn es mal nicht mehr nach deiner Nase geht!«, schimpft die Locken. Oh, wie oft habe ich diesen Satz schon gehört! Erst als sie verspricht, dass wir bald wieder an diese Stelle kommen, bin ich willig, mitzukommen.

Etwa einen Kilometer tiefer im Wald gibt es zu meiner großen Freude sogar eine Brücke, die über die Autobahn führt. Von dort lässt sich das Auftauchen und Verschwinden der Autos wunderbar verfolgen. Besonders die gelegentlichen Auf- und Entschlangungen des Verkehrs lassen viel Freude in mir sprießen.

Zu beobachten, wie die Autos unter der Brücke aus der einen Richtung hervorschießen und in die andere Richtung durchrauschen, ist so schön, dass ich wieder beim Zappeln erwischt werde: »Dieses komische Zappeln und Flattern musst du dir aber bald mal abgewöhnen, hier sieht das ja sonst keiner, aber was sollen denn die Leute denken!«, durchstößt die Stimme der Locken auf einmal meine emotionale Welt.

Warum darf ich mich denn bloß nicht so freuen, wie ich mich nun einmal freue? Freuen sich die anderen eigentlich nie so heftig?

Zukünftig komme ich noch mehrmals an diese Stelle. Immer in der Hoffnung, die letzten noch fehlenden, noch nie gesehenen Autonummern hier anzutreffen. Vergebens. Das Kennzeichen BÜS lückt wie eine offene Wunde im Autonummernbuch.

Ganze Nachmittage verbringe ich damit, im Lexikon zu lesen. Neben dem Lexikon betrachte ich nach wie vor sehr gerne die ganzen Seiten im Bunten Buch. Es ist nach wie vor das spannendste Buch, das ich habe. Meine Erkenntnisse notiere ich ausgiebig in meinen Heften. So sehen dann solche Einträge aus:

»Die Bundesstraße 1 geht von Königsberg bis Aachen.
Kakteengewächse wachsen in Mexiko und in den Tropen Amerikas.
Auf Island gibt es Lavaschlammquellen.
Vulkane gibt es viele auf der Welt, sie sind naturgewaltlich bis oben hin mit Flüssigkeit voll.
In den Anden sind die Vulkane hintereinander.
Die B 83 macht 152 km Strecke in der BRD.
Zwischen der UdSSR und Alaska ist die Datumsgrenze.
Tokio ist die größte Stadt der Erde.
THIS storry has Peter Smith write.
Wo jeder einzelne Weg draufsteht, die heißen Messtischkarten.«

Das Bunte Buch, mein Atlas, und die Landkarten mit roten Orten und weißen und gelben Straßen darauf, sind weltwichtig. Der Atlas zeigt die ganze Welt, die Landkarten zeigen Teile der Welt um unseren Wohnort Gadenstedt herum. Die Landkarten benutze ich immer, um mit dem Fahrrad die Umgebung zu entdecken. Damit dies auch alles ordnungsgemäß protokolliert wird, wünsche ich mir einen Tacho für mein Fahrrad, für den leider mein Taschengeld noch nicht reicht. Nach langer Diskussion mit den Papamamas darf ich mir in Peine in einem Fahrradladen einen Tacho aussuchen. Stolz lege ich die ersten hundert getachoten Meter rund ums Gartenhaus in Andorra State zurück. Der ordnungsgemäße Betrieb des Tachos muss erst mal geregelt werden. Dazu erstelle ich das Tachogesetz. Darin wird insbesondere festgehalten, dass der Tacho »vollzufahren ist bis 9999,9 km«. Das Datum, an dem dies geschafft sein wird, ist dann festzuhalten. So beginnt das Sammeln der Kilometer genau am 1. August 1974.

Stolz liste und ordne ich die Orte, die ich mittlerweile gefahrradet habe. Die erste Bilanz der mit dem eigenen Fahrrad bereits besuchten Orte lautet: »Gadenstedt – Groß Ilsede – Ölsburg – Groß Bülten – Klein Bülten – Handorf – Oberg – Adenstedt – Groß Lafferde – Steinbrück – Hoheneggelsen – Klein Himstedt – Groß Himstedt – Berel – Burgdorf – Nordassel – Söhlde.«

Das sind erst siebzehn Orte. Das Bunte Buch hat noch soooooo viele Orte, wo ich hinmuss, stelle ich dabei ernüchternd fest. So beginne ich systematisch, die umliegenden Orte und Städte mit dem Fahrrad, meinem Wagen, zu entdecken.

Ich freue mich über jeden einzelnen Kilometer. Es ist jedes Mal ein ganz besonderes Erlebnis, wenn die Hunderter mal wieder umspringen. Doch die Kilometeranzeige auf dem Tacho ist noch soooooo weit weg von der 9999,9 km. Da muss ich noch viel Strecke zurücklegen. Ich nehme mir vor, jeden Tag mindestens 30 km mit dem Fahrrad zu fahren. Tage, an denen keine Kilometer gefahren worden sind, werden ausgeglichen durch Tage, an denen 60 km und mehr gefahren werden.

Manchmal stelle ich auch das Fahrrad im Garten auf den Sattel. Dann drehe ich das Vorderrad, das die Kilometer zählt, stundenlang. So habe ich die Kilometer auf der Stelle gefahren, allerdings mit den Händen. Ich identifiziere diese Art des Kilometersammelns allerdings schon bald als Mogeln. Ich betrachte es als Verstoß gegen den Zweck des Tachogesetzes. Danach müssen die Kilometer auch echt durch Sammeln von Straßen gefahren werden!

Nach den Ferien bin ich in der dritten Klasse. In diese sollte ich schon vor einem Jahr kommen und dabei die zweite Klasse »überspringen«, aber das wollte ich nicht, weil da neue und vor allem ganz unfreundliche Mitschüler gewesen wären. Der Onkel Bartels, der sowohl die Grundschule als auch die im gleichen Gebäude untergebrachte Hauptschule leitet, hat mit der Locken beschlossen, dass ich zukünftig je eine Stunde Kunsterziehung und Musik weniger als die anderen erhalte und in dieser Zeit in einer Hauptschulklasse am Englischunterricht teilnehmen soll, damit ich mich nicht mehr so langweile. So sitze ich seit den großen Ferien, in denen mal wieder viele andere Kinder weit weg gewesen sind und ich leider wieder einmal zu Hause bleiben musste, im Englischunterricht bei den Großen aus der sechsten Klasse.

Ich bin froh, endlich nicht mehr so viel Kunst und Musik machen zu müssen. Denn im Malen bin ich nicht so gut und im Singen auch nicht. Ich kann den Pinsel nicht richtig halten, so dass die Bilder oft schmierig gemalt sind. Auch kann ich keine Gesichter malen. Und Englisch ist natürlich viel spannender.

Mit der Ulrike, die bereits auf die Realschule geht, spreche ich nun auf Englisch. Von Beginn an habe ich viel Spaß am Englischunterricht. Die meisten der Großen bewundern mich, aber einige mögen mich auch nicht: »Was willst du Zwerg denn hier?«, sagen sie.

Die Englischarbeit bei den Großen ist »katastrophal« ausgefallen. Es gibt eine Eins, keine Zweien, eine Drei und sonst nur Vieren, Fünfen und sogar ein paar Sechsen. Da ich diese einzige Eins habe, sagt der Onkel Bartels in die Großenklasse: »Dieser kleine Junge da, der hat null Fehler gemacht. Von dem könnt ihr euch alle mal eine Scheibe abschneiden. Eure Faulheit ist nicht zu überbieten. Schämen solltet ihr euch! Wenn so ein kleiner Junge das schaffen kann, dann kann es wirklich nicht so schwer gewesen sein …«

Eine Scheibe abschneiden sollen die sich von mir. Ich bekomme Angst. Denn einige von denen sind sowieso schon so komisch zu mir. Ich verstehe nicht, warum der Onkel Bartels das gesagt hat.

Nach wie vor bin ich der kleine Tomai, der jeden Tag Auto fahrend mit dem nur für ihn sichtbaren Lenkrad zur Schule kommt. Als ich auf diese Weise wieder zur Schule unterwegs bin, komme ich auf einmal an eine Straßensperre direkt vor dem Schultor. Einige der Großen aus dem Englischunterricht bauen sich vor mir auf: »Weißte eigentlich, dass du immer wie ein Auto kuckst? Autos haben auf dem Schulhof hier nichts zu suchen!«

Die sollen sich von mir eine Scheibe abschneiden, hatte der Onkel Bartels gesagt. Das wollen die wohl jetzt tun. Aber die meinen wohl das Butterbrot im Tornister. Denn in diesem Moment reißen sie mir meinen Tornister weg, schleudern ihn über den Schulhof, holen die Hefte raus, den Füller und schmieren Hefte und Bücher mit Tinte voll. Vor allem das Heft, in dem die Englischaufgaben sind.

Es schellt zum Beginn der ersten Stunde. Ich sammele die Sachen alle wieder ein. Englisch ist heute zuerst dran.

Stolz zeige ich meine Hausaufgaben vor. Onkel Bartels will mir wie schon oft »fein« ins Heft schreiben, als sein Stift gleich nach dem »f« erstarrt und vom Papier hubschrauberartig senkrechtig abhebt. »Peter, für so ein verschmiertes Heft, auch wenn alles wieder mal richtig ist, kann ich dir diesmal aber kein ›fein‹ drunterschreiben!«

»Das war ich aber nicht! Das waren die da!«, ich zeige wahllos in die Klasse der Großen.

»Wer denn?«, will er wissen.

»Welche aus dieser Klasse hier!«, antworte ich verzweifelt.

»Du musst mir schon genau sagen, wer das war!«

Doch ich schweige. So stellt der Onkel Bartels alle zur Rede, aber keiner will es gewesen sein. Da ich mir leider keine Gesichter merken kann, kann ich auch nicht sagen, wer es genau war.

Und der Onkel Bartels glaubt mir nicht: »Peter, ich glaube, da hast du mich angeschwindelt, man beschuldigt niemals Leute, die es nicht getan haben, vielleicht warst du es ja doch selber?«

»Doch! Die dürfen hier nicht mehr her!«, sage ich dem Onkel Bartels.

»Peter, das geht nicht, die müssen hier zur Schule gehen!«

»Dann will ich kein Englisch mehr machen, basta!«

In der großen Pause sagt der Hausmeister wie so oft zu mir: »Na, jetzt kannste wieder deine Runden drehen!« Normalerweise verwandelt sich der Schulhof, sobald ich ihn betrete, vor meinem geistigen Auge in mein geliebtes Straßennetz mit Vorfahrtsstraßen, Wohnstraßen und Kreuzungen. Doch heute ist es anders. Es hat eine Naturkatastrophe gegeben. In meiner Vorstellung sind viele von meinen Schulhofstraßen nun kaputt. Sie müssen erst repariert werden, momentan sind sie unbefahrbar. So stehe ich still und schweige.

Da nicht alle der Großen doof sind, bleibe ich doch noch eine Weile in der Englischklasse, denn ich will unbedingt mehr Englisch lernen, und natürlich mir die wohlverdiente »1« im Zeugnis abholen. Doch der Spaß ist mir gründlich vergangen.

Im Skat gibt's ja doch eine Herz-4!

Zu mir ins Bett gesellen sich immer die Anja, meine Puppe mit dem plastikrosa Kopf und dem stoffigen Körper, und bestimmte Matchboxautos aus meiner großen Sammlung, darunter ein rot-weißer dicker Datsun und ein lila Ford-Capri, mein »Autochen«. Ohne dass diese Dinge am wandseitigen Rand der Matratze aufgereiht sind, kann ich kaum einschlafen.

Oft habe ich Schwierigkeiten beim Einschlafen. Besonders dann, wenn ich mit meinem Spiel nicht fertig geworden bin und den nächsten Tag kaum erwarten kann oder wenn ich mich geärgert habe. Dann wälze ich mich immer hin und her, so als müsse ich einen Schlafmotor anwerfen, der einfach nicht anspringt. Die Locken sagt immer, wenn sie das sieht, dass ich nicht so rumjackeln soll. Es sind aber viele schöne Gedanken der Zufriedenheit, die mir gerade beim Rumjackeln kommen.

Schließlich bin ich erschöpft genug, um endlich einzuschlafen. Ich träume jede Nacht. Beim Aufwachen am nächsten Morgen kann ich mich an viele dieser Träume kleinigkeitenreich erinnern. Dabei wundere ich mich jedes Mal, wie man ganze Abenteuer, die tagelang dauern, in wenigen Stunden oder gar Sekunden erleben kann.

Die Anja tröstet mich immer. Es gibt aber auch einen echten Menschen, den ich wie eine Puppe nehmen oder weglegen kann: die Omma Liese. Wenn ich zu ihr hingehe, ist sie da. Wenn ich wieder nach Hause gehe, ist sie weg. Ich kann also selber bestimmen, wann sie da sein soll und wann sie weg sein soll. Schade ist es immer nur dann, wenn die Omma mal nicht zu Hause ist. Dann erlebe ich immer eine gewisse Leere. Weil ich mit ihr geplant habe, und der Plan ist dann kaputt.

Die Omma Liese hat immer bilderbunte Frauenzeitschriften, in denen es Rätsel gibt, die aus Schweden kommen. Hier senkrechtet und waagerechtet es. Ein herrlich entspannender Anblick. Und es wörtert immer über Kreuz. Da stehen dann alle gewussten Wörter buchstabenweise auf einzelnen, regelmäßigen Fliesen drinnen. Und die Wörter müssen sich die Buchstaben teilen. So lerne ich viele neue Wörter durch das Lösen von Kreuzworträtseln.

Die Wörter aus meinem Kinderduden kommen leider kaum in den Rätseln der Zeitungen vor. Deswegen erfinde ich immer mehr eigene Rätsel. Damit sich die Wörter die Buchstaben teilen können, muss ich noch mehr Wörter kennen. So erfahre ich bei meiner Wörtersuche von der Omma Liese, dass es angeblich nur fünf Wörter geben soll, die das Doppel-O haben: Boot, Zoo, Moos, Moor und doof. Ich suche anschließend zu Hause stundenlang im Duden, ob das wirklich sein kann. Aber ich finde kein weiteres Wort mit oo. Nur OO für WC oder Toilette. Es scheint zu stimmen. Das ist lebendig spannend! Genauso spannend wie die allvokaligen Wörter »Jalousie« und »Sequoia«, die eine magische Eleganz ausstrahlen.

Normalerweise ist die Omma Liese allein zu Hause. Aber jetzt hat sie, was selten vorkommt, Besuch bekommen, der sogar bei ihr übernachtet. Mehrere Wochen lang. Omma Anna. Sie kommt aus der DDR, dem Land mit dem sanftmütigen Sandmännchen. Sie ist die Schwester von Omma Liese. Omma Anna hat natürlich etwas mitgebracht. Komisch schmeckende Schokolade und ein merkwürdiges, nach DDR riechendes rotes Lederbehälterchen. Darin entdecke ich einen großen Packen Skatkarten.

Als ich die Karten wie gewohnt sortieren will, mache ich eine höchst überraschende Entdeckung: Da gibt es doch tatsächlich eine Herz-4! Schnell wühle ich im restlichen Kartenstapel und entdecke, dass es offenbar alle Zahlen gibt. Nur die 1 kann ich nicht finden. Stattdessen gibt es Karten mit Witzfiguren drauf, die Joker heißen. Ich freue mich sehr über meine vielen schönen neuen Zahlenkarten, aber da die Einsen anscheinend vollständig fehlen, stelle ich gegenüber Omma Anna nachhaltig fest: »Dieses Spiel ist kaputt!«

»So? Was ist denn an dem Spiel kaputt?«

»Da ist keine Karo-1, keine Herz-1, keine Pik-1 und keine Kreuz-1 drin!«

»Die sind hier!«, antwortet sie, zeigt auf die Asse und lässt mich mit drei ganz großen Fragezeichen in meinem Kopf bei kuchigem Kaffee sitzen.

Nach dem Kaffeetrinken zeigt mir die Omma Anna, dass die Karten kreisrund hintereinander kommen: B, D, K, A, 2, 3, 4, 5, 6, 7, 8, 9, 10, B, D, K, A. Die Karten tauchen in der Reihenfolge mehrfach auf, so wie Neuseeland, Kamtschatka und Alaska im Bunten Buch, dem Weltatlas. In dieser Reihenfolge nehmen die Asse tatsächlich den Platz der 1 ein. Dann zeigt mir die Omma Anna ein schönes, spannendes Sortierspiel: Rommé. Schnell habe ich gelernt, wie dieses Rommé funktioniert. Es wird sofort zu meinem neuen Lieblingskartenspiel, denn hier gilt es, die Karten im strategischen Wettbewerb zu ordnen! Ein herrlich juchziges Ordnungsspiel. Schnell habe ich mit der Omma Anna und der Omma Liese, die dieses Spiel auch kennt, sehr viel Spaß.

Fortan bin ich oft bei Omma Liese, um Rommé zu spielen. Fast jeden Tag.

Die bizarre Zahl und der unheimliche Berg

Im Schlafzimmer der Papamamas gibt es ein merkwürdiges Fenster nach innen: einen doppelten Klappspiegel. Davor stehe ich oft und schaue mich an. Diesmal sehe ich erstmals, dass ich mich mit den Seitenspiegeln, wenn sie in einer ganz bestimmten Stellung zueinander stehen, auch von hinten ankucken kann. Ich klappe die Seitenspiegel auf und zu – auf und zu – auf und zu, auf – zu, auf – zu, auf, zu. Ich starre auf eine Schlange, die aus lauter Peters besteht und die im Rhythmus der Spiegelbewegungen mitwedelt. Dabei sehe ich noch etwas ganz Bizarres: Ich sehe mich in dieser Schlange immer mehrmals und immer kleiner werdend.

Mein erstes Spiegelbild enthält sich selbst und sich selbst und sich selbst und sich selbst und … sich selbst. Es gibt einfach kein letztes, kleinstes Bild. Es ist immer noch eines dahinter. Das Spiegelbild enthält sich selbst. Aber das geht doch gar nicht! Und doch ist es so. Ich friere an und erstarre schließlich. Denn das ist genauso geheimnisvoll bizarr wie die Sache mit der liegenden Acht. Diese faszinierende liegende Acht habe ich in einem Buch voller Zahlen entdeckt. Es ist die unerreichbare Zahl. Die unzählbare Zahl. Der braune Brummelbär nannte sie, als ich ihn nach der Bedeutung fragte, »Unendlich«.

Das in sich selbst enthaltene Bild ist dieses Unendlich – die liegende Acht! Ich habe die Zahl »die liegende Acht« gesehen! Ich sehe mein Spiegelbild genau »die-liegende-Acht«-mal. Ich kann die Zahl der Spiegelbilder anzählen, aber ich würde wohl nie fertig werden mit dem Zählen. Unendlich, kein Ende – die liegende Acht. Bizarr! Endlich begreife ich die Zahl, die es nicht gibt, deren Nullen man nicht aufschreiben kann. Alles kann in sich selbst die-liegende-Acht-mal enthalten sein. Es gibt immer noch ein Kleiner, und es gibt immer noch ein Größer. Und hinter jedem Dahinter gibt es ein weiteres Dahinter. Alles ist in sich selbst enthalten, alles wiederholt sich ewiglich. Alles kommt und geht vorüber.

So vorbeien auch wieder einmal Weihnachten, Silvester und mein Geburtstag. Im Januar gibt es im Wollknäuelprogramm einen atlasspannenden Film über »Die geheimnisvolle Insel«, der zu einer Serie gehört. Der Titel klingt landschaftsinteressant, so dass ich mir diese Filmserie ankucke. Doch zunächst gibt es leider keine Spur von einer geheimnisvollen, spannenden Insel. Stattdessen nur Menschen, die rau miteinander reden. Wer da wer ist, verstehe ich sowieso wieder einmal nicht. Warum zeigen die das überhaupt, wenn es doch um eine Insel gehen soll? Erst nach zwei Wochen sieht man die geheimnisvolle Insel. Die dort gestrandeten Abenteurer beginnen, ihre Insel zu erforschen. Dabei stoßen sie auf eine bizarre, vegetationslose Berglandschaft, die mich an das Fisselgerät fesselt. Auf den Gipfeln dieser Berge gibt es ganz glitzernde, eigenartige Geräte, die urplötzlich hell echoende, grelle Blitze auf die Abenteurer abfeuern. Außerdem stellt sich heraus, dass die Abenteurer sich in einem Archipel von Inseln befinden. Archipel, das ist ein richtig abenteuerduftiges Wort.

Der unheimliche Berg, von dem diese Blitze aus so komischen Metallstangenmännchen kommen, ist ein aktiver Vulkan. Die karge Vulkanlandschaft begeistert mich bis in die hintersten Winkel meines Körpers. Sie ist so herrlich übersichtlich. Mich sprechen die Weite und das Abenteuer des Wanderns in dieser rotgelbbraunschwarzen Lavalandschaft an. Am allerliebsten würde ich sofort zu diesem Archipel aufbrechen, um selber diese tolle, geheimnisvolle vulkanbraune Insel zu entdecken.

Stattdessen finde ich mich im dunkelkalten Deutschland auf einem Sofa wieder. Keine Abenteuer auf einem Vulkan, nichts zu entdecken von all dem, was im Atlas steht. Diese eigenartigen Lichtblitzgeräte im Film verschwinden immer wieder in noch geheimnisvolleren, unheimlichen Löchern. Die müssen mit der glühenden Lava in Verbindung stehen, denke ich.

Dass sich in dem Vulkan schließlich ein U-Boot namens Nautilus findet, auf dem ein Captain Nemo zu Hause ist, macht den Film am Ende für mich leider wieder total langweilig. Stattdessen hätte ich so gerne noch viel mehr von der Vulkanlandschaft gesehen. Schade.

Irgendwarum fühle ich mich mit der ganzen Ausstrahlung und Szenerie dieser Gegend auf eine merkwürdige Weise verbunden. Und ganz nebenbei nimmt mir dieser Film die Angst vor den unbeherrschbaren Lavafontänen, die ich vor langer Zeit einmal in den Fernsehnachrichten sah. Damals kamen auf der isländischen Insel Heimaey urplötzlich Lavafontänen aus dem Boden herausgeschossen und seither befürchtete ich immer, dass so etwas auch urplötzlich im grünen Garten zu Hause auftreten könnte.

Meine Angst vor Vulkanen schlägt um in eine nie gekannte Begeisterung und Neugier, diese kargen, unheimlichen Berge mit dem Loch obendrin endlich selber zu erleben. So wird der unheimliche Berg mit seinen Lichtblitzen der Beginn einer Leidenschaft, die mich nie mehr loslassen wird: Vulkane!

Meine lehrerrot blutende Seele

Eines Tages verteilt der Onkel Bartels waagerechte, raugiftgelbe Bücher auf den Tischen der Schüler. Es sind heftartige Bücher mit Bildern drin. Bildergeschichten nennt sie der Lehrer. Er sagt, dass es an der Zeit sei, dass wir nun unseren ersten Aufsatz schreiben. Eine der Bilderfolgen heißt »Jakob und die Spechthöhle«. Diese Bilder sollen wir erzählen. Eine Geschichte schreiben. Ich starre steif auf mein Heft, denn ich weiß nicht, was ich da machen soll. Seit jeher haben mich Märchen und andere derartige Geschichten noch nie erreicht. Warum kann ich nicht etwas über Länder aus dem Atlas aufschreiben?

So schießen die leeren Linien auf dem weißen, mich grell angrinsenden Papier vor mir hin und her. Das Papier bleibt lange leer. Mein Innerstes versteinert immer mehr. Ich reiße einige Fingernägel ab. Und ich muss mich extrem anstrengen, die Bilder überhaupt zu verstehen. Derweil fangen die anderen fast alle an zu schreiben. Doch was soll ich denn da bloß aufschreiben? Bisher ist es immer der Lehrer gewesen, der diktiert, was wir zu schreiben haben. Jetzt soll ich auf einmal selber was schreiben. Aber nicht, was ich will, sondern eine Geschichte, die in den Bildern sein soll.

Das fühlt sich für mich an, als würde sich der Finger vom Onkel Doktor meinem aufgeschlagenen Knie nähern. Auaaaaaa! Den Abgabezeitpunkt vor Augen, beginne ich schließlich niederzuschreiben, was ich auf den einzelnen Bildern sehe. Bild für Bild. Damit werde ich gerade so eben rechtzeitig fertig, als es schellt und der Lehrer die Hefte einsammelt. Puh, das ist gerade noch einmal gut gegangen.

Lehrerrot bekomme ich am nächsten Tag das Aufsatzheft zurück. Das Blut meiner Seele. Es läuft aus. Es ist, als ob der Finger vom Onkel Doktor jetzt brutal in mein aufgeschlagenes Knie fasst. Schockiert und betäubt vor Schmerz entdecke ich am Schluss des Aufsatzes eine Zahl 3, die Note. Es ist die erste Zensur, die nicht Eins oder, wenn ich mal einen Schusselfehler gemacht habe, eine Zwei ist. Ich habe noch nie vorher eine Drei gehabt.

Der Onkel Bartels sagt zu mir: »Peter, das verstehe ich nicht! Du hast überhaupt nichts darüber geschrieben, was Jakob empfunden hat! Du hast anscheinend die ganze Geschichte überhaupt nicht verstanden! Weil du den Text ansonsten ohne Fehler geschrieben hast, kriegst du noch mal eine Drei, aber eigentlich …« – Die Geschichte wohl nicht verstanden, echot es hinterher noch minutenlang in mir herum. So zweifele ich in mich hinein. Für den restlichen Tag verstumme ich. Zu Hause angekommen, fragt die Locken: »Was ist denn los? Haben sie dich gehänselt?«

Ich kann nichts mehr sagen. Ich esse schweigend mein Mittagessen. »Irgendwas ist doch? Mit dir stimmt doch was nicht!« Doch die Locken schafft es nicht, mein Schweigen zu brechen. Es bleibt mein Geheimnis. Ich versuche zu verstehen, doch vergebens.

Wenige Tage später sitzen die Locken und ich auf der Terrasse. Da hüpft der Onkel Bartels über den Grundstückszaun und fragt die Locken: »Frau Schmidt, wie haben Sie eigentlich darauf reagiert, dass der Peter Schwierigkeiten mit dem Aufsatz hatte?«

»Welcher Aufsatz?«, fragt die Locken. »Ich weiß von keinem Aufsatz!« In diesem Moment versuche ich zu flüchten, doch es ist zu spät.

Der Onkel Bartels erzählt der Locken, dass ich die Geschichte nicht richtig erkannt habe und überhaupt keine Gefühle beschrieben habe.

Gefühle sollen auf diesen Bildern gewesen sein? Da war doch nur der Jakob mit seiner Spechthöhle, ein Baum, ein Ast und einiges mehr, aber Gefühle, nein, die waren da bestimmt nicht drauf abgebildet. Wie denn auch! Als der Onkel Bartels wieder weg ist, brüllt mich die Locken an: »Dass mir das ja nicht noch mal vorkommt! Du kannst doch nicht einfach die Arbeiten aus der Schule mir unterschlagen!«

Es dauert leider nicht lange, da müssen wir in der Schule wieder so einen Aufsatz schreiben. Diesmal liegt vor uns Schülern allerdings kein Bilderbuch, nein, diesmal liest der Onkel Bartels wie bei einem Diktat die Geschichte vor. Allerdings nicht satzweise, sondern ganz. Und das zweimal. Anschließend sollen wir aufschreiben, was er vorgelesen hat. Er nennt das Nacherzählung.

»Der Arme und die Gurken« heißt die Geschichte. Verzweifelt versuche ich, mir zu merken, was er vorliest. Doch es klappt nicht. Es ist einfach zu viel. Schweißgebadet sitze ich da. Als er fertig ist mit dem Vorlesen, versuche ich mich zu erinnern, was er erzählt hat. Doch das war soooo viel. Das habe ich mir doch nicht alles zusammenhängend merken können. Ich habe es doch nur gehört, nicht einmal in Bildern gesehen. Was sollte man sich davon denn überhaupt merken? Das kann man doch alles gar nicht aufschreiben!

So schreibe ich das auf, was ich noch weiß. Wenige Tage später erhalten wir auch diesen Aufsatz zurück, erneut blutet meine Seele, diesmal betäubt mich eine lehrerrote Vier. Ich verstehe die Welt nicht mehr. Bis vor zwei Wochen gab es nur Einsen, doch seit wir diese Aufsätze schreiben müssen, gibt es auch Vieren. Einsen und Vieren, sonst nichts.

»Der Arme und die Gurken«, »Jakob und die Spechthöhle«. So klebt für immer an allen Nacherzählungen und den Bildergeschichten aus dem »Jakob-in-der-Spechthöhle«-Buch das Blut meiner Seele. Jedes Mal wenn wieder Geschichtenschreiben dran ist, blanken schweißig die Versagensängste. Es tut jedes Mal höllisch weh. Jedes Mal sehe ich die zwergige Birgit und die riesige Andrea, wie sie so tolle Geschichten aus dem waagerechten, raugiftgelben Jakob-Buch machen. Und der kleine Tomai, der kann das nicht. Er kann vieles, aber das überhaupt nicht. Warum?

Ich müsse einfach mehr lesen, sagt der Onkel Bartels. In meinem Kinderzimmer gibt es *Pitje Puck*-Bücher, *Felix, der Meisterdetektiv* und *Käpt'n Konny ahoi*. Aber die sind alle langweilig. Daraufhin gibt mir der Onkel Bartels noch ein paar Bücher aus der Schulbibliothek. Darunter sind schwer verdauliche Piratengeschichten mit Klaus Störtebeker und leicht verdauliche Sachen wie *Pippi Langstrumpf*. Auch diese Bücher sprechen mich alle überhaupt nicht an. Da sind nur erfundene und langweilige Geschichten drin. Und fast gar keine Bilder. Wenn überhaupt, dann nur Strichzeichnungen. Am allerschlimmsten sind die Bücher mit den Märchen. Die habe ich noch nie gemocht. Erst machen sie mir Angst und dann heißt es auf einmal, dass es so etwas doch gar nicht gibt. Warum erzählen die Menschen sich solche erfundenen Geschichten? Warum mögen die das? Und warum mag ich Dinge, die andere nicht mögen, zum Beispiel den Kinderduden? Warum behauptet der Onkel Bartels, so ein Duden sei nicht lebendig?

Eiternde Sterne, Lichtjahre und langnullige Zahlen

Im Mai 1975 grillen meine Papamamas zusammen mit Onkel Karl und Tante Erika auf unserer Terrasse. Es ist ein wunderschöner Frühsommertag. Ich genieße den Abend. Onkel Karl hat immer so viel Ahnung von allem. Er interessiert sich sogar für die Sachen, die ich aus dem Atlas weiß. Als gerade die ersten Sterne am blauschwarzblassen Westhimmel erscheinen, frage ich Onkel Karl nach einem hellen Stern, den ich am westlichen Himmel entdeckt habe:

»Welcher Stern ist das und wie weit ist er von uns weg?«

Seine Antwort ist verrätselt, denn er spricht von merkwürdigen Lichtjahren. Auf einen linierten Zettel schreibt er:

»1 Lichtjahr = 9,461 Billionen km = 9 461 000 000 000 km«. Und der besagte Stern soll »600 Lichtjahre = 5,676 Billiarden km = 5 676 600 000 000 000 km« weit entfernt sein. Was für eine langnullige Zahl, denke ich. Soooo viele Kilometer. Im Vergleich dazu hat mein Fahrradtacho gerade einmal vier von diesen Nullen, wenn er vollgefahren ist. 10 000 km. Die Sterne müssen so weit weg sein wie vielleicht 10 000 km für eine Ameise sind.

Es soll auch unsichtbare Sternennebel geben, die seien noch viel weiter weg, Onkel Karl ergänzt auf dem Zettel: »Sternennebel 1,3 Mill. Lichtjahre«. Genauso weit weg soll der »Andromedanebel« sein, eine Galaxie. Wie das wörtert: Andromeda. Galaxie. Dabei muss ich gerade an den Dampf im Badezimmer denken, den ich fortan daher Andromedanebel nenne.

Dann will ich wissen, wie viele Kilometer das sind:

»1,3 Mill. × 9,461 Bill.

12,2993 Trillionen

1 300 000 × 9 461 000 000 000

12 299 300 000 000 000 000« kritzelt der Onkel Karl auf den Zettel.

Trillionen, das ist bisher die größte Zahl vor der geheimniserhabenen liegenden Acht! Meine bunte heimische Zahlenlandschaft wird auf jeden Fall zu einem Zahlenweltall, mit der liegenden Acht als der unbegreifbaren Grenze, die Zahl, die sagt, wie oft das ist, wenn etwas in sich selbst enthalten ist. Wie mein Bild vor dem Drehspiegel. In der Schule gehen die Zahlen bisher nur bis 100. Und auf meinem Fahrradtacho geht es nur bis 9999,9 km.

Und der hellste Stern am Himmel soll Sirius sein! Weil er so dicht dran ist an der Erde. Aber ist es dicht dran, wenn etwas so weit weg ist? Nah und fern, das hängt davon ab, wie groß und schnell ich bin.

Schon einen Tag nach dem Grillabend fahre ich zu Onkel Karl. Ich will einfach noch viel mehr über Sterne und die Erde wissen. Da holt er mir zwei Bücher aus seinem Lehrerarbeitszimmer: Das eine ist braun und so groß wie mein Buntes Buch. Darauf steht: *Dierke Weltatlas*. Darin sind auch Informationen über Sterne enthalten, sagt mir der Onkel Karl und fügt hinzu: »Den Atlas schenke ich dir! Den darfst du also behalten!«

Weiterhin gibt er mir ein kleineres Buch mit dem Titel *Welcher Stern ist das?*. Das darf ich nicht behalten, es ist nur ausgeliehen. Ich bedanke mich für den Atlas und dafür, dass ich das *Welcher-Stern-ist-das*-Buch lesen kann. Kaum bin ich zu Hause, da schreibe ich das ganze Buch *Welcher Stern ist das?* ab. Denn ich will alles selber haben, was da drinsteht.

So dauert es nur wenige Tage, bis ich den gesamten Sternenhimmel kenne. Gleichzeitig bin ich sehr enttäuscht, dass viele interessante Teile des Himmels von Gadenstedt aus nicht sichtbar sind, darunter die Magellan'schen Wolken. Alle Daten, die ich im Text des Buches finden kann, ordne ich in Tabellen zu klassifizierbaren Informationen. Auch bereits im Buch enthaltene Tabellen schreibe ich ab und fülle so meine Tabellensammlung auf. Als ich damit fertig bin, gebe ich das Buch zurück. Bei der Gelegenheit erhalte ich als neue Leihgabe Kassetten und Texte über die Entstehung des Weltalls.

Da es rings um die Erde Sterne gibt, kann die Erde keine

Ebene sein. Sie muss geradezu eine Kugel sein. Eine Kugel, die etwas schrumplig und verformt ist. Wegen der Gebirge darauf. Auf geheimnisvolle Weise sorgt die Schwerkraft dafür, dass der Himmel immer oben ist und gleichzeitig auch ausgerechnet immer da das Oben auf der Kugel ist, wo ich stehe. Was ich daran merkwürdig finde, ist, dass das Oben der Kugel immer überall ist, egal ob ich in Australien bin, was schräg unterhalb von zu Hause ist, oder hier in Europa. Anscheinend mache ich das Oben in mir selbst, irgendwie muss das so sein.

Nun soll es laut der Bücher von Onkel Karl früher auch noch so einen Urknall gegeben haben. Und da soll auch alle Materie ganz dicht auf einem Haufen gewesen sein, weil sich alles voneinander entfernt. Doch wenn es so einen Urknall wirklich gab, was war denn dann VOR dem Urknall? Die Frage erinnert mich an die Zeit, wo ich glaubte, wir lebten auf einer Ebene mit Tischkante, die das Ende der Ebene markiert. Die Kugel war die Antwort auf die Frage, wie eine Ebene aussehen soll, die begrenzt groß ist, aber kein Ende hat.

Genauso könnte es doch mit diesem Urknall sein. Der Urknall ist so etwas wie die Tischkante, die es auch nicht gab. Weil man sich aber nicht vorstellen kann, wie es aussehen soll ohne diesen Urknall, glauben die Leute daran. Ich werde darüber nachdenken und vielleicht einmal eine neue Theorie aufstellen, wenn ich groß bin. So wie die Schwerkraft die Ebene vorgaukelt und krumm macht, gibt es da bestimmt auch eine Zeitkraft, die die Zeit und damit den Urknall vorgaukelt und verschwinden lässt, wenn man diese Kraft so wie die Schwerkraft verstanden hat.

Auf Onkel Karls Kassetten begeistert mich am meisten die Geschichte »Vom Nebel zum Neutronenstern«. Aus ihr lerne ich, dass Sterne eitern, so nenne ich das, wenn Sterne sich zum

Überriesen aufblasen, dann zur Supernova explodieren und schließlich als Neutronenstern enden. Da ich die Kassetten leider wieder zurückgeben muss, notiere ich alles, was ich höre. Über das Eitern der Sterne schreibe ich einen kurzen Aufsatz, den ich in der Schule auch dem Onkel Bartels zeige. »Du bist ja ein ganz großer Beerenbengel!«, sagt er nur dazu.

Mein Lieblingsplanet wird der Saturn, weil er als einziger diese schallplattenartigen Ringe und viele Monde hat. Zu dieser Welt fühle ich mich irgendwarum hingezogen.

Mein Bett wird zu meinem Raumschiff, mit dem ich nun ungestört jeden Abend aufbrechen kann, zurück in meine Welt. Jeden Morgen würde ich pünktlich wieder auf der Erde sein, um zur Schule zu gehen. Um hier mein Gastdasein zu führen. Ich stelle mir die ganze Mannschaft vor, die auf den vielen Decks des Raumschiffes arbeitet. Ich selber bin in der Brücke, wenn ich einschlafe.

An Bord dürfen nach wie vor niemals fehlen: die Puppe Anja, der Fern-schnell-gut-Lastwagen, den ich vom Matthias zum Geburtstag geschenkt bekam, und die beiden lilafarbenen Ford-Capris, die im Laderaum des Lastwagens verstaut worden sind. Alle diese Gegenstände gehören stets zum Inventar und der Mannschaft meines Raumschiffes. Fehlt nur noch der eigene Startplatz, wo ich alleine das Kommando habe.

Gießkannenflüsse in Toffelland

Ich bin im Garten. In der Ferne aus dem Dorfe surrt mit dem ewig gleichen Ton der Silo eines Bauern. Immer wenn dieser Ton in der Luft liegt, ist es hochsommerlich heiß und schwül. Es ist die jedes Jahr immer gleiche Wettermusik des Hochsommers. Und wenn die ertönt, dann juckt oftmals die ganze Haut. Wegen der vielen klitzekleinen, schwarzen Kitzelfliegen. Diese Gewitterfliegen sind sehr nervig, so dass ich mich gerne immer wieder mit dem Gartenschlauch mit Wasser abspritze.

Längst habe ich das Grundstück der Papamamas, das Land Andorra von der SCRAL, Saint Christopher Rwanda Andorra Liechtenstein, den Teil der Welt, in dem ich bin und von wo aus ich alles sehe, in verschiedene Strukturen aufgeteilt. Im Westen liegt der Park mit dem Haus, den ASHQ, Andorra State Headquarters, in der Mitte der Obstgarten und im Osten der Gemüsegarten. Die parkähnlichen Baumgruppen, Busch- und Rasenflächen sind die Wälder und Savannen. Und es gibt natürlich viele Straßen, die alle durchnumeriert sind. Und in jeder Straßen- oder Schienenwelt, egal ob im Sandkasten, mit Kreide auf den Hofplatten oder mit dem Schlitten in den Schnee gespurt, gibt es immer eine alles verbindende Hauptstraße. Die ist entweder ringförmig oder durchquert das Land von einer Seite zur anderen.

Die Hauptstraße Nr. 1, die Andorra State von West nach Ost durchquert, führt als einzige Straße schließlich in den Gemüsegarten, dem dort liegenden Toffelland. Hier gibt es die kleinen parallelen Deiche, aus denen die Sträucher mit den gelbdreckigen Erdäpfeln drunter wachsen und zeitweise auch Erdpenisse spargelig aus der Erde stechen. Am Rand dieses Gebietes locht die Henkersmiste, eine mistgefüllte Betonkuhle, über der im Sommer oft Hühner und Kaninchen flatternd, zuckend und Blut auslaufend hingerichtet werden. Am Gartentor steht immer die plastikgrüne 10-Liter-Gießkanne.

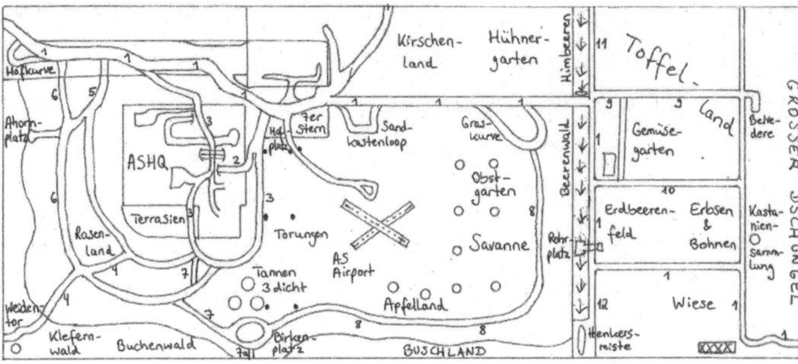

Landkarte von Andorra State

Während das sommerliche Silosurren wie Hintergrundmusik über meine Ohren in mich einzieht, muss ich daran denken, dass der Onkel Bartels mich auch einen Beerenbengel genannt hat, als ich neulich über die bizarren eiternden Sterne geaufsatzt habe. Aber warum? Was haben die ganzen Himbeeren, Stachelbeeren, Johannisbeeren und Erdbeeren in unserem Garten jetzt damit zu tun? Ja, er kennt natürlich unseren Garten. Er hat doch selber so einen hinter seiner Villa, mit all diesen Beerenbüschen. Ich finde eine Erklärung: Er muss mich beim Beerenessen gesehen haben!

Ich blicke den abschüssigen Gartenweg, meiner Staatsstraße Nummer 1 in Andorra State, hinunter zurück zum Haus. Ich finde, es ist mal wieder Zeit zu prüfen, wie weit denn das Wasser einer Gießkannenfüllung heute fließt, bevor es auf dem Beton vertrocknet. Und außerdem will ich wie immer wissen, wie viele Gießkannenfüllungen ich brauche, um auf dem Gartenweg einen durchgehenden Fluss vom Tor zum Toffelland bis zum Hühnergartentor fließen zu sehen.

Am Tor zum Toffelland, dem Gemüsegartentor, steht ein durchgesägtes Ölfass. Es ist gefüllt mit Wasser. Darin lasse ich die Gießkanne wie ein Boot untergehen, so füllt sie sich langsam. Anschließend lehne ich sie so neben das offene Gartentor, dass das Ausgussrohr auf dem Weg liegt.

Tänzelnd und armflatternd vor Freude verfolge ich den Weg des ausfließenden Wassers. Besonders gerne folge ich dabei der Flussträne, die den Fluss immer länger macht.

Gartenwegplatte um Gartenwegplatte schiebt sich die tränige Wasserzunge voran. Wie ein glühender Lavastrom, der erkaltet, wird das Wasser leider langsam, aber sicher immer träger. Schade, schließlich versickert das meiste Wasser zwischen den Betonplatten in die Erde, so dass der Fluss bald versiegt. Als ich die fünfte Gießkannung flussen will, schreit es vom Küchenfenster: »Mein lieber Freund, hörst du wohl bald mal auf, da mit dem Wasser rumzuschmieren! Wennde wenigstens die Blumen gießen würdest, aber die ganzen Gartenwege vollzuschmieren, weißte …«

Meine Freude teilt leider niemand mit mir, stattdessen echot es jedes Mal in diesem schrillscharfen Ton. Jedes Mal bin ich traurig, denn offenbar kann und will niemand verstehen, dass ich damit Freude am Leben erhalten kann. Warum?

So viele Rätsel wollen enträtselt werden. Morgens, wenn der braune Brummelbär von der Nachtschicht kommt, ist manchmal das gelbweiße Küchenradio an. Ich habe verstanden, dass man die Musik über eine Antenne in das Radio kriegt. Aber wie funktioniert das? Es ist nicht zu sehen, wie die Musik da reinkommen soll. Beim Fernsehen ist es genauso. Da kommen die Bilder auch irgendwie hinein.

Es ist wohl so, dass es da eine unsichtbare Sache geben muss, die nicht anfassbar ist. Wer weiß, was es noch so alles gibt, das man nicht sehen, hören oder fühlen kann. Wer weiß, ob nicht die Sache mit dem Urknall und der Schwerkraft auch irgendwie mit dem Weg zusammenhängt, auf dem die Musik ins Radio kommt oder das Bild in den Fernseher. Bei all den ganzen Liedern, die im Radio gespielt werden, müssen ja auch immer viele Leute vor dem Mikrofon zum Singen da sein. So ein Radiosender muss ja eine riesige Halle mit ganz, ganz vielen Bühnen sein, damit die Musiker so kurz hintereinander auftreten können. Seltsam.

Auch seltsam ist, dass ich der Einzige bin, der auf dem Schulhof Auto fährt. Ich bin der Einzige, der im Atlas liest. Ich bin der Einzige, der keine erfundenen Geschichten mag. Ich bin der einzige Junge, der Gummitwist spielt. Ich bin der Einzige, der am liebsten nur mit älteren Kindern oder mit der Oma spielt. Warum ist das so?

Da ich Auto fahre, zeigt man mir auch immer wieder den Scheibenwischer, obwohl es gar nicht regnet. Oder sie sagen, bei mir sei eine Schraube locker. Ja, Autos haben Schrauben, da kann auch mal eine locker sein, denke ich so. Einerseits. Andererseits kann bei mir gar keine Schraube locker sein, denn es gibt überhaupt keine Schrauben in meinem Körper. Da ist nur Fleisch, Fett und Blut drin. So verdichten sich für mich immer mehr die Hinweise, dass das Vokabeln einer mir unbekannten Geheimsprache sein könnten.

Und ich beginne zu ahnen, dass das alles irgendwarum dasselbe bedeuten soll: Du spinnst. Du bist nicht normal. Du bist nicht so wie wir. Wie englische Wörter fremdsprachliche Vokabeln für deutsche Wörter sind, verstehe ich die komischen Sätze meiner Mitschüler als fremddeutsche Satzvokabeln für ehrliche und verständliche deutsche Sätze. Wenn also Wörter zu Sätzen aneinandergereiht werden, kann es vorkommen, dass der ganze Satz eine Art neues Wort wird. Und die einzelnen Wörter dabei etwas anderes bedeuten, als ich es kenne.

Rätselhaft bleibt, warum die mir nicht einfach direkt sagen, was sie mir sagen wollen. Dass ich nicht so bin wie die, das weiß ich doch. Deswegen gibt es ja mein Land, in dem meine Regeln gelten. Aber mein Land grenzt an das der anderen.

So landet beim Alleinefußballspielen der Fußball mal wieder in des Nachbars Garten. Und der ist nämlich nicht in meinem Land, sondern in Deutschland, eines der vielen Länder der anderen. Weil da keine Bälle von mir sein dürfen, ist der Teil Deutschlands, wo der Nachbar wohnt, sogar Feindesland. Denn ein Grenzübergang existiert nicht: Der Maschendrahtzaun hat einfach keine Lücke, geschweige denn existiert eine Pforte zum Nachbarn.

So bleibt mir wieder mal nichts anderes übrig, als über den Maschendrahtzaun zu klettern, den Ball aufzusammeln und mit Ball wieder zurückzugehen. Doch diesmal kommt es anders. Kaum bin ich im feindlichen Gebiet angekommen, brüllt der Nachbar: »Pass bloß auf, dass ich dich nicht erwische! Dass du da mir bloß bald verschwindest! Das ist mein Garten! Und du, du hast schon wieder den ganzen Zaun runtergetrampelt und kaputt getreten!«

Schweigend flüchte ich. Der Ball muss leider im Feindesland zurückbleiben, da er mich am schnellen Weglaufen hindert. Am nächsten Morgen liegt der Ball immer noch genau da.

Als ich den Nachbarn in Opahosen in seinem Garten sehe, sage ich zu ihm nicht, wie ich es gerade gelernt habe, Guten Tag, sondern: »Schlechten Tag!« Denn ich will ihm damit für heute einen wirklich schlechten Tag wünschen. Der Nachbar beschwert sich über den Zaun rufend bei meiner Mutter, der Locken. Sie ermahnt mich später mit den Worten: »Das sagt man doch nicht, Peter. Wenn überhaupt, dann nur durch die Blume!«

Super! Bei der nächsten Gelegenheit gehe ich in ein Blumenbeet und pflücke eine Tulpe ab. Diese halte ich mir vor mein Gesicht und wiederhole selbstsicher und dem Nachbarn zugewandt durch die schützende Blume meine Worte: »Schlechten Tag!« Daraufhin wird er noch lauter und noch blöder. Und meinen Ball will er mir auch nicht geben.

Erst nach langen Gesprächen mit der Locken und anderen Tanten begreife ich, dass das alles und sogar das Wünschen von guten Tagen nur Satzvokabeln sind. Aber woran erkennt man dann bloß, wann etwas eine Satzvokabel ist und wann nicht?

Das verlorene Autochen

Während ich früher mit der Ulrike Schule gespielt habe, um zu lernen, spiele ich heute mit Uwe und Tantchen Schule, um mit ihnen meine Begeisterung für Astronomie und Erdkunde zu teilen. Ich stehe vorn und bin der Lehrer. Meine Schüler sollen alles über die Erde, ferne Planeten, Sterne und Galaxien erfahren, was ich schon weiß. Am Ende einer gespielten Schulstunde lasse ich oft eine richtig echt aussehende Klassenarbeit schreiben. Selten habe ich so gut mit anderen Kindern zusammen gespielt.

Seit ich einen Aufsatz über eiternde Sterne geschrieben habe, weiß der Onkel Bartels, dass ich mich für Astronomie interessiere. Nicht nur für ihn, sondern auch für alle Verwandten zu Hause bin ich mittlerweile der kleine Professor. Ich weiß alles über Sterne, Vulkane und Erdbeben, was in den Büchern steht, die ich habe.

Aber nicht alle Lehrer finden mich toll. Es gibt an der Schule welche, bei denen möchte ich lieber keinen Unterricht haben. Das liegt daran, dass die immer wollen, dass alle in der Klasse alles gleich machen sollen, obwohl jeder anders ist, besonders ich.

Der Onkel Bartels sieht das zum Glück anders. Mit der Zensurenverteilung ist er zwar streng, aber zumindest aus meiner Sicht weitestgehend gerecht. Und er lässt mich immer alles auf meine Weise machen.

Allerdings muss ich immer mal wieder auf Bitten des Onkel Bartels meinen Platz in der ersten Reihe für einige Zeit verlassen. Er wolle einen anderen Schüler mal genauer beobachten können. Ich sitze dann vorübergehend, das hat er mir versprochen, in der Mitte. Doch da fühle ich mich unwohl. Ein wenig Trost und Sicherheit spendiert mir mein lilafarbener Ford-Capri, mein »Autochen«, das wichtigste Matchboxauto aus meiner Autosammlung. Das parkt seither in der garagenartigen Ablage unter dem Tisch.

Im Laufe der Zeit bringen immer mehr Schüler Matchboxautos mit in die Schule. Dies führt schließlich zum Verbot durch den Onkel Bartels. Aber der lilafarbene Ford-Capri, mein Autochen, parkt da schon lange unter meinem Tisch, lange bevor die anderen angefangen haben, auch Autos mitzubringen und dann damit im Unterricht Blödsinn zu machen. Es glückt mich. Somit kann das Verbot nicht für mich gelten.

»Ich seh da grad was – da bei Peter unterm Tisch!«, ruft Thomas hinter mir laut in die Klasse.

»Peter, was hast du da unterm Tisch?«, will der Onkel Bartels wissen.

»Das – das ist mein Wagen, ein Ford-Capri, der kommt aus Saint Christopher Rwanda Andorra Liechtenstein – aus meinem Land – mein Autochen!«

Gelächter im Klassenraum.

»Gib mir das Matchboxauto, bitte!«

»Das – das geht nicht!«

»Doch, ich hab euch gesagt, dass es keine Spielzeugautos mehr im Unterricht gibt! Das gilt auch für dich, Peter! Also bitte, gib es mir!«

»Nein – nein – nein!«

Der Onkel Bartels kommt zu meinem Tisch, es ist das erste Mal, dass ich bereue, nicht in der letzten Reihe zu sitzen, und schnappt sich meinen lilafarbenen Ford-Capri. Er klaut – mich!

Nachdem er mein lila Autochen in seiner Lehrertischschublade eingaragt hat, fordert er die Klasse routinemäßig auf:

»Alle aufstehen, Kopfrechnen! Ihr kennt das Spiel, wer zuerst das richtige Ergebnis ruft, darf sich setzen!« Bei diesem Spiel bin ich grundsätzlich der Erste, der sich setzen darf. Ich nutze dazu meine farbigen Zahlenlandschaften, die sich beim Lernen des Einmaleins schon früh ergeben haben, um die Ergebnisse »wie aus der Pistole geschossen« zu präsentieren.

Und wenn ich nicht der Erste bin, dann nur weil ich die Aufgabe akustisch nicht verstanden oder mich verrufen habe, aber beim zweiten, allerspätestens beim dritten Mal sitze ich. Immer.

Onkel Bartels ruft: »25 mal 7!«

Noch bevor ich antworten kann, schallt es »175« durch den Klassenraum. »26 mal 7!«

»182«, tönt es von hinten.

So geht es noch etwa zehnmal. Ich stehe immer noch. Das hat es noch nie gegeben. Ich panike. Ich werde fischig, der Schweiß rinnt hinten in meiner Hose runter. So kneife ich meine Beine zusammen, damit die anderen das nicht auch noch sehen.

Ich sehe ja bei den anderen auch sofort, wenn irgendwelche Fäden an den Nähten der Hosen rumhängen oder ausgeleiert sind.

Ich kneife mittlerweile meine Arschbacken immer fester zusammen, woppe vor und zurück und schreie los: »Aaaaaaaahhhhhhhhh!«

Daraufhin unterbricht der Onkel Bartels das Kopfrechnen-setz-dich-Spiel.

»Sieh mal an, unser Schlauberger kann heute nicht!«, freutönt es aus der Klasse.

»Was ist los, Peter?«, will der Onkel Bartels wissen.

Ich schweige und starre auf die autochenleere Tischgarage unterm Tisch.

»Beruhig dich erst mal, in der Zeit macht die Klasse weiter!«

Er holt mich aus der Gruppe und stellt mich abseits.

»Das ist nicht mein Platz und außerdem will ich mein Autochen wiederhaben«, hauche ich ihn an.

»Das kriegst du erst zurück, wenn die letzte Stunde vorbei ist!«

Ich schaue nach unten, wo der Fußboden mustert. Mehr nicht. Alles andere erreicht mich nicht mehr. Wenn das Autochen heute nicht auf seinem Parkplatz stehen kann, dann kann ich das auch nicht. Dann bin ich weg! Weit, weit weg!

Während ich in der Klassenraumecke körpere, verlasse ich Raum und Zeit der Schule. Ganz weit, weit weg in eine Welt, wo es keine Gemeinheiten gibt. Wo das Autochen auf der Hofplatzringstraße kilometert.

Auf einmal weckert es, da steht der Onkel Bartels vor mir:

»Peter, 5 mal 4, das weißt du doch?!«

Ich schweige weiter, ich habe keine Ahnung, keinen Zugriff auf meinen Zahlenkopf mehr.

»3 plus 4, das musst du mir wenigstens sagen, sonst darfst du nicht wieder zurück auf deinen Platz. Du hast schon sooooo schwere Aufgaben gelöst, das ist jetzt wirklich ganz leicht, komm, sei kein Spielverderber, auch wenn es dir heute schlecht geht, wenigstens eine richtige Antwort, bitte!« 3 war blau und 4 war grün, aber 7 nicht blaugrün, sondern gelb?

»Gelb!«, antworte ich, obwohl es gar keine gelbe Zahl ist, sondern dreckig gelb, also beige.

»Gelb? 2 plus 1!«, will er jetzt wissen. Das ist Rot plus Weiß, wie Polen oder Indonesien, die Aufgabe, die sonst immer die große Yvonne beantworten muss, um sich auch endlich hinsetzen zu dürfen.

Die Flaggen der Länder der Erde rotieren durch meinen Kopf, auch sie, die oft in der Landschaft des Wissens helfen, geben keine Antworten her. Es ist nicht die gesuchte Farbenlandschaft für die richtige Antwort, die somit gesucht bleibt und verloren ist.

Es ist das allererste Mal, dass ich nicht am Anfang des Spiels sitze. Und es ist das allererste Mal, dass ich bewusst diese Mauer fühle, die es da irgendwie gibt. Diese Mauer ist auf einmal so hoch, dass einfach nichts mehr zu sehen ist. Irgendetwas blockiert mich total, so dass ich nun zum allerersten Mal sogar auch der Letzte bin.

Ohne Lösung darf ich mich setzen.

Ich starre auf den Tisch, die Hefte und meine Federmappe. Ich riechele den Tisch, er riecht nach braunschweißigem Schullack, das beruhigt. Ich sitze auf dem falschen Platz, weil ich nicht da vorne sitze, wo ich immer sitze. Mein Finger bleibt bis zum letzten Klingelzeichen unten. Danach trete ich starrstill meinen Weg zum Lehrerpult an.

Schweigend stehe ich vor dem Pult, als mich der Onkel Bartels fragt: »Peter, was war denn heute mit dir los? Wirst du krank?«

»Ich will mein Autochen wiederhaben – das Autochen – das Autochen ist mein Ford-Capri, der muss da parken, wo er immer parkt! Und ich möchte gerne wieder da vorne sitzen. Ich mag es nicht, wenn Leute vor der Tafel sitzen. Sie stören, weil ich zu klein bin!«

Er zieht die Schublade auf, da steht es, ich nehme es heraus und gehe stumm und starr davon. Es ist der schrecklichste Schultag seit der Einschulung. Und dabei ist der Onkel Bartels sonst immer so lieb zu mir, findet für mich oft Sonderregeln. Warum ausgerechnet diesmal nicht? Die Welt bleibt für mich unverständlich.

Pfennige, Pilze und Perihel

In unserem Dorf gibt es einen Hochzeitsbrauch, bei dem das frisch getraute Brautpaar nach dem Gottesdienst Geldstücke in die wartende Kinderschar vor der Kirche wirft. Auch ich sammele bei dieser Gelegenheit die verschiedenen Pfennigmünzen und die gelegentlich sogar auch vorhandenen, aber selteneren Markstücke gerne auf.

Dieses Hochzeitsgeldsammeln ist aber gar nicht so einfach. Denn in der Menge der Kinder fühle ich mich unwohl. Ich hasse es, berührt oder sogar angefasst zu werden. So stehe ich stets still abwartend abseits der Gruppe. Wenn es losgeht, schaue ich die Flugbahnen der Münzen ganz genau an und sehe, welchen Flugweg die kupfernen Pfennigmünzen, die goldfarbenen Groschen oder, wenn sie dabei sind, die silberfarbenen Münzen nehmen.

Wenn silberfarbene Münzen dabei sind, konzentriere ich mich meist auf diese, ansonsten auf die goldfarbenen größeren

Groschen. Denn so habe ich mit wenig Kämpfen und Bücken mehr erreicht, als wenn ich mich immer wieder vergebens zum Ort des Geldregens durch die Kinder schieben muss, um etwas aufzupicken.

Es kommt oft vor, dass ich mit den wenigsten Schiebereien den höchsten Wert aufsammele. »Die dümmsten Bauern ernten mal wieder die dicksten Kartoffeln!«, sagt da auf einmal der eine zu den anderen in meiner Hörweite und stupst mich grob an. Was jetzt das Sammeln von Geld mit Bauern und Kartoffeln zu tun hat, erschließt sich mir allerdings nicht. Ein anderer aus meiner Klasse meint daraufhin: »Dumm scheint dieser komische Typ ganz und gar nicht zu sein! Das ist doch unser Professor.« – »Ach, weißte was, dieser komische Sternkucker interessiert mich nicht, das ist doch der, der immer Auto auf dem Schulhof fährt, der hat doch 'n Rad ab.«

Was soll das? Warum machen und fragen die das? Das kann denen doch vollkommen egal sein. So wie mir auch egal ist, was die den ganzen Nachmittag machen. Vielleicht sind auch alle nur neidisch, weil ich so ein guter Geldsammler bin.

Schon bald packt mich aber eine ganz neue Sammelleidenschaft: Pilze! Denn bei einem Besuch in der Heide am Forsthaus Malloh bei Gifhorn erlebe ich erstmalig Massen dieser seltsamen stammhütigen Bodenwesen. Sie haben mich bereits im Lexikon fasziniert, aber gesehen habe ich sie bisher in dieser bunten Vielfalt noch nie. Am Ende einer Straße, wo viele Abzweigungen nach überall hingehen, steht ein großes Schild: »Steinpilze«, »Maronen« und andere mehr, darunter ist jeweils ein Pfeil gemalt, der anzeigt, in welche Richtung im Wald es pilzen sollte.

Doch alle diese Pilze finden wir, meine Papamamas, Tantchen und ich da nicht. Nur sehr viele andere, die komischerweise nicht in den Korb kommen. Nun bin ich neugierig, was das alles für Exemplare sind. Da gibt es viel zu sortieren und zu klassifizieren. In den nächsten Wochen studiere ich zu Hause alle Pilzbücher, die wir haben. Und ich darf mir von Onkel Bartels Frau eine riesige Mappe ausleihen, in der alle Pilze Europas mit Bild und viel Text beschrieben werden. So werde ich innerhalb kürzester Zeit zum Pilzexperten. Besonders interessant finde ich, dass ein so gut schmeckender Pilz wie der Champignon für unkundige Sammler schnell mit seinem Gegenteil, dem hochgiftigen Weißen Knollenblätterpilz, verwechselt werden kann.

Endlich sind Herbstferien! Die Zeit, in der lauter kanadische Flaggen unterm Ahornbaum liegen. Endlich kann ich bereits morgens mit dem Fahrrad losfahren, um Pilze zu sammeln! Ich kenne mittlerweile jedes Detail der einzelnen Sorten. Die Freude über jede neue gesichtete Pilzart ist groß. Die Enttäuschung darüber, dass es leider nur wenige tolle röhrige Waldpilze gibt, aber auch.

Dann kommt auf einmal ein Wochenende, da werden wir zu Hause früh rausgeklingelt. Ein Bekannter steht in der Tür und sagt zum braunen Brummelbären, dass es massenweise Champignons in den Fuhsewiesen geben soll. Noch vor dem Frühstück sind wir alle dort.

Das Gras ist noch nass, Grasbüschel für Grasbüschel wird umgedreht und alles, was hier pilzt, wird körbeweise eingesammelt. So viele Pilze habe ich noch nie auf einem Haufen gesehen. Herrlich. Ein ganzer Pilzwald im hohen Graswald.

Allerdings habe ich noch nie in echt einen Weißen Knollenblätterpilz gesehen. So mache ich mich nun gezielt auf die Suche und werde in einer kleinen Parkanlage bei ein paar Bäumen auch fündig. Daneben lege ich frisch gesammelte Wiesenchampignons, um genau die Unterschiede zu sehen und um zu wissen, ob man die beiden wirklich verwechseln kann, so wie das Pilzbuch warnt.

Da kommt ein Mann vorbei und fragt mich: »Die willste doch wohl jetzt nicht essen?« Ich erwidere sofort: »Doch, die da schon, das sind schöne madenfreie Champignons, aber den da nicht, das ist nämlich ein tödlich giftiges Exemplar, der Weiße Knollenblätterpilz! Den kann man nur einmal essen!« In meiner Liste der gesichteten Pilzarten kann ich endlich den Weißen Knollenblätterpilz abstreichen! Juchzig zappel!

So befreie ich ab jetzt jeden Herbst nach und nach alle heimischen Wiesen und Wälder von allen essbaren Pilzen, die ich finden kann. Darunter Herrentäublinge, Birkenpilze, Rotkappen, Rotfußröhrlinge, Champignons, Schopftintlinge, Flaschenboviste und schleimige Goldröhrlinge. Letztere wachsen in unserer Straße eigenartigerweise nur im Garten des Onkel Bartels unter seiner riesigen Lärche.

Goldröhrlinge im Gras zu sehen ist, wie herrliche Popmusik zu hören. Es sind goldfarbene Pilze, die richtig schön gnubbeln im Gaumen. Immer wenn ich die beim Anschneiden für das Braten in der Pfanne blau anlaufenden Rotkappen aus einem Birkenwäldchen an einem See mitbringe, weigert sich die Locken zunächst, die zu braten: »Die sind bestimmt giftig, so wie die schon aussehen!« Überzeugenderweise esse ich spontan die Pilze roh, womit die verbleibenden doch mit Kümmel gewürzt in der Pfanne enden. Denn für das Kochen und Braten ist immer die Locken zuständig, das kann ich nicht.

Nach jeder Pilzentdeckungsreise kartiere ich auch stets ganz genau, wo ich welche und wie viele Exemplare gefunden habe. So gibt es von jedem Grundstück in unserer Nachbarschaft genaue Pilzkarten. Streng geheim angefertigt, denn andere sollen mir ja die Pilze nicht wegsammeln. Auf viele dieser so protokollierten Stellen ist in den folgenden Jahren Findeverlass!

Draußen wird es immer kälter und früher dunkel. Mit dem Ausklingen der Pilzsaison wende ich mich zunehmend forschend dem Sternenhimmel zu. Seit einigen Monaten schreibe ich immer das Datum auf alle meine Tabellen, Texte und Zeichnungen. Heute ist der 18. November 1975, ein graugoldener Tag.

Das richtige Datum ist für den Sternenhimmel sehr wichtig, um zu wissen, welche Sterne es wann zu sehen gibt. Schnell finde ich mich am Himmel zurecht, weiß, wo alle Sternbilder sind. Stundenlang hocke ich nun abends am Ostfenster der Küche, um dem Aufgang des Orion zuzuschauen. Jeden Abend kommt er ein Stückchen eher und steigt ein bisschen höher.

Aber leider gibt es auch viele Tage mit Wolken. Dann schreibe ich astronomische Tabellen oder lese wieder im Atlas, Lexikon oder einem Astronomiebuch. Diesmal erreichen mich auf einer Seite des Astronomiebuches buntmagische Wörter wie Apsidenlinie, Solstitiallinie und Äquinoktiallinie. Und ich entdecke, dass ich an einem ganz besonderen Tag geboren worden bin. Mein blaues Passdatum ist das Periheldatum der Erdbahn. Das ist der Punkt der Erdumlaufbahn, der der Sonne am nächsten ist, und der sonnenfernste Punkt nennt sich Aphel. Die Apsidenlinie verbindet beide Punkte. Als ich geboren wurde, betrug die Entfernung der Erde zur Sonne auf dieser Linie nur 147 Millionen Kilometer. Ein halbes Jahr später, je nach Verlauf der Erdbahn zwischen 3. und 6. Juli, ist die Erde 152 Millionen Kilometer von der Sonne entfernt.

Interessant. Denn wenn die Erde dichter an der Sonne ist, dann bewegt sie sich offenbar schneller. Das sieht man daran, dass der astronomische Winter um mehrere Tage kürzer ist als der astronomische Sommer. Und der Frühling länger ist als der Herbst. Das bedeutet, dass die Erde an meinem Geburtstag Anfang Januar die höchste Geschwindigkeit auf ihrer Bahn hat und Anfang Juli die niedrigste.

Damit stelle ich fest, dass eigentlich entweder am Tag der Wintersonnenwende das Jahr beginnen müsste oder an dem Tag, an dem die Erde auf ihrer Bahn um die Sonne am schnellsten unterwegs ist. Dass die Menschen aber weder den einen noch den anderen dieser besonderen Tage zum Neujahrstag gemacht haben, sondern einen Tag genommen haben, an dem gar nichts Bestimmtes los ist, erscheint mir merkwürdig und unlogisch. Der menschliche Kalender scheint nicht gründlich genug durchdacht zu sein. Das ist äußerst unbefriedigend, aber mir fällt leider auf die Schnelle auch kein besserer Kalender ein.

Die weihnachtliche Passstraße zum Licht

Der Weg nach Weihnachten ist für mich eine gelb und hell erleuchtete Passstraße, die sich den Berghang der kalten, keks- und gesangsreichen Adventszeit hinaufschraubt. Die Singordnung legt mein Weihnachtsliedersingplan fest. Tabellenartig ist aufgelistet, an welchem Tag welche der mir bekannten 29 Weihnachtslieder gesungen werden dürfen und müssen. »Morgen Kinder wird's was geben« darf nur am 23. Dezember gesungen werden. Wird dagegen verstoßen, werde ich sehr wütend.

Der Pass gipfelt alle Jahre wieder am 24. Dezember, einem rotgrünen Tag. Viele der Regeln der Papamamas gelten Weihnachten auf einmal nicht mehr. Ich darf stets so lange wach bleiben, bis sich die Zeiger der Uhr im Oben treffen. Autorennbahnen und Eisenbahnen dürfen in der gemütlichen, geschmückten Stube aufgebaut werden. Es gibt viele neue Spielsachen, einen bunten Teller voller Süßigkeiten und viel Liebe, Leben und Licht. Weihnachten kommen auch Onkels und Tanten, die sonst nie kommen. Und sie bringen sogar etwas mit, meist etwas Schokoladiges.

Unterm glitzernd geschmückten Weihnachtsbaum finde ich diesmal ein Geschenk, das mir Freude und Enttäuschung zugleich bereitet. Ein kleines Teleskop. Endlich kann ich all die Bilder aus den Astronomiebüchern auch mal mit eigenen Augen erleben, denke ich. Doch draußen sind leider keine Sterne zu sehen. Alles voller Wolken. Die Enttäuschung über das typisch deutsche Weihnachtswetter sitzt tief. Als sich nach Weihnachten der Himmel entwolkt, bestätigt sich zudem die befürchtete, mangelnde Leistungsfähigkeit des kleinen Gerätes.

Als es daraufhin in einer Ecke verschwindet, heißt es vom braunen Brummelbären: »Immer das Gleiche, da kauft man den Panzen teure Sachen und dann liegen sie in der Ecke rum!« Das finde ich unfair. Ich will doch nur die Bilder aus den Büchern selber sehen. All die Nebel und Galaxien, die Ringe des Saturns und die Sichel der Venus. Das funktioniert nun mal mit diesem Miniteleskop nicht. Die Planeten kann man zwar als winzige Scheiben erkennen, auch den Orionnebel, aber viel mehr gibt das Gerät nicht her. Ganz oder gar nicht! Ich wünsche mir ein echtes und richtiges Spiegelteleskop.

Wenige Tage später, jenseits von Silvester gelegen, kommt mein zehnter Geburtstag. Zehn Runden hat die Erde um die Sonne zurückgelegt, seitdem ich unabhängig gekörpert bin. Morgens um 9:35 Uhr war das damals angeblich. Also zu einer violettblaugrünen Zeit. Da die Erde ja 365 und ein viertel Tage braucht, um so eine Runde zu komplettieren, muss ich heute leider noch bis 21:35 Uhr warten, um Geschenke annehmen zu können. Dies gilt für 1976, dem Jahr, das wir seit Neujahr haben.

Als die Gäste bereits um 15:00 Uhr erscheinen, habe ich Schwierigkeiten damit, die Gratulationen bereits anzuerkennen, denn noch ist es ja nicht so weit – die vollständige Erdumrundung ist ja noch nicht abgeschlossen.

»Was denn nun, haste heute Geburtstag oder nicht?« – »Ja, aber ...« – »Ja-aaa-aaa, ist ja gut, Herr Professor, kann man mit dir wenigstens heute mal normal reden?«, werde ich sofort unterbrochen. »Erzähl uns aber bloß nicht alles über die ganzen Sterne! Das wollen wir gar nicht wissen!«

So läuft die Feier nach dem üblichen Ritual, wie alle Kindergeburtstage ablaufen. Diesmal habe ich auch darauf geachtet, dass niemand mit etwas spielen kann, was nicht verändert werden darf. Dadurch gibt es diesmal auch keine Enttäuschungen, sondern nur Freude. Das Kindereinladen ist klassenüblich. Doch auch dieses Mal bin ich erst wieder wirklich froh, als alle Kinder wieder gegangen sind.

Ich genieße die Stille. Und die Geschenke. Ich bin froh, dass ich das Geburtstagfeiererlebnis auch haben darf und nicht alleine bleiben muss. Aber warum nur müssen die anderen immer so wuselig laut sein?

Der Komet und die Kakteen

In den Abendnachrichten des Wollknäuelprogramms wird ein Komet, ein Stern mit einem lang gezogenen Schweif, namens »West« für den Morgenhimmel des nächsten Tages angekündigt. Ich habe noch nie einen Kometen selber gesehen. Eine seltene und spektakuläre Himmelserscheinung, die ich auf keinen

Fall verpassen darf. Am nächsten Morgen weckert es sehr früh. Draußen dunkelt es noch. Ich gehe zum Küchenfenster und starre in den dunklen Osthimmel. Ich gefriere von innen, als ich sofort den Stern mit der lang gezogenen Wolke sichte. Tief am Osthimmel steht genau so ein geschweifter Stern, wie er im Weihnachtsliederbuch abgebildet ist. Was für ein Anblick!

Und draußen scheint es eisig kalt zu sein, denn das dort hängende Thermometer wackelt im eisigen Wind. Und sein lilafarbenes Wasser bleibt weit unter null Grad Celsius. Meine Freude weckt die Locken, die noch schlafen möchte.

»Der Komet ist tatsächlich da! Wie der Stern von Bethlehem!«, frohlocke ich flatternd in der Küche, im Flur und im Kinderzimmer. Derweil zeigt die Locken nur verschlafenes Interesse am sensationellen Himmelsereignis. Immer wieder bügele ich meine Nase an der eiskalten Küchenfensterscheibe platt. Dort bin ich allein. Mit mir selbst und dem Kometen.

Rückwärts zieht der Komet immer weiter weg ins Oben des Himmels, während am Horizont der dunkle Nachthimmel sich zu versilbern und einzubläuen beginnt. Der Schweifstern wird dadurch leider immer blasser und blasser.

Eine Stunde später schiebt sich schließlich die gleißende Sonnenkugel am scharfkantigen Osthorizont aufwärts und blasst das Licht des schweifenden Sterns am tagenden Himmel. Auch viele Minuten nach Sonnenaufgang kann ich den Kometen noch auffinden, so hell ist er. Übrig geblieben ist nun allerdings nur noch ein schwacher Lichtpunkt, den ich bald leider endgültig verliere.

An allen folgenden Tagen wolkt das Oben, so dass ich den Kometen West leider nie wieder sehe. Die nächsten Tage sitze ich oft schweigend da, um zu verarbeiten, dass das Schauspiel des Kometen letztendlich nur eine einzige winzige, aber sehr prägende Stunde meines Lebens dauerte. Der Komet kam mir vor wie ein sternensteiniger Botschafter einer Heimat, auf die ich keinen Zugriff habe, solange ich auf der Erde gekörpert bin. Leider interessieren sich die Papamamas überhaupt nicht für Astronomie. Bei denen sind nur Häuser und Gärten wichtig. Dabei besteht die Welt aus so vielen Dingen, die auf Entdeckung warten.

Ein Besuch bei Bekannten des braunen Brummelbären bietet wieder eine Gelegenheit dazu. Die Leute haben hier richtig herrliche, hochstangige, himmlische, kandelabrige Säulenkakteen. Ich komme aus dem Staunen nicht mehr heraus. Alle Fensterbänke sind voll davon. Warum kann das nicht bei uns zu Hause auch so sein? Kakteen fehlen in unseren Fensterbänken zu Hause. Da steht nur ein einziger kleiner Kugelkaktus, und sonst nur wirre Blumen.

So einen herrlichen Kakteenwald wünsche ich mir auch. Als ich dies laut ausspreche, geschieht etwas Unglaubliches: Die Tante bricht einfach einige der stacheligen Äste und eiförmig stacheligen Glieder ab und schenkt sie mir. »Das sind Ableger! Die muss deine Mutter jetzt in einen Topf setzen und dann werden die irgendwann auch mal so groß wie diese hier. Die müssen unbedingt im Südfenster stehen und dürfen nicht so oft gegossen werden wie die anderen Blumen hier. Denn dann würden die Kakteen ertrinken.«

Ein Gefühl, das ich kenne. Weil ich auch anders als die anderen bin. Ich fühle mich wie ein Kaktus unter Blumen, der sich nach den Bedürfnissen der Blumen zu richten hat, obwohl er ganz andere Bedürfnisse hat.

Beim Gärtner in Gadenstedt, dem Dorf, in dem mein Land, die SCRAL, liegt, gibt es auch kleine Kakteen. Ich bettele so lange bei der Locken, bis ich gleich drei davon außer der Reihe kaufen darf. Einen schönen, stangigen, stacheligen Säulenkaktus, eine kleine Kaktuskugel und einen Kaktus, der sich »Opuntia« nennt. Er hat bereits sieben stachelige Glieder, die auf zwei Äste verteilt sind.

So erfreue ich mich an meiner dreikaktussig erweiterten Kakteensammlung. Stundenlang schaue ich ihnen beim Wachsen zu, obwohl sie nicht wirklich sichtbar wachsen. Ich freue mich immer, wenn ich tatsächlich irgendwann doch einen winzigen neuen Ableger anwachsen sehe. Alles in allem dauert es aber viel zu lange. Mit dem Lineal messe ich nach, ja, sie wachsen tatsächlich, millimeterweise in Monaten! So dauert das mit dem Kakteenwald auf den eigenen Fensterbänken viel zu lange. Da muss eine ganz andere Lösung her.

Früher einmal klapperte ich das ganze Dorf ab, auf der Suche nach alten Münzen, Münzen aus einem Land vor meiner Zeit: dem »Deutschen Reich«. Damals klingelte ich an allen Häusern, vor allem bei den Omas und Opas, die in dem Land vor meiner Zeit gelebt haben mussten, und fragte nach alten Münzen und Geldscheinen. So wurde ich Multimillionär mit Reichsmark. Das kann man mit Kakteen ganz bestimmt genauso machen!

Diesmal mache ich mir einen Plan. Ich weiß ja bereits, dass Kakteen am besten in den Südfenstern der Häuser wachsen. Systematisch gehe ich alle Straßen im Dorf ab. Dabei inspiziere ich zunächst immer die Pflanzen in den Fensterbänken, die ich von der Straße sehen kann. Bei Leuten, die kein Schild »Vorsicht! Bissiger Hund!« am Tor haben, gehe ich auch aufs Grundstück, vor allem, wenn die Südseite in einen Garten zeigt, der nicht zur Straße ausgerichtet ist.

Nicht alle Menschen empfangen mich dabei freundlich. Doch auf diese Weise lernen mich, den kleinen Tomai, auf einmal fast alle Dorfbewohner kennen. Erst sammelt er das ganze Dorf nach alten Münzen und Scheinen aus dem Deutschen Reich ab, jetzt geht er von Haus zu Haus, um seine Kakteensammlung zu vervollständigen. Wo immer ich fündig werde, mache ich mir eine Notiz in einer Tabelle. Darin steht auch, um was für einen Kaktus es sich handelt. Denn ich will ja möglichst viele verschiedene Sorten haben, nur die ganz langen Stangenkakteen dürfen gerne mehrfach dabei sein.

Schließlich gehe ich die Straßen erneut ab und klingele überall dort, wo ich mir ausrechne, dass ich dort vielleicht einen Ableger bekommen kann. Ich bin damit so erfolgreich, dass die Blumen der Locken auf den Fensterbänken mehr und mehr verdrängt werden. Wann immer eine Blume von ihr verblüht oder eingeht, wird sie durch einen stacheligen Kaktus ersetzt.

Unter den gesammelten Kakteen findet sich auch ein herrliches Exemplar, das auf einmal riesige, rosafarbene Trompetenblüten hat. Stundenlang schaue ich zu, wie sich so eine Blüte am Abend in Zeitlupe öffnet, denn das geht im Gegensatz zum Wachsen des Kaktus ganz schön schnell. Leider hält die prachtvolle Blüte nur für ein oder zwei Tage, um dann gleich zu vertrocknen.

Tubukuai geht nun vorbei

Weil ich immer Wutanfälle bekommen habe, wenn die Locken meine Spielsachen weggeräumt hat, habe ich im Laufe der Zeit auf dem Dachboden meine eigene Welt als riesengroße Stadt mit entfernten Inseln erschaffen. Denn dort darf immer alles stehen bleiben. Hier baue ich meine Carrerabahn mit dem klackenden Märklin-Rundenzähler auf. Sie wird zur Ringautobahn um meine Stadt aus Bauklötzen der frühen Kindheit, Legosteinen und Modellbauhäusern. Und ich nenne meine Stadt nach einem geheimnisbunten Wort, das ich einst beim Wörterforschen in den bilderlosen Büchern der Papamamas entdeckte: Shangri-La, die verborgene, für andere unzugängliche Stadt, die keiner kennt.

Zu der ganzen Anlage gehört auch die weiter hinten unter der Schräge in der Ecke liegende Insel mit dem magisch-südseeisch klingenden Namen »Tubukuai«.

Doch nun soll dort, wo noch Shangri-La mit der Insel Tubukuai steht, mein eigenes Zimmer entstehen.

Einerseits freue ich mich auf mein eigenes Zimmer, denn dann muss ich endlich nicht mehr mit Tantchen in einem Zimmer schlafen. Andererseits soll nun eine Welt verschwinden, die mich jahrelang vor allem an regnerischen und kälteren Tagen des Jahres glücklich machte. Des einen sein Ende ist des anderen sein Anfang. Endlich kann ich ganz für mich allein sein, wenn ich meine Zahlen und Tabellen schreibe. Und ich kann in Ruhe arbeiten, wenn ich bald auf das Gymnasium gehe. Die Locken hat Bedenken, dass das Gymnasium zu schwer für mich sein könnte, weil ich mich oft so ungeschickt anstellen würde. Erst Onkel Bartels konnte sie davon überzeugen, dass ich nur dort hingehöre und sonst nirgendwo.

So spiele ich an einem Regentag im Sommer ein allerletztes Mal auf dem Dachboden. Der letzte Tag, an dem die Carrerarennbahn mit dem markanten Märklin-Rundenzähler dort steht. Der letzte Tag, an dem Shangri-La existiert. Ich überlege mir ein Spiel, das man nur einmal spielen kann, so wie man nur einmal einen Weißen Knollenblätterpilz essen kann. Shangri-La wird durch ein verheerendes Erdbeben erschüttert. Zunächst zerfetzt es die stadtumrundende Autobahn, die Ringstraße. Dabei werden die einzelnen Carrerabahnelemente gegeneinander

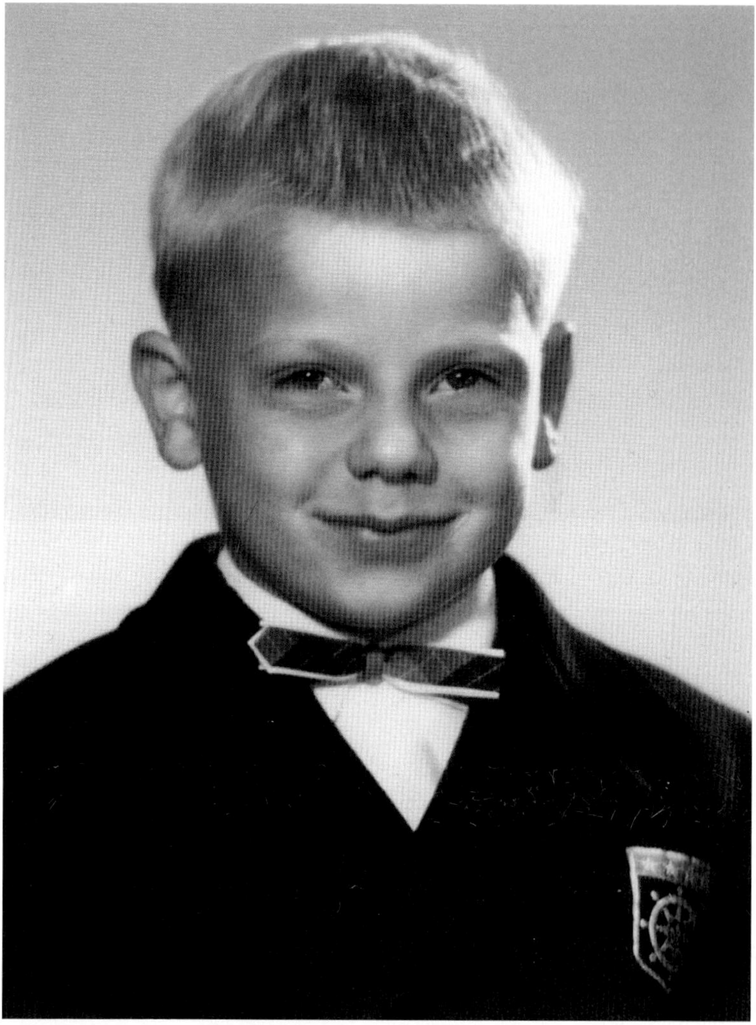

Ich, der kleine Tomai, der Navigator, 1970, 4 Jahre.

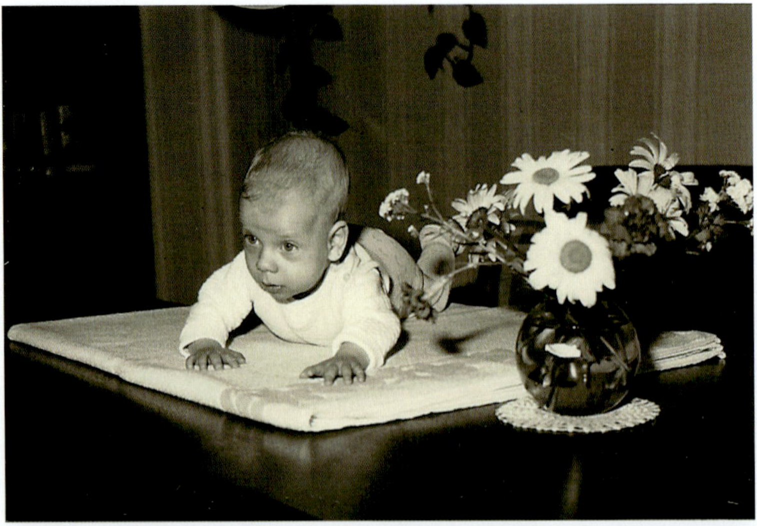

»Was isn das? Wo bin ich hier?«, Juli 1966, 6 Monate.

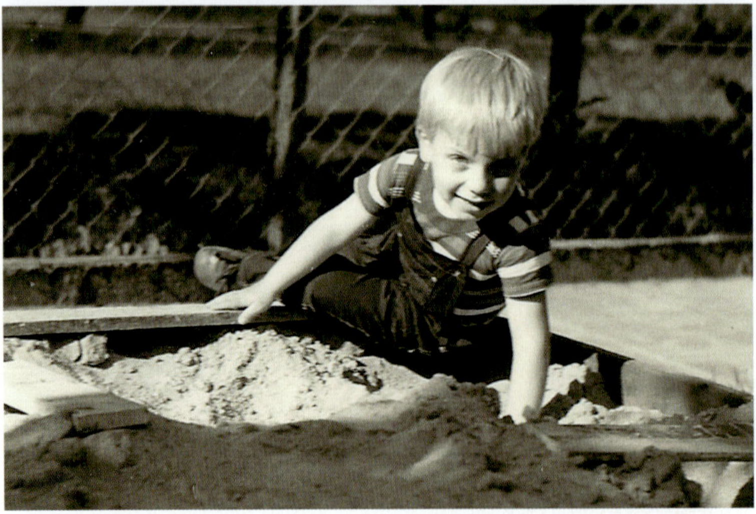

Beim Straßen- und Brückenbau im riesigen Sandkasten, Sommer 1969, 3 Jahre.

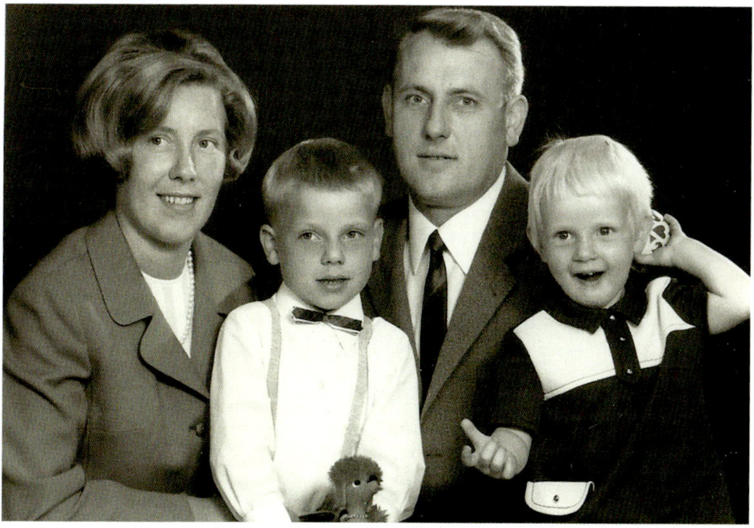

Die Locken, ich, der braune Brummelbär und Tantchen, die Familie im Juli 1970.

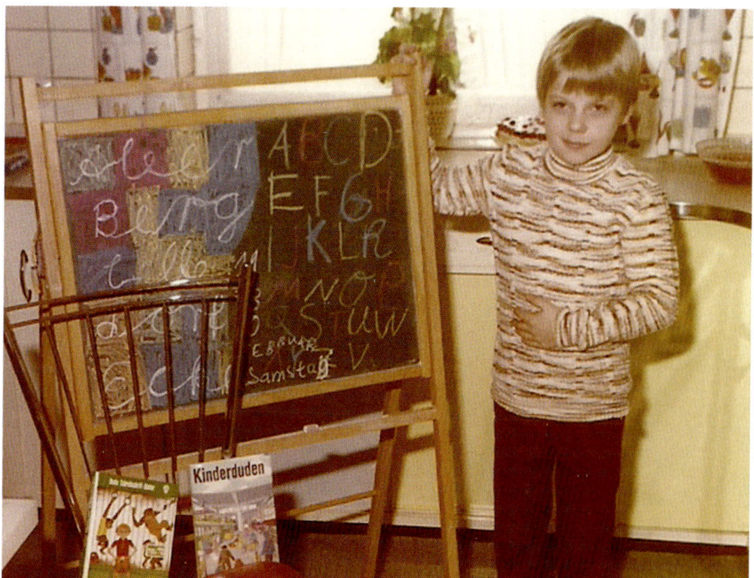

Mit Tafel und meinem Kinderduden in der Küche, April 1972, 6 Jahre.

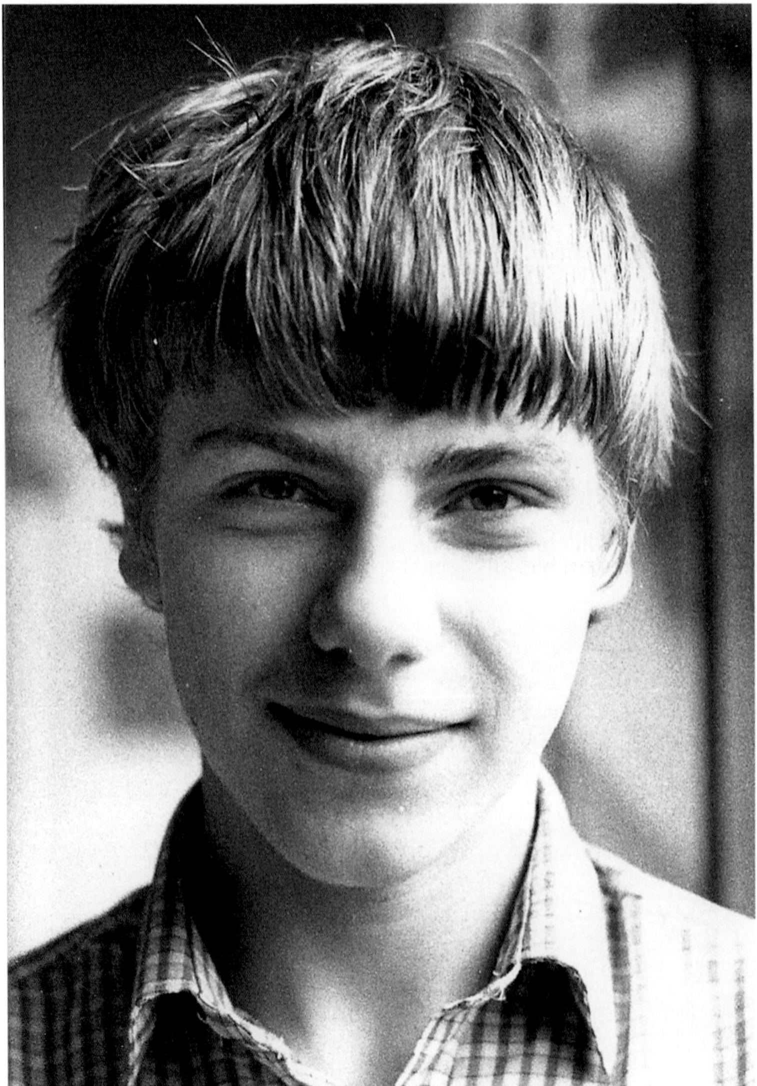

So porträtierte mich ein Mitschüler bei einem Fotoprojekt im Kunstunterricht, 1981, 15 Jahre.

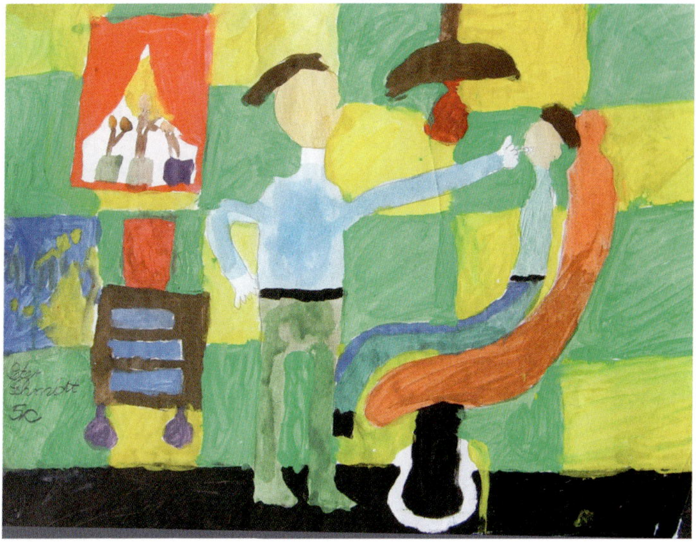

»Beim Zahnarzt«, Bild aus dem Kunstunterricht der 5. Klasse, 1977.

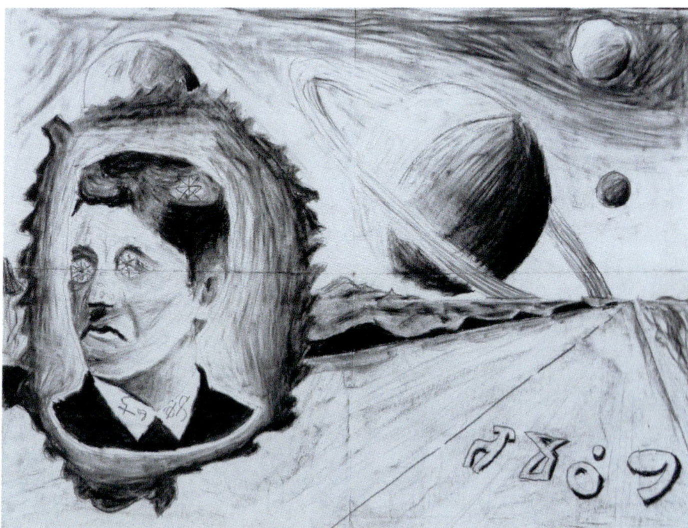

»Selbstporträt« des Jungen vom Saturn, Bild aus dem Kunstunterricht der 10. Klasse, 1982.

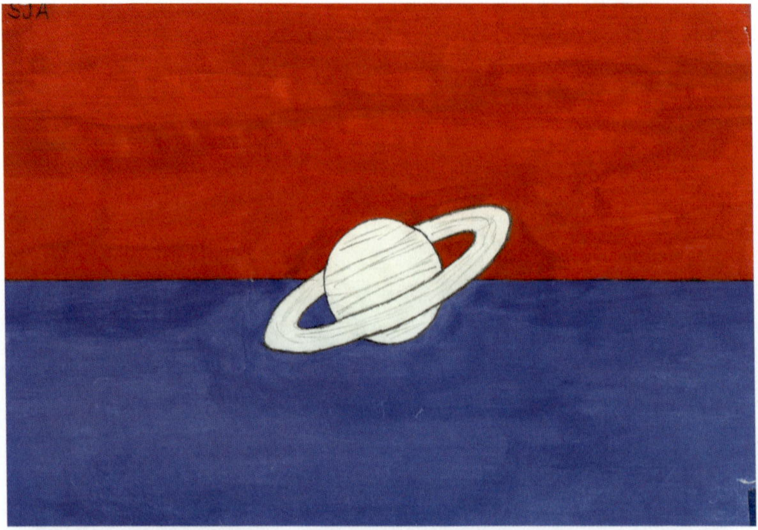

Die Flagge der »States of Japetus on Earth«, 1984.

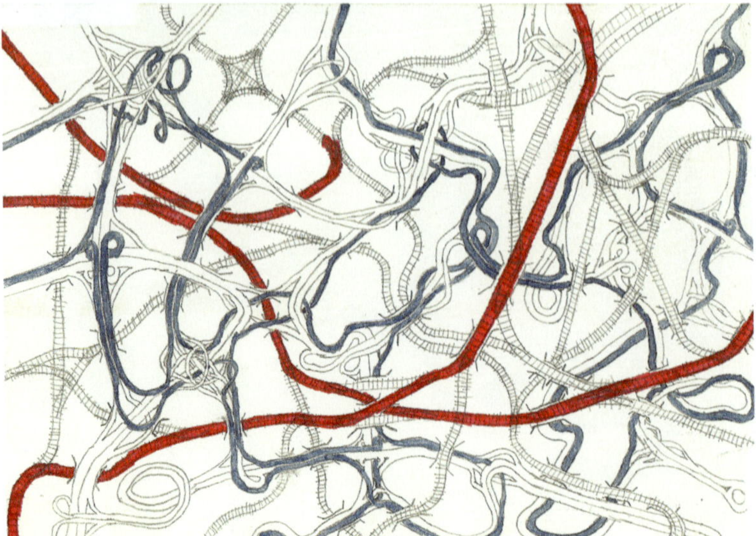

Eine von vielen Straßenzeichnungen aus den 80er Jahren.

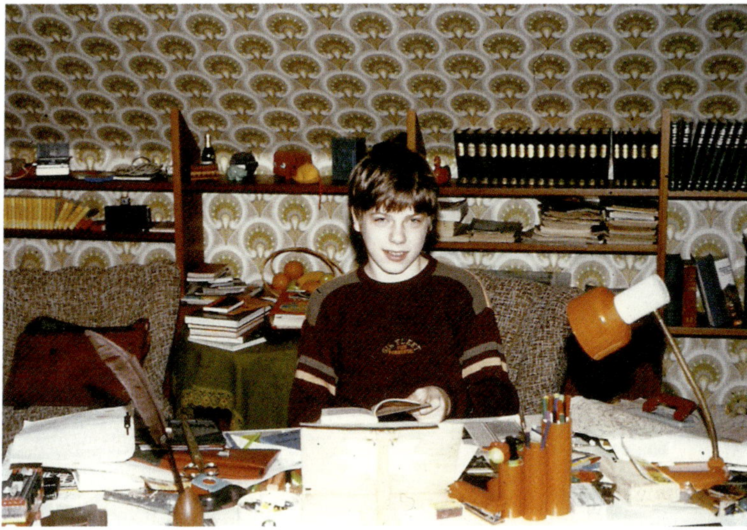

In meinem vollgebücherten Zimmer, 1979, 13 Jahre.

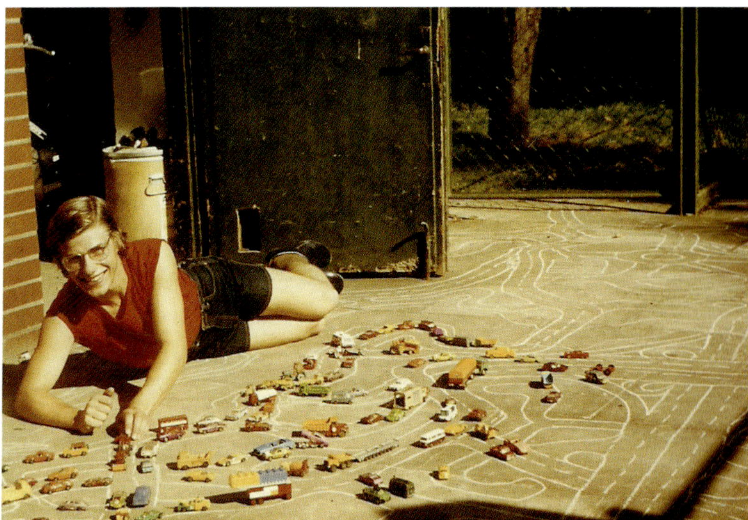

Das letzte Mal mit Matchboxautos in meinen Hofplattenstraßen, 1985, 19 Jahre.

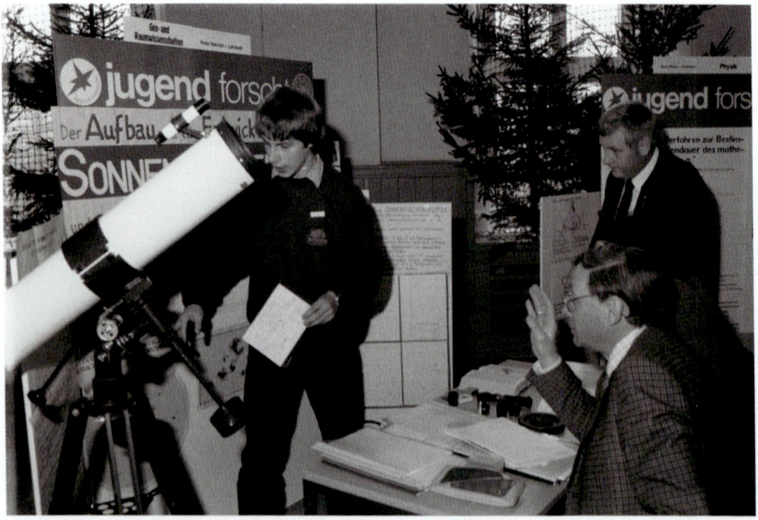

Wie ich der Jury meine Arbeit über die Sonnenflecken präsentierte, Landeswettbewerb »Jugend forscht«, 1983, 17 Jahre.
Mit freundlicher Genehmigung der »Goslarschen Zeitung«.

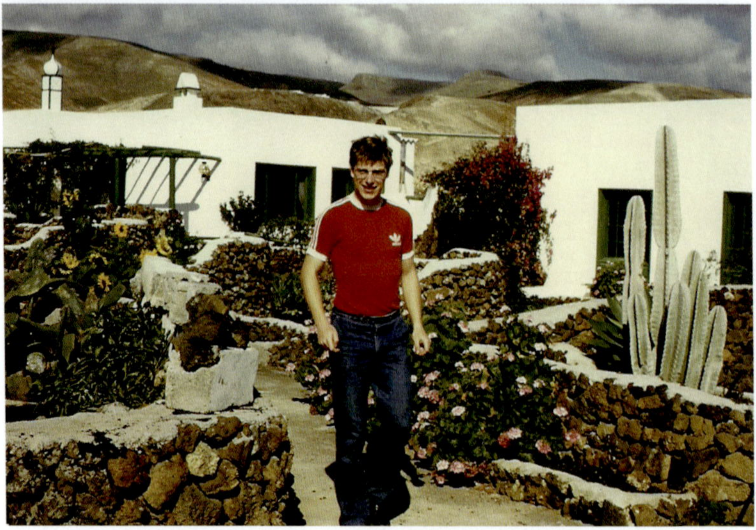

In der Oase der Ruhe, einem »Silencia« in Mala, Lanzarote, 1986.

abgeschert, wie bei einem richtigen Erdbeben, wie an der San-Andreas-Verwerfung in Kalifornien. Etliche Nachbeben mit wasserreichen Tsunamis erschüttern die ganze Gegend. Und was dabei nicht kaputtgeht, fällt kurze Zeit später einem alles vernichtenden »Atomkrieg« zum Opfer, der mit echten Silvesterraketen ausgetragen wird, Blindgängern, die ich am letzten Neujahrstag gesammelt und seither im streng geheimen Atomkraftwerk dieser Stadt heimlich gehortet habe.

Ich werde mit dem Strom der Zeit mitgerissen. Am liebsten würde ich aussteigen. Aber es geht nicht. Ich bin gefangen im Sein. Irgendwarum!

Während mein Shangri-La für immer von der Landkarte verschwindet, wird die spannende Insel Tubukuai später an anderer Stelle neu entstehen, in der Waschküche im Keller. Neuer und moderner als je zuvor. So wie es bei einer echten Katastrophe auch der Fall ist. Die Krise wird sich als große Chance erweisen! Doch davon weiß ich im Moment der Zerstörung noch nichts.

Währenddessen geht die Grundschulzeit zu Ende. Noch einmal gehe ich an der »Rast-ich-so-rost-ich«-Uhr an der Treppe zum Klassenraum vorbei, die mich vier Jahre lang jeden Morgen begrüßt hat. Ihr Anblick bleibt unvergessen.

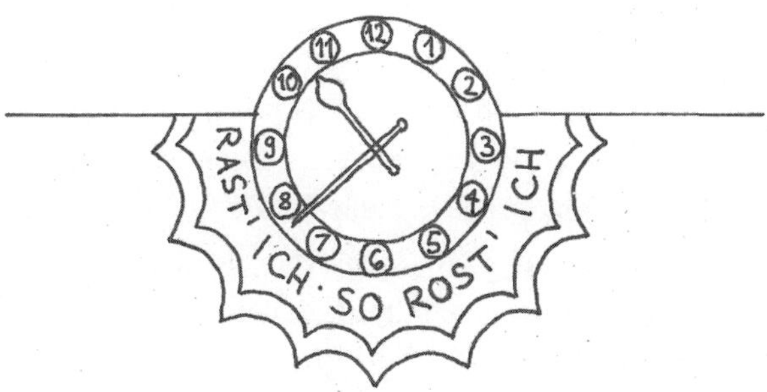

Die ganzen Sommerferien muss ich leider zu Hause verbringen. Die Papamamas mögen es leider immer noch nicht, jedes Jahr irgendwo hinzufahren. Mit dem Fahrrad fahre ich alle erreichbaren Straßen der umliegenden Dörfer und Städte ab. Seit dem feierlichen Inkrafttreten des Tachogesetzes am 1.8.1974 sammele ich fleißig Kilometer, um möglichst schnell die vollständigen 9999,9 km auf dem Tachometer zu erhalten. Immerhin 6000 km habe ich bis jetzt bereits gefahrradet.

Und nach Ilsede zum Gymnasium werde ich wohl auch immer mit dem Fahrrad fahren. Das bringt jeden Tag 3,8 Kilometer pro Weg, also 3,8 mal 2 für den Rückweg und mal 6 für die ganze Woche. Macht jede Woche zusammen automatisch 45,6 km. Das ist nicht viel, aber jeder gefahrene Kilometer zählt. Am meisten Spaß machen allerdings alle Kilometer, die auf noch nie vorher gefahrenen Straßen zusammenkommen!

Mein Sommerurlaub findet in den Fluten des Gadenstedter Freibades statt. Bei sonnig heißem Wetter ist das Freibad zur Abkühlung toll, aber leider sind dann auch die beiden Becken immer voll! Und die Sprungtürme geschlossen. Daher sind die Tage mit schlechterem, kühlem Wetter anderstoll. Ich darf die Sprungtürme öffnen und nutzen, wann ich will. Erst habe ich mich absolut nicht getraut, aber dann wurde vom Fünfer zu springen das Beste, was das Freibad zu bieten hat. Schade, dass es keinen aussichtsturmhohen Zehner gibt. Immer wieder nehme ich vollen Anlauf und genieße anschließend die kurze Zeit des freien, fallenden Fluges, bis ich ins glitzernde Wasser platsche. In dieser kurzen, aber intensiven Zeit fühle ich mich frei. Befreit von der Last der Kraft, die mich über den Körper an die Erde fesselt und schwer macht. Einfach herrlich!

An einem der Tage springe ich sogar über achtzigmal vom Fünfer, mal um mich kerzengerade bis in die ohrendröhnende

Tiefe von vier Metern an den Boden des Beckens zu schießen, mal um möglichst weit bis dorthin, wo das Wasser nur noch zwei Meter tief ist, zu kommen. So geht das die ganzen Sommerferien über und auch dann noch, als die Schule längst wieder begonnen hat. Auf dem Gymnasium Groß Ilsede.

Mein Leben rund ums Mondmosaik

In den Straßen des Gymnasiums

Ein riesiger Raum. Eine Aula mit richtiger Bühne und breiter Fensterfront. Mit einer interessanten, schrägen Decke über der Bühne. Und vielen buntsachigen, zwatschernden Menschen darin. Für mich ist das zu viel. Ich könnte hier gleich flüchten.

»Liebe Eltern!« Da sind sie endlich! Die sehnsüchtig erwarteten ersten lärmerlösenden Worte. Endlich lässt diese einzelne Mikrofonstimme das ganze lärmfolternde Gezwatscher wie ein sich drehender Lautstärkeregler am rauschenden Radio verstummen. Aber schon bald zeigt sich, dass das Gerede von der Bühne nur anders ist, aber nicht besser. Denn es langweilt. Das Sitzen auf den Stühlen wird zur Geduldsprobe.

Schließlich werden die Schüler namenweise den Klassen zugeordnet. Ich gehöre zur Klasse 5c. Nach der Aulasitzung geht es nun durch die verwinkelten Gänge meiner neuen Schule, dem Gymnasium. Auf dem Weg zum Klassenraum passieren wir eine höhlige Halle, in der ein faszinierend bunt glitzerndes Mondmosaik an der Wand hängt. Es zeigt die Erde als Himmelskörper über einer außerirdischen Landschaft, der Mondoberfläche.

Von Beginn an habe ich mich in dieses Bild verliebt. Meine Begeisterung teilt niemand. Die Gänge in der neuen Schule kommen mir zunächst so vor, als sei das ganze Gebäude ein riesiger dreidimensionaler Irrgarten. Wir werden als Neulinge in dem Labyrinth aus Gängen herumgeführt, kriegen aber keine klare Karte von Klassen und Trakten. Und ich kann mir leider nicht merken, wer zu meiner Klasse gehört, außer den fünf Kindern, die mit mir von der Grundschule Gadenstedt kamen. So fühle ich mich an der neuen Schule erst einmal verloren. Immerhin sitzen der Uwe und ich im neuen Klassenraum ganz vorne nebeneinander.

Schon nach wenigen Tagen sieht mein neuer Tagesrhythmus so aus: aufstehen um genau 6:58 Uhr, anschließend ins Bad, Zähne putzen und kurze Gesichtswäsche. Dann Sachen anziehen. Dann kommt das Frühstücken. Genau um 7:35 Uhr verlasse ich das Haus, hole mein »Auto« aus der Garage, heißt mein Fahrrad aus dem Schuppen, und fahre los. Ist es einmal nicht so, werde ich nervös. Leicht vergesse ich dann wichtige Hefte oder Bücher, daher ist die Tasche schon am Vortag gepackt.

Für die genau 3,8 km brauche ich je nach Verkehr, Wind und Wetter etwas mehr oder weniger als 10 Minuten. Der Unterricht beginnt meist um 8 Uhr und endet meist um 13:15 Uhr, samstags ein bis zwei Stunden früher. Nachmittags gibt es je nach Stundenplan vereinzelt auch noch Unterricht in Arbeitsgemeinschaften, regulärer Unterricht ist dann allerdings selten, so etwas würde ich auch auf Dauer nicht gut aushalten. Denn ich brauche nachmittags Erholung von dem ganzen Menschengewimmel an der Schule.

Zu Hause gibt es um 13:30 Uhr das Mittagessen, daran anschließend übermannt mich Erschöpfung. Denn die Dauer der Anwesenheit in der Schule, in der ich zwischenmenschlichem und lärmendem Stress ausgesetzt bin, ist nun länger als in der Grundschule. Ab 14 Uhr sammele ich eine Stunde lang schlafend Energie für die anstehenden Hausaufgaben und Hobbys. Hier bestimme ich den Zeitplan selbst. Die Siesta auf dem Bettsofa meines Zimmers ist daher überlebenswichtig. Bei besonders schönem Wetter bin ich allerdings auf der Terrasse, im Garten oder mit dem Fahrrad unterwegs. Denn Sonnenschein ist ebenfalls eine Energiequelle, die ich gut anzapfen kann. Davon gibt es nur in Deutschland leider erheblich zu wenig.

Nachmittags arbeitet die Locken immer im Garten. Zwischen 15 Uhr und 16:30 Uhr gibt es Kaffee mit der Locken, der nie fehlen darf und den sie nicht selten mit dem Spruch »Milch macht müde Männer munter!« begrüßt. Für den »Goldfasan«, wie mich die Locken immer noch oft liebevoll nennt, gibt es Milchkaffee, dazu Bäckergebäck, Kekse oder selbst gebackenen Kuchen. Am liebsten »Musterkuchen«, so nenne ich Marmorkuchen, der bei jedem abgeschnittenen Stück ein anderes Muster hat. Fruchtige Erdbeertorte ist übrigens genauso toll. Die gibt es aber immer nur im Sommer.

Punkt 17 Uhr beginne ich mit den Hausaufgaben. In der Regel bin ich damit in ein bis zwei Stunden fertig. Anschließend gehe ich alleine meinen Hobbys nach. Klassenkameraden besuche ich nur selten. Abends schaue ich gelegentlich auch TV-Sendungen über die Erde, das Weltall oder über tolle Landschaften oder Orte. Ansonsten interessiert mich das Fernsehprogramm so gut wie gar nicht. Denn da gibt es abends entweder schrillbunte Shows oder langweilige, unlogisch ablaufende Filme. Gegen 22 Uhr liege ich im Bett. Morgens gibt die Schule die Lernstruktur genau durch den Stundenplan vor. Darauf kann ich mich verlassen. Und nachmittags, da übernehme ich die Gestaltung je nach anstehenden Aufgaben und Bedürfnissen. So kann ich mich auf die Tagesstruktur verlassen und habe sie auch selber in der Hand. Mit einem fast ausschließlich fremdbestimmten Tagesablauf hätte ich große Schwierigkeiten. Oft frage ich mich beim Einschlafen, wie die anderen das aushalten, auch noch ihre Freizeit fremdbestimmt und in Gesellschaft anderer zu verbringen, zum Beispiel, indem sie in Vereine gehen. Ich wüsste gar nicht, wie ich das verarbeiten sollte. Dann müsste der Tag mindestens 25 Stunden haben, so wie auf dem Mars. Da gibt es auch tolle Wüsten, tiefste Canyons und hochpickelige Vulkane. Das alles passt sowieso viel besser zu mir als die grünbunte Erde. Aber der Mars ist noch viel zu irdisch. Meine wahre Heimat ist viel fremdartiger und so fern wie der Saturn.

Während diese Ferne unerreichbar bleibt, lockt aber die erreichbare Ferne auf der Erde. An den Wochenenden gibt es daher nicht selten größere Fahrradtouren, die mittlerweile bis zu 200 km am Tag lang sein können. Dann sammele ich wieder Straßen.

In den ersten Schultagen an der neuen Schule muss ich erst einmal alle Gänge erkunden. Von dem höhligen Hallenraum mit dem tollen Mondmosaik, an dessen Trakt auch mein Klassenraum liegt, zweigen vier Gänge ab, die sich in meiner Wahrnehmung als Straßen von irgendwoher nach irgendwohin darstellen. Alles besteht aus Straßen. Die ganze Schule. Das Klassenzimmer und die Fachräume sind Parkplätze. Die sind meist entweder in U-Form oder in Reihen angeordnet. Die ganzen Gänge im Schulgebäude sind wie Straßen einer Großstadt, und auf dem Schulhof gibt es jede Menge weitere Straßen durch Felder und Wiesen.

So beginne ich, alle »Straßen« in der Schule »abzufahren«, mit ausgestreckten Händen mit dem Lenkrad in der Hand, als Auto. Binnen weniger Tage kenne ich alle Gänge und Räume der neuen Schule. Als Abbildung von Straßen, Parkplätzen und anderen Verkehrssorten in meinem Kopf.

Das Abfahren all dieser Straßen ist immer toll. Leider halten sich die allermeisten nicht an erkennbare Verkehrsregeln. Kaum einer fährt rechts, stattdessen laufen alle durcheinander. Dennoch sind Umfälle eher selten. Aber nicht nur die Schule besteht aus Straßen, nein, auch der ganze Weg nach Hause. Er ist eine einzige endlos lange Überlandstraße, die erst durch Städte, dann über das Gebirge, den Bolzberg, und schließlich wieder durch eine lange Stadt nach Hause führt.

Doch mit der Verkehrsdisziplin der Fußgänger hapert es. Da bin ich machtlos. Und wundere mich, dass die Menschen es geschafft haben, weitestgehend ordnungsgemäßen Autoverkehr auf echten Straßen zu etablieren. Fußgängerzonen sind für mich keine Straßen, nur Wirrwarr. Die Menschen bewegen sich wie Ameisen, die auch immer im Zickzack über die Betonplatten laufen.

Nach einigen Tagen schnappe ich an der Schule gerade noch die Worte meines Klassenlehrers auf: »… also noch mal, morgen müsst ihr unbedingt den 7:30-Bus nehmen!« Warum denn jetzt bloß das?, frage ich mich, aber eine Gegenfrage kriege ich nicht über meine Lippen. Zu oft wurde im Leben schon gesagt: »Darum!«, oder: »Das stellt sich raus!« Informationen, die den Lärm nicht wert sind.

Wieso müssen wir denn bloß morgen unbedingt den Bus nehmen? Und dann auch noch so einen frühen, obwohl wir morgen doch erst zur zweiten Stunde da sein müssten? Die Welt ist wirklich komisch! Quälende Fragen rauben mir die Zeit und die Konzentration und die Motivation, bei den kommenden Stunden noch mitzumachen und aufzupassen. Endlich ist Schulschluss, Zeit nach Hause zu fahren, da, wo ich bestimme, was wann wie gemacht wird und was nicht.

Zu Hause angekommen erzähle ich gleich der Locken von

dieser seltsamen Sache mit dem Bus: »Morgen muss ich den 7:30-Bus nehmen!« Die fragt natürlich zurück, was ich auch denke: »Wieso musst du morgen den Bus nehmen? Du hast doch erst zur zweiten Stunde?« Da ich nach wie vor von nichts Ahnung habe, antworte ich: »Irgendwas ist da, ich weiß auch nicht mehr, was, aber wir sollen morgen unbedingt den 7:30-Bus nehmen!«

So stehe ich, der kleine Tomai, am nächsten Tag extra eine halbe Stunde früher auf, um diesmal mit dem Bus rechtzeitig zur Schule zu kommen. Es verursacht starken Stress, zu einer anderen Zeit aufzustehen und dann noch den eigenen »Wagen« zu Hause zu lassen. Schließlich treffe ich an der Bushaltestelle ein. Und der gelbfarbene Schulbus mit seinen seitlichen roten Streifen kommt auch.

Kaum bin ich eingestiegen, da stelle ich fest, dass die roten ledernen Sitze im gelben Bus eigenartig nach Bus riechen. Es macht Spaß, über deren Oberfläche zu streichen, bis sich andere Kinder noch dazusetzen wollen. Komischerweise ist keiner der Leute im Bus, die in meine Klasse gehen. Das wundert mich. Ich ahne, dass ich da irgendetwas nicht verstanden habe gestern. Aber was bloß?

Als ich schließlich in der Schule angekommen bin, suche ich die Leute aus meiner Klasse vergebens. Und welchen Unterricht wir jetzt wo haben sollen, das weiß ich auch nicht! So stehe ich in der Pausenhalle herum und gehe zum Mondmosaik. Endlich habe ich Zeit, es einmal ausführlich zu betrachten und darüberzustreichen. Meine Hand fährt über die filigranen, bunten Plättchen. Da werde ich auf einmal gestört. Ein Mitschüler taucht auf und fragt mich: »Was machst du denn schon hier?«

Darauf sage ich nichts, denn das hat er ja schließlich gesehen, dass ich das Mondmosaik anfasse. Allmählich finden sich immer mehr Leute aus meiner Klasse ein, bis mich jemand fragt: »Ich habe heute dein Fahrrad gar nicht gesehen?! Ist es kaputt?«

»Nein!«, antworte ich. »Ich bin mit dem Bus gekommen! Wir sollten doch den 7:30-Bus nehmen!«

Da schallt es zu den anderen: »Maaaannn, ist der doof, kommt jeden Tag mit dem Fahrrad, und wenn der richtige Bus mal nicht fährt, dann kommen WIR mit dem Fahrrad und DER kommt mit einem Bus …«

»Aber warum sollten wir denn dann mit dem 7:30-Bus kommen?«

»Na, weil der Bus zur zweiten Stunde heute ausgefallen ist, du Schlauberger!«

Ich gänsehäute mich. Ganz allmählich fällt satzvokabelhaft der Groschen pfennigweise in mein Rohr der Erleuchtung runter. Du Vollidiot, bestrafe ich mich selber, nie wieder werde ich freiwillig mit dem Bus fahren! Basta!

Zu Hause muss ich mir auch noch eine Predigt der Locken anhören: »Weißte, du bist immer so pfiffig und so gescheit, aber das verstehe ich nicht! Vielleicht musst du einfach mal besser zuhören, was da gesagt wird! Und wenn du nicht richtig verstanden hast, was los ist, fragt man nach!«

In dem ganzen Wörterschwall schnappe ich noch auf, dass man auch darauf achten müsse, wie die anderen kucken, dann wisse man oft auch, wie etwas gemeint sei. Für mich bleibt alles rätselhaft. Woher soll ich denn wissen, was die anderen denken oder fühlen? Ich kann doch nicht in ihre Köpfe sehen. So, wie auch niemand weiß, was ich denke oder fühle.

»Auf dassss Tor doch nicht, du Depp!«

Jetzt »gehe« ich also schon eine ganze Weile nach Ilsede. Da wird es Zeit für ein neues, angemessen größeres Fahrrad. Mein Wagen, mit dem ich ab sofort tagtäglich zur Schule fahre, ist ein Bonanzarad, ein Geländewagen mit schwarzem Bananensattel und doppelter gebogener Autoscooterstange, die hinten am Sitz angebracht ist. Mein Wagen ist violettfarben, hat eine Knüppelschaltung und einen Lenker Marke »Easy Rider«. Und er hat eine eigene Autonummer: GAD – PS 943. Mit ovalem Nationalitätskennzeichen »SRL« für die SCRAL.

In meiner neuen Schule findet auf einmal kein Unterricht statt, sondern so eine langweilige Wahl. Ämter müssen vergeben werden. Das klingt nach Behörde und zähem Fluss. Vorgeschlagen werde ich für das Amt des Klassensprechers und das des Klassenbuchführers. Da ich viele Probleme anderer nicht nachvollziehen kann und diese mich daher eigentlich auch überhaupt nicht interessieren, will ich lieber nicht Klassensprecher werden. Ich könnte zwar für die Interessen der Klasse kämpfen, aber mich kaum für nicht nachvollziehbare Probleme anderer einsetzen. Das weiß ich. Zum Glück kriege ich nicht genug Stimmen, um Klassensprecher zu sein. Die Wahl zum Klassenbuchführer gewinne ich dagegen erstaunlicherweise sofort einstimmig. Direkt nach der Wahl gibt mir die Klassenlehrerin das dunkle, etwa DIN-A-4-große Buch, das ich ab jetzt immer zu allen Räumen mitnehmen muss, in denen Unterricht stattfindet. Für mich stellt sich dieses Klassenbuch als ein Glücksgriff heraus. Denn endlich erhalte ich ein richtiges Lenkrad. Es ist plastikledern und etwas neumodern, weil es nicht rund, sondern viereckig ist. Aber es liegt sehr gut in den Händen. So fahre ich fortan stolz mit dem Klassenbuch als Lenkrad den vollbesetzten Klassenbus durch die Gänge, meine Straßen, von Raum zu Raum.

Mittlerweile sind einige Tage am Gymnasium vergangen. Während ich nach wie vor nicht alle kenne und damit kaum weiß, wer alles zu meiner Klasse gehört, scheinen sich die anderen untereinander schon gut zu kennen. Ich kenne etwa nur ein Drittel der Klasse. Deren Gesichter kann ich auseinanderhalten. Dennoch helfen mir beim Merken der vielen neuen Leute vor allem Besonderheiten an der Kleidung. Hosen fallen mir immer zuerst auf. Wie zum Beispiel der helle, weißfarbig durchgescheuerte Ring am blaubleichen Jeanshintern von Michael. Anscheinend hat er in der Tasche eine kleine Dose. Immer. Mich würde die beim Sitzen stören.

Am liebsten schaue ich sowieso die Leute von hinten an. Dann sehen sie nicht, dass ich sie beobachte. Und das Gesicht einer Hose, also das Aussehen der Hose am Körper, das kann ich mir schnell und gut merken. Besonders bei Jeans.

Es sind die Linien, die Nähte, die ich immer als Allererstes sehe. Ich sehe sofort, wie so eine Hose zusammengenäht ist, ob da eine Doppel- oder eine Einfachnaht ist, ob die Naht regulär oder ungewöhnlich ist. So hat ein Mitschüler oft eine Hose an, deren Naht hinten lauter heraushängende Fäden hat und die damit so irregulär filigran geflickt ist, dass es so aussieht, als würde seine Hose jederzeit an der Naht wieder aufgehen. Da muss ich immer wieder hinschauen. Schon manchmal habe ich es kommen sehen, dass jemandem die Hose beim Bücken hinten aufriss. Wie unangenehm! Deswegen kontrolliere ich jeden Morgen die wichtigsten Nähte meiner Hosen. Aber es sind nicht nur die Hosen, auch an der Art der Pullover kann ich Menschen zuverlässig und schnell wiedererkennen. Und an Jacken und T-Shirts.

Wieder andere haben auffällige Ketten oder Armbanduhren. Das verstehe ich sowieso nicht. Ich kann keine Armbanduhren tragen, die stören mich immer.

Da sich aber die Kleidung ändert, habe ich mir einen Sitzplan gemalt. Anhand der Positionen kann ich so die Gesichter der Mitschüler wie Vokabeln auswendig lernen. Aber auch dabei kommt es immer erst auf ungewöhnliche Auffälligkeiten im Gesicht an. Dazu gehören Leberflecke oder Frisuren. Komischerweise sehe ich nicht gleich, ob jemand eine Brille trägt oder nicht.

In Fachräumen wie dem Bioraum, dem Musiksaal oder dem Sprachlabor sitzen wir oft anders. Dann gilt mein Sitzplan vom Klassenraum nicht mehr. Während ich aber hier die Leute aus meiner Klasse an der Kleidung tagesaktuell wiedererkennen kann, bin ich beim Sportunterricht verloren. Wenn es beim Fußballspielen keine gelben, roten und blauen Bänder für die Mannschaftszugehörigkeit gibt, weiß ich nicht, wer zu meiner Mannschaft gehört.

Im Zuspielen des Balles bin ich leider etwas ungeschickt, aber dafür schaffe ich es oft, anderen den Ball wegzunehmen. So spiele ich meistens in der Abwehr, selten im Angriff einer Mannschaft. Weil ich aber wirklich sehr schnell laufen kann, versuche ich auch manchmal, als Abwehrspieler stürmend ein Tor zu schießen.

Eines Tages lässt der Lehrer im Sport ein kleines Fußballturnier spielen. Es werden schnell drei Gruppen eingeteilt, jede soll gegen jede einmal spielen. Ein ganz großes Problem für mich, denn da wir diesmal keine farbbunten Erkennungsbänder bekommen haben, bin ich verloren. Verdammt noch mal, zwei aus meiner Mannschaft kenne ich ja, aber wer ist Mitspieler und wer ist Gegner? Noch während ich darüber nachdenke, landet der Ball genau vor meinen Füßen. Und ich stehe vor dem freien Tor. Endlich kann ich auch mal ein Tor schießen und dresche den Fußball Richtung Tor. Schade, gehalten! Plötzlich blafft mich einer von hinten ganz nahlautig an: »Maaaahhnn, auf dassssss Tor doch nicht, du Depp!«

Oh?! Zum Glück, gehalten! Immerhin kann ich mich nützlich machen, indem ich der gegnerischen Mannschaft den Ball abluchse. Und an mir als einem sich sehr schnell wandelnden Pfosten muss man erst mal vorbeikommen. Auf diese Weise finde ich häufig meine Rolle im Spiel und darf dazugehören.

Der Baumschubser

Pause auf dem Schulhof. Dort gibt es ein Gebiet, da stehen lauter kleine Bäume und Büsche. Durch diese Bäume und Büsche führen kleine Pfade, meine engen, baumkuscheligen Dschungelstraßen. Auf den Ästen der niedrigen Bäume sitzen immer wieder Leute. Als einmal so ein Ast frei ist, will ich das auch mal ausprobieren und setze mich längs drauf.

Kaum habe ich es mir dort gemütlich gemacht, werde ich beschimpft: »Ey, runter da, da habe ich gesessen!«

»Da hat niemand gesessen! Was letzte Pause war, zählt nicht mehr!«

Schnell gruppieren sich einige Klassenkameraden um den bestrittenen Platz auf dem Ast. Auf einmal werde ich von einer Mitschülerin von diesem Ast geschubst und lande im Staub.

Anschließend setzt sie sich auf den Ast. Zu Recht sage ich diesmal: »Da habe ich gesessen!«, und schubse sie genauso runter, wie sie mich vorher geschubst hat. Doch im Gegensatz zu mir steht sie nicht gleich wieder auf, sondern schreit los. Vor diesem schrillen Lärm flüchte ich schnellstmöglich. Dieses sirenenartige Geplärr und dieses zickige Gehabe von Mädchen kann ich überhaupt nicht ertragen.

Nach der großen Pause finden sich alle wieder im Klassenraum ein. Da werde ich erneut beschimpft: »Du bist ja wohl nicht ganz dicht! Die hat sich was gebrochen! Du kannst sie doch nicht einfach vom Baum schubsen!«

»Wieso denn das nicht, hat sie doch mit mir auch gemacht! Was die darf, darf ich auch!«

»Aber die hat sich was gebrochen!«

»Dann muss sie eben nicht auf Bäume klettern, wenn sie sich gleich was bricht, da kann man immer mal runterfallen!«

So geht die Diskussion hin und her, bis der Lehrer kommt. Dem erzählen die anderen natürlich sofort, warum das Mädchen in der nun anstehenden Unterrichtsstunde fehlt, dass sie wegen mir zum Arzt müsse und dass ich ihr was gebrochen haben soll. Das finde ich äußerst ungerecht, denn sie hat mich ganz genauso von diesem Ast gestoßen. Viel mehr noch: Sie hatte keinen Grund, mich da runterzuschmeißen, während ich sehr wohl einen Grund hatte.

Es hilft alles nichts, der Lehrer trägt einen Tadel in mein Klassenbuch ein. Einen Tadel für Peter Schmidt. Andere aus der Klasse haben zwar schon viele Rügen und etliche Tadel in diesem Buch, aber ich hätte niemals gedacht, dass ich auch mal so einen Eintrag in diesem Buch bekomme. Nun bin ich hier also nicht mehr tadellos. Wieso bekomme ich für etwas einen Tadel, was nicht mein Problem ist? Wenn die Tante nicht landen kann oder kranke Knochen hat, dann kann und darf sie eben nicht auf Bäume klettern und schon gar nicht vorher andere Leute runterschubsen. Warum verdammt noch mal kriege ich einen Tadel und die nicht? Dennoch habe ich irgendwie ein schlechtes Gewissen. Vielleicht habe ich sie ja doch zu dolle vom Baum gestoßen? Tagelang muss ich darüber nachdenken. Tagelang bin ich vollkommen in mich gekehrt, tagelang nicht ansprechbar. Weil ich das alles nicht verstehe.

Eines Tages verteilt die Klassenlehrerin im Anschluss an eine Unterrichtsstunde Briefe mit blauem Umschlag. Oje, das müssen sie sein, die sogenannten blauen Briefe, die es für Tadeleinträge im Klassenbuch gibt. Ich bin erleichtert, als ich erfahre, dass aufgrund der Vielzahl von Rügen und Tadeln im Klassenbuch nur diejenigen blaue Briefe bekommen, die bereits öfter im Klassenbuch verwarnt worden sind. Denn ich hätte nicht gewusst, wie ich auch noch den Ärger von den Papamamas verkraften soll. Glück gehabt!

Im Tunnel der Polypen

Während der kleine Tomai in der Grundschule im Diktat grundsätzlich Einsen mit null Fehlern geschrieben hat, wird für mich das erste Diktat am Gymnasium zur Katastrophe. Der Text blutet mit vielen Fehlern, die Note ist eine glatte Vier. Das hat es noch nie gegeben! Und die Fehler sind sehr seltsame Fehler. Der Lehrer hat oft druntergeschrieben, dass er das so überhaupt nicht diktiert habe, ich müsse besser zuhören, wenn er spricht.

Ich sage ihm, dass er viel zu leise gesprochen habe. Und Bitten der Schüler, doch einen Satz noch mal zu wiederholen, lehnt er ab, da wir lernen sollen, konzentriert zuzuhören und das Gehörte aus dem Gedächtnis wiederzugeben. Das könne ich dann wohl nicht. Dennoch bleibe ich bei meiner Version, dass er viel zu leise gesprochen hat. Ich glaube einfach nicht, dass ich mir das falsch gemerkt habe.

Kaum dass ich mit der Vier im Tornister zu Hause angekommen bin, legt die Locken gleich zum braunen Brummelbären ausgerichtet los: »Siehste, das kommt dabei raus! Das habe ich doch gleich gesagt! Das Gymnasium ist für deehhn doch vieeeel zu schwer! Das packt der dann wohl doch nicht!« Ich spüre, dass irgendetwas nicht richtig ist, aber was?

Vier Wochen später sollen wir dann auch einen Aufsatz schreiben. Jetzt würde sie wohl kommen, die allererste Fünf im Leben, denke ich so vor mich hin. Doch die sicher geglaubte Fünf bleibt aus, denn es geschieht ein Wunder. Als ich das Heft zurückbekomme, glaube ich meinen Augen nicht. Kaum Lehrerrot drinnen. Und die Note: eine völlig unerwartete Zwei.

Verkehrte Welt. Diktat vier, Aufsatz zwei. Das findet selbst die Locken jetzt nicht normal. Als ich sage, dass mittlerweile auch immer mehr Mitschüler viel zu leise sprechen, sagt der braune Brummelbär auf einmal zur Locken: »Mir ist das in letzter Zeit auch schon aufgefallen, der hat immer öfter ›Waaas?‹ gefragt. Ich glaube, der ist schwerhörig geworden.« Doch das will die Locken zunächst auch nicht glauben. Dennoch klingt diese Theorie interessant und nach Hoffnung auf Besserung. So gibt es schließlich einen Termin beim HNO-Arzt.

Zunächst einmal stellt der Arzt fest, dass ich tatsächlich nicht richtig höre. Genauer: nicht mehr richtig höre. Angeblich habe das viele Springen vom Fünfer im Freibad bei kaltem Wetter dieser Entwicklung Vorschub geleistet. Der Lehrer hat also nie zu leise gesprochen, sondern ich konnte ihn einfach nicht mehr richtig hören, vor allem wenn er weiter weg von mir stand. Schließlich findet der HNO-Arzt die Ursache für das schwerere Hören. Ich habe so etwas wie Polypen im Hals, die mittlerweile alles zugewuchert haben sollen. Wenn er die rausschneide, könne ich wieder viel besser hören.

Eine Woche später sitze ich ganz tapfer auf dem OP-Stuhl. Ich bekomme ein Gestell in den weit spannig aufgerissenen Mund geschraubt. Ich will schreien, kann aber nicht, weil der Mund aufgerissen festgebissen am Metall verankert ist. Dann hält der weißkittelige HNO-Arzt mir ein lilafarbenes, eiförmiges Tuch vor Mund und Nase und sagt: »Bitte jetzt ein paarmal richtig tief einatmen!«

Ein streng stechend stinkender Geruch steigt mir entgegen, der schließlich über meine Nase in mich einzieht. Entsetzt frage ich gestellverzerrt: »Das stinkt, was isn das?«

»Äther!«

»Was isn das, Äther?«

»Das betäubt dich, damit du die OP nicht spürst!«

Wehtun soll es ja nicht, also atme ich tief ein. Plötzlich kribbeln die Finger, dann die Arme, die Füße und auch die Beine. Ich spüre, wie ich den Zugriff zu meinem Körper verliere, wie ich immer leichter werde, immer mehr erst weit weg und dann einfach weg bin. Voller Panik kneife ich dem HNO-Arzt in den Arm. Ich kneife immer doller, so fest ich nur kann, nur um zu spüren, dass ich noch da bin. Ich bekomme Sterbensangst, doch das gefühlte schrittweise Abschalten meines Körpers und Entfernen aus der Welt gehen unaufhaltsam weiter. Sekunden später tauben bereits alle meine Gliedmaßen. Ich entgnubbele immer mehr. Ich will schreien, doch da kommt nur Stille aus meinem Mund.

Und während die Gliedmaßen verschwinden, werden die Geräusche um mich herum immer schneller immer leiser. Sie entschwinden so, als wenn jemand den Laut-leise-Knopf eines Radios immer weiter auf null dreht bis hin zur totalen Verstummung. Dann sehe ich für Sekunden in den OP-Raum wie in einen Stummfilm, machtlos der Entschwindung ergeben.

Derweil scheine ich immer mehr aus meinem Körper zu kriechen, die Schwere lässt mich los, so wie in den wenigen Sekunden zwischen dem Absprung vom Fünfer und dem Aufprall auf dem Wasser. Ich werde auf einmal ganz leicht, bis ich gar nichts mehr zu wiegen scheine. Und dabei entschwindet alles, was ich noch verschwommen sehe, immer schneller nach immer weiter weg.

Als alles in weiter Ferne immer kleiner und leiser wird und schließlich alles schweigend taub entschwindet, verlasse ich offenbar mit meiner Wahrnehmung Raum und Zeit des OP-Raums. Der Äther scheint meine Seele von der körpernen Gefangenschaft zu befreien. Ich finde mich körperlos in tunneligen, abwechselnd hellen und dunkeligen, unermesslichen, rohrigen Gefilden wieder. Ganz langsam bewege ich mich und versuche, mich dabei zu orientieren. Ich reise in riesigen Rohren, die immer enger werden.

Bizarre und skurrile Effekte aus geometrischen Linien und Körpern umgeben mich, alles geht in- und durcheinander. Und ich finde mich in mir selbst enthalten, wie bei dem Spiegelbild, bei dessen Anblick ich seinerzeit »Die-liegende-Acht« begriff, das Unendliche. Ich bewege mich in der zeitlichen Dimension, räumlich unermesslich. Auf einmal kommt alles dichter und dichter, als würde ich ersticken. Ich will raus da und kann nicht.

Meine Seele will in einer bestimmten Zeitdimension aufwachen, darf es aber nicht. Immer schneller werde ich dann achterbahnartig durch scharfe Kurven der Tunnelgänge geschleudert. Eine bizarre Kraft zieht mich von einer Ebene mit in sich selbst gekrümmten Tunnelwänden zur anderen. Immer wieder will ich verzweifelt stehen bleiben, aber ich werde immer schneller immer weiter getrieben. Ich bin innerlich weiter am Ersticken.

Meine Seele ist auf einmal gefangen in einem Körper, dem es nicht möglich ist, die abwechselnd schwarz-weißen, immer schneller dahinrasenden Tunnelwände der Ebenen zu durchbrechen. Und immer wieder gleißt der in der tunneligen Ferne schier unerreichbare Lichtpunkt. Dann rastet plötzlich die Zeitdimension ein. Vor mir erscheint eine Wand, die mich zu erdrücken droht. Der Lichtpunkt rückt derweil in unendliche Ferne.

Rechtwinklig links ab nach schräg oben führt mein wandumgebend erdrückender Weg in die Finsternis, wo es »Peter – ter – ter – ter- Schmidt – dt – dt – dt – dt – dt – ist – st – st – st – tot –tot – tot – tot« durch die in sich selbst gekrümmten Tunnelwände von jenseits der Wände echot. Die echoenden Stimmen werden schließlich immer leiser, rücken in die weite Ferne, bis plötzlich ein knacksendes Geräusch die eben noch stahlharte Wand wegdimensioniert und ich stattdessen den weißkitteligen HNO-Arzt verschwommen vor mir sehe, ohne das so im ersten Moment zu begreifen.

»Woooooo bin ich hier?«, panike ich raus, noch nicht realisierend, dass ich wieder im OP-Raum gekörpert bin. Ich spucke viel Lava aus meinem Innern, und im Gegenverkehr strömt das Blut auch in mein Inneres. Das schmecke ich. Bleiern. Ich schreie, weil ich diese rotflüssige Lava schmecken, riechen und schlucken muss. Und ich regne im Gesicht, weil ich noch einmal der tunneligen Ganggefangenschaft entronnen bin, in der die Schwere mich herumschleuderte. Ja, die Schwere, sie hat mich wieder, aber sie ruht und schleudert nicht mehr.

»Es ist vorbei, du hast es geschafft. Es ist vorbei. Junge, es ist vorbei. Das blutet jetzt noch ein bisschen, und dann kannst du mit deiner Mutter nach Hause fahren«, versucht mich der HNO-Arzt zu trösten, und zeigt mir eine faule Stelle, einen blauen Fleck, in seinem Arm. Meine Kneifspuren. Derweil brennt es im Innern von mir, im Rachen, immer mehr ganz eigenartig, alles schmeckt eklig bleiern nach Metall. Aber es tut nicht weh. Nur der entsetzliche Albtraum schmerzt höllisch nach.

Auf einmal ist die ganze Welt so laut, wie ich sie vielleicht noch niemals zuvor gehört habe. Auf einmal höre ich Dinge, die ich wiedererkenne, aber schon sehr lange nicht mehr gehört habe. Dazu gehört das Fiepen von Fernsehern und Heizungen genauso wie das tiefe Brummen ferner Maschinen und irgendwelcher Geräte, die in der Küche laufen. Und ich höre alles, was die Leute sagen, viel klarer als vorher.

Es ist wieder so, wie es früher einmal war. Aber ich glaube, jetzt höre ich zu viel. Viele Geräusche, die nerven, die ich lieber nicht gehört hätte. So ist zum Beispiel das Gekreische in der Schule auf einmal unerträglich laut geworden. Ich wünsche mir, doch noch ein bisschen schwerhörig zu sein, bis ich das erste Diktat mit einer Zwei nach Hause bringe. Die einzige Zwei, keine Eins, es sei ein sehr schwieriges Diktat gewesen. Und der einzige Fehler ist für mich gar kein Fehler: »Umfall« habe ich statt »Unfall« geschrieben.

Es soll angeblich nicht Umfall, sondern tatsächlich Unfall heißen, wenn Autos ineinanderfahren. Das ist mir neu. Umfall hat doch was mit umfallen zu tun. Und ein anderes Wort, das neu für mich ist, ist Umgebungsstraße. Es sei falsch, es müsse Umgehungsstraße heißen. Die Straße geht doch durch die Umgebung, ich umgehe da doch nichts. Wenn überhaupt, umfahre ich da höchstens etwas. Ich fahre auf Umgebungsstraßen an vielen Häusern vorbei, um die Umgebung endlich besser sehen zu können. Umgehungsstraße?!

Die tollen Tabellenbücher

Das Kinderzimmer habe ich bisher immer noch mit Tantchen geteilt. Meine Hausaufgaben habe ich am Küchentisch gemacht. Dort habe ich auch geographische Daten zusammengestellt und astronomische Daten in Tabellen geordnet. Nun kündigt sich endlich mein eigenes Zimmer an. Als Erstes bekomme ich meinen eigenen Schreibtisch. Der steht nun vorübergehend in der Stube. In der Ecke am Schornstein. Bis zu dieser Zeit war an Alleinsein und Ruhe nicht zu denken. Tantchen nervte mich oft durch ihr ständiges Bedürfnis nach Aufmerksamkeit, was die Locken dann bedauernd kommentierte: »Kuck mal, der Peter kann sich immer sooo schön stundenlang alleine beschäftigen. Da kann ich immer ungestört meine Arbeit machen. Lass den doch in Ruhe!« Aber Tantchen geht nun meistens zur Nachbarin. Zum Glück.

In der Zwischenzeit erledigt der braune Brummelbär auf dem Boden, wo im Sommer Shangri-La und die Insel Tubukuai untergingen, die letzten Arbeiten für mein eigenes Zimmer. Im Dezember, kurz vor Weihnachten, ziehe ich endlich ein. Nie zuvor habe ich so viel Ruhe genießen können. Tapeten und Teppich habe ich mir selber ausgesucht, alles in Grün, weil das Grün in meiner vierfarbig bunten Flagge der SCRAL Andorra State repräsentiert. Der Fußboden sieht von oben aus, als sei das ein riesiger grünbunter Urwald, durchzogen von Dschungel- und Saumpfaden. Und er ist voller Vieren. Weil die Vier grün ist – und grün vier ist.

Zum Ende des ersten Halbjahres müssen wir noch einen Aufsatz schreiben. Zwei Themen stehen zur Auswahl: »Das Auto waschen« oder »Ein Geschenk machen«. Da mir zum Auto nichts anderes als der Gartenschlauch einfällt, entscheide ich mich für das Machen eines Geschenkes. Als ich zwei Wochen später den Aufsatz zurückbekomme, kommt der Lehrer zu mir und sagt: »Eigentlich hast du eine Fünf verdient, denn du hast das Thema verfehlt. Da das, was du geschrieben hast, dir ganz gut gelungen ist, will ich mal nicht so sein.«

Gespannt schaue ich in mein Heft, eine Drei steht darunter, daneben einige Sätze des Lehrers, beginnend mit »Thema verfehlt!«. Warum denn das? Ich habe doch genau beschrieben, wie ich mir im Dorfladen das Geschenkpapier aussuche, welchen Schuhkarton ich nehme und wie ich das Geschenk in den Schuhkarton packe, damit es nicht kaputtgeht und so weiter. Was ist denn daran falsch? Laut Lehrerrot hätte ich zwar genau beschrieben, wie ich ein Geschenk verpacke, aber ich hätte weder etwas über das Geschenk selbst geschrieben, noch für wen es sei und aus welchem Anlass es überreicht werden sollte.

Die Locken fragt sich immer noch, ob das Gymnasium wirklich die richtige Schule für mich ist. Deshalb besucht sie einen Elternsprechtag. Erleichtert kommt sie zurück und erzählt, dass der Deutschlehrer sich über vieles gewundert habe, zum Beispiel woher ich Castrop-Rauxel kenne, denn da komme er her. Ich sei eine richtige kleine Persönlichkeit! Damit ist die Locken erst mal ruhiggestellt.

Auf jeden Fall ist nun die Welt wieder richtig herum. Es gibt Einsen und Zweien für Diktate, Dreien und Vieren für Aufsätze.

Von Onkel Bartels bekomme ich einen alten, unbenutzten Lehrerkalender. Mit einem Namensschild, das der braune Brummelbär auf der Arbeit für mich gemacht hat, ist er professionell als mein persönlicher Kalender ausgewiesen.

In diesem tollen Tabellenbuch notiere ich zunächst meine eigenen mündlichen Noten und die Zensuren, die unter den Arbeiten stehen. Allmählich erfasse ich die mündlichen und schriftlichen Noten ausgewählter Mitschüler, vorrangig derjenigen aus demselben Ort und die ich bereits genauer kenne. Die Noten merke ich mir, indem ich mir einfach die Farben der Zahlen einpräge und dieses Farbmuster zu Hause wieder in Zahlen übersetzt in den Kalender eintrage.

Gerade will ich meine Hausaufgaben machen, da präsentiert sich mir in meinem braunen Schulranzen ein zerknickter Zettel. Nach seiner Entfaltung lese ich:

STRAFZETTEL

An : Peter Schmit
In : Gadenstedt
Wegen Verkehrwideriegem Fahrverhaltems im
Klassenzimmer und auf dem Schulhof.
Daher das URTEIL : Fahrerfluch mit
zu hohem Tempo! FÜHRERSCHEINENTZUG!
Fals kein Führerschein vorliegt, wie ich mei
meine, wird dir das Paar Schuhe
entzogen.
Ausgestelt am 24.2.1977 in Münstedt

Meine Schuhe sind die Reifen meines Autos. Beim Parken in der Sporthalle muss ich also zukünftig besonders aufpassen. In der Schule versuchen einige Mitschüler nun, die über mich verhängte Strafe einzutreiben. Doch ich verteidige meine Bereifung mit allem mir zur Verfügung stehenden Mitteln. Am wirksamsten stellt sich nach wie vor heraus, Mitschüler, die mich ärgern, in den Arm zu beißen. Es ist auch die einzige Form der körperlichen Gegenwehr, die ich einigermaßen wirksam abschreckend beherrsche.

Eines Morgens will ich wie immer das Klassenbuch aus dem Fach im Klassenbuchschrank abholen. Doch das Klassenbuch, mein Lenkrad, fehlt. Enttäuscht trete ich den Weg zum Klassenzimmer an. Dort angekommen, bin ich erstarrt. Stille umgibt mich. An mündliche Beteiligung am Unterricht ist nicht zu denken. Als der Lehrer seine üblichen Eintragungen in das Buch vornehmen will, stellt er natürlich fest, dass das Buch nicht da ist.

Ich sage ihm, dass es heute Morgen nicht dort im Fach war, wo ich es am Vortag reingestellt hatte. Das Klassenbuch bleibt verschollen. Zwei Tage lang bleibe ich stillschweigend. Dann taucht das Klassenbuch unvermittelt wieder auf, indem es einfach auf dem Lehrerpult liegt. Da muss es also jemand anders hingelegt haben. So ist es auf einmal zwar wieder da, aber es bleiben Fragen offen.

Wie sich später herausstellt, hatte es jemand versteckt, um mich damit zu ärgern. Um dies zukünftig zu verhindern, nehme ich ab sofort das Klassenbuch immer mit nach Hause.

Da entpuppt sich das Klassenbuch als ein für mich hochinteressantes Buch. Nicht nur, dass das mein Lenkrad ist und da Tag für Tag schön geordnet tabellarisch drinsteht, was wir so alles gelernt haben, nein, es sind vor allem die allerersten Seiten in dem Buch, die plötzlich und unerwartet mein besonderes Interesse erregen. Dort stehen nämlich die ganzen Namen aller Schüler der Klasse in einer Tabellenspalte untereinander. Und dahinter gibt es für jedes Schulfach mehrere Spalten. Und in diesen Spalten sind die ganzen Noten der bereits geschriebenen Klassenarbeiten eingetragen. Tabellen mit Zahlen, herrlich juchzig! Das rechteckige Lenkrad entpuppt sich für mich als ein ganz tolles Tabellenbuch!

So übertrage ich fortan zu Hause in mein eigenes Tabellenbuch, dem Lehrerkalender, die Inhalte der Tabellen aus dem

Lenkradbuch und ordne sie vor allem nach meinem eigenen Schema neu. Die Klassenbuchtabellen im eigenen Lehrerkalender glücken mich. Denn es macht einfach Spaß, diese Zahlen zu betrachten und damit gedanklich stundenlang zu spielen. Besonders spannend sind alle möglichen Formen von Gesetzmäßigkeiten in diesen Zahlen. In der Fülle von Daten erkenne ich verborgene Regelmäßigkeiten und Zusammenhänge.

Schließlich rufen die ganzen eingetragenen Rügen und Tadel auch danach, durch mich tabellarisch aufbereitet zu werden. So gehe ich das ganze Buch durch und übertrage in meine Tabelle, wer wann welche Bemerkung erhalten hat. Auch das ist eine hochinteressante Statistik. Wiederholt vergessene Hausaufgaben und wiederholtes Stören des Unterrichts durch Schießen mit Papierkugeln führen die Statistik an. Aber die ganzen Ärgereien in den Pausen, auch viele schlimme Dinge wie Schlagen und Prügeln, das alles steht gar nicht drin.

»Dann spring doch!«

Monatelang durfte ich nicht am Schwimmunterricht teilnehmen. Wegen der Operation beim HNO-Arzt. Schließlich kommt der Tag, an dem ich endlich und zum allerersten Mal am Schwimmunterricht teilnehmen kann. Große Verwunderung herrscht in der Umkleidekabine. Alle halten beim Umziehen inne, als sie sehen, wie ich meine bleichblaue Jeans ausziehe. »Na, haste jetzt endlich deinen Freischwimmer gemacht?«, fragt mich Frank.

»Nein, den habe ich schon lange!«

Nur diejenigen, die mit mir im Sommer vom Fünfer im Freibad gesprungen sind, wissen, dass ich sehr wohl längst schwimmen kann, aber die sagen nichts dazu. Da ich leider einer der Langsamsten bin, fühlen Frank und die anderen sich bestätigt, dass ich gerade erst das Schwimmen gelernt habe. Außerdem würde ich irgendwie total komisch schwimmen.

Nach dem Pflichtprogramm erlaubt uns der Sportlehrer, noch eine Viertelstunde lang nach Belieben im Becken zu plantschen. Zeit, um endlich den im Hallenbad vorhandenen Sprungturm zu nutzen. Es gibt einen Einer und einen Dreier. Oben auf dem Dreier angekommen, versperren meine Mitschüler mir die Stellen im Wasser, an denen ich eintauchen würde. »Spring doch, spring doch, spring doch, traust dich wohl nicht, was! Der Dreier ist wohl zu hoch für dich, was?«, höre ich aus dem Wasser.

Ich würde ja gerne springen, aber die lassen mich ja nicht! Ich fordere sie daher wiederholt auf, endlich das Wasser unterm Dreier frei zu machen. Vergebens. Schließlich folge ich ihrer Aufforderung, zu springen, in der Hoffnung, dass sie schon wegtauchen, wenn sie mich anfliegen sehen. Ich nehme Anlauf und springe glatt über die Gruppe hinweg. Kaum bin ich im Wasser gelandet, spüre ich unangenehm heftige Berührungen. Wie Haie sind die anderen herbeigeschwommen und halten mich unter Wasser fest. Ich kriege Erstickungspanik.

Besonders einer von denen drückt mich immer wieder runter. Verzweifelt versuche ich, Luft zu bekommen, indem ich immer heftiger zutrete. Doch die anderen bleiben stärker. Als mir langsam schwarz vor Augen wird, trete ich verzweifelt demjenigen, der mich immer wieder tiefer drückt, mit aller Kraft ins Genick und noch mal, so doll ich kann, ins Gesicht, bis er endlich loslässt. Schließlich schaffe ich es an die Oberfläche, um endlich schreiend nach Luft zu schnappen. Neben mir färbt sich das Wasser rot.

Sofort flüchten die Täter zum Lehrer, einer davon eine Spur aus roten Punkten hinterlassend. Ich werde verhaftet und zum Lehrer gezerrt. »Der Peter hat den Carsten so doll getreten, dass er unter Wasser Nasenbluten gekriegt hat!«, lautet die Anklage. Bevor ich sagen kann, was wirklich passiert ist, ergänzt der noch: »Und dann wollte er vom Dreier auf mich draufspringen und mir das Genick brechen! Deswegen habe ich ihn untergetaucht.«

Der Lehrer hat es offensichtlich total versäumt, die Aufsicht zu führen. Statt die ewigen Spielverderber nachhaltig zurechtzuweisen, belehrt er mich, dass ich nicht vom Dreier springen dürfe, wenn darunter Leute seien, und dass ich nicht wild herumzutreten habe. Dass ich fast ertränkt worden bin, interessiert ihn nicht weiter. Abschließend stellt er fest: »Ich glaube, ihr habt alle ein wenig zu viel herumgetobt, entweder kriegt ihr jetzt alle einen Tadel oder keiner. Aber Ertrinken, Peter, das geht anders!« Woher will der denn wissen, wie schlimm es war? Dieser Lehrer ist ein totaler Spinner! Dabei ist er sonst eigentlich immer ganz nett.

»Dafür büßt du!«, droht man mir noch im Umkleideraum. In diesem Moment erinnere ich mich an die Polypenoperation, bei der ich so leicht wurde, als die Narkose einsetzte. Genau dieses Gefühl hatte ich nämlich unter Wasser auch, immer wieder. Polypen hatten mir in der Nase die Luft weggenommen, mich schwerhörig gemacht. Polypen als Wucherungen, die unbeherrschbar sind. Polypen sind nun auch die krankhaften Auswüchse der Leute um mich herum. Fortan sind alle Menschen, die ich nicht mag, Polypen.

Mittlerweile kenne ich endlich alle Kinder aus der Klasse. Und da sind drei echte Polypen dabei. Hoffentlich bleiben die bald mal sitzen, damit die nicht mehr in der Klasse sind!

Das Tuschen im Kunstunterricht ist stets sehr zeitraubend und damit anstrengend. Meist muss ich leider den Zeichenblock mit nach Hause nehmen, um dort die Malaufgabe zu vollenden. Die meisten schaffen das bereits in der Schule. Zu Hause quäle ich mich dann jedes Mal zum fertigen Bild. Der Umgang mit dem Pinsel bleibt grob. Glatte Farbabgrenzungen bekomme ich nie so gut hin wie die anderen. Daher ist Kunst für mich Frust. Außerdem ist für mich ein Bild immer erst dann vollständig, wenn darin die buntwichtigen Farben rot, orange, gelb, grün, blau und violett vorkommen.

Für meine vollständig farbenbunten Bilder bekomme ich meistens eine Drei, während andere oft eine Eins bekommen, obwohl in ihren Bildern gar nicht alle Farben enthalten sind. Noch frustrierender wird die Kunst, wenn wir Personen malen sollen. Dann gibt es sogar oft Gelächter. Ganze Menschen male ich meist ohne richtiges Gesicht, weil da viele andere Dinge sind, die ich viel interessanter finde und die daher immer unbedingt auf das Bild müssen. Wie der Fußboden gefliest oder parkettiert oder wie die Wand gekachelt ist, wie der Bürgersteig gepflastert ist oder wie der Trittstein und ganze Gebäude gemauert sind. Da schummeln die anderen. Die malen oder zeichnen stattdessen schöne Gesichter. Wenn ich das versuche, kommt immer ein Monster dabei heraus. Ich kann einfach keine echten Gesichter zeichnen.

So fallen im Kunstunterricht meine Bilder immer wieder auf. Eines Tages fragt mich die Lehrerin: »Warum malst du eigentlich keine richtigen Gesichter?«

»Das kann ich nicht!«

»Warum nicht?«

»Es geht nicht!«

»Und wenn man deine Bilder so anschaut, bei dir sieht man immer zuerst Mauerwerk, Kacheln, Fliesen oder Gehwegplatten. Diese Dinge dominieren immer, aber nicht das Motiv, das ihr eigentlich malen sollt. Das sieht man immer erst, wenn man genauer hinkuckt. Du malst Details, wo es darauf gar nicht ankommt. Und da, wo es wichtig wäre, da fehlen sie. Zum Beispiel auch bei den Gesichtern! Warum malst du immer so?«

»Ich weiß nicht. Ich male eigentlich immer, so gut ich kann.«

Ja, warum ich keine Gesichter malen kann, das wüsste ich selber gerne. Und ich würde es gerne können, aber es geht irgendwarum nicht. Und leider kann ich nie gerade pinseln, auch meine Quadrate werden von der Lehrerin als verschmiert kritisiert. Dafür bin ich offenbar zu ungeschickt. Entweder ist zu viel Farbe an den Borsten oder zu wenig, so dass ich dann nachkleckern muss. Mehr Gefühl im Umgang mit dem Pinsel solle ich entwickeln, heißt es. Doch irgendwarum geht auch das nicht. Besonders verzweifele ich an einem Bild, bei dem sich das Malen der einzelnen Sandkörner bei einer Strandszene aus dem Urlaub über zwei Wochen hinzieht.

Wenn ich eine Gruppe Menschen sehe, dann ist das für mich genauso, als wenn ich mir Ameisen anschaue. Die sehen erst einmal alle gleich aus. Jeder Mensch hat Kopf, Arme, Körper und Beine. Die prägnanten Unterschiede kommen durch die Kleidung zustande. Genauso wie bei den Kaninchen im Stall oder bei den Katzen, die alle in unserer Straße herumlaufen. Die Kleidung der Tiere ist deren Fell. So wie ich die Kaninchen im Stall nach ihrem Fell unterscheide, so unterscheide ich die Menschen nach ihrer Kleidung. Gesichter sind da für mich nicht wichtig.

Urlaub im Alltag

Am 16. Juni 1977, einem gelbbeigen Tag, ist es so weit. Der mit Abstand bisher längste aller Urlaube beginnt. In aller Herrgottsfrühe stehen wir auf. Draußen krähen die Hähne. Die Musik zum frühen Frühstück. Es geht nach Wyk auf Föhr, die Fähre ist für neun Uhr gebucht! Dreieinhalb Wochen Urlaub in den großen Ferien.

Nur ein kleines Wäldchen trennt unser tolles backsteinernes, urgemütliches Ferienhaus vom Strand. Dort haben wir einen eigenen Strandkorb. Und der Strand ist schön. Viel Sand, um Straßen durch die endlos lange Sandwüste zu bauen. Und um tiefe Löcher zu buddeln, in denen Kraterseen entstehen. Und viel Wasser, um ausgeschachtete Kanäle und Burggräben zu fluten. Natürlich entstehen auch Vulkane.

Und wenn die Flut kommt, spiele ich wieder Tsunami! Dann werden alle kurz vorher gebauten Straßen von riesigen Wellen überspült. Das Spielen am Strand macht Spaß, solange kein Wind weht, die Sonne scheint und es warm ist. Wir haben Glück, meistens herrscht strandtaugliches Wetter. Gerne beobachte ich die Fähren, die in einiger Entfernung vorbeiziehen. Sie sind unterwegs zwischen Föhr und Amrum.

Wieder zurück zu Hause, bin ich sehr traurig. Denn in diesem Urlaub galten viele Gesetze, die zu Hause nicht gelten. Die Gelassenheit beim Frühstück ohne Uhrstress. Die Ruhe im Haus. Das Dürfen. Das Essen. Der ganze Tagesablauf war unter meiner eigenen Kontrolle. Warum ist es immer erst nötig, wegzufahren, um woanders etwas zu bekommen, das es auch zu Hause geben könnte? Warum gelten die Spielregeln des Urlaubs nicht einfach ganzjährig zu Hause? Warum gibt es im Urlaub mehr Toleranz und Akzeptanz?

Ich finde im Alltag meinen Urlaub im Fahrradfahren und beim Sammeln von Straßen. Fast alle Straßen, die man innerhalb eines Tages erreichen kann, kenne ich bereits. Ich habe mehr Kilometer gefahren, als es Luftlinie bis nach Kapstadt in Südafrika oder nach Los Angeles in Kalifornien ist. Genau am 12. Oktober um 17 Uhr 30 ist es so weit: 9999,9 km. Diese tiefstblaue Zahl leuchtet mich aus dem Sichtfenster meines Fahrradtachos an. Nicht einmal 3¼ Jahre sind seit dem ersten Kilometer vergangen. Der volle Tacho wird gegen ein Nachfolgemodell getauscht und archiviert. Mein Stolz ist kirchturmhoch.

Von solchen Höhepunkten zehre ich. Dass das Leben schön sein kann und jeder Tag urlaubstoll, zeigt mir auch eine Zeichentrickserie, die seit September im Fernsehen läuft. Mit tollen Bergen. Mit Natur. *Heidi.* Was für eine Geschichte! Ich finde Gefallen daran, besonders wenn es hoch auf die Alm tief in die Berge hinauf geht. Doch dann passiert etwas, das mir die Freude an der Serie jäh zerstört: Heidi muss nach Frankfurt mitkommen. In eine starre, steinerne, störrische Stadt. In der das Kopfsteinpflaster jeden Tritt der Kutschpferde klackern lässt. Wo man nicht mehr querwiesenein laufen kann. Wo alles eingeengt ist. Und dieses strenge Fräulein Rottenmeier hätte mich bestimmt in ein Heim geschickt. Wir hätten uns niemals vertragen. Das hätte sehr viel Ärger gegeben. Wie kann man Menschen so etwas antun? Ja, wie kann man mir als Zuschauer so etwas antun? Von der ersten Folge an, die im kopfsteinpflasterklackernden Frankfurt spielt, hoffe ich auf eine Rückkehr der Geschichte in die Berge. Vergebens. Folge um Folge vergeht, doch die Geschichte bleibt in dieser starren Stadt in dem strengen Haus. Schließlich verliere ich das Interesse.

Als ich völlig ungläubig überrascht davon erfahre, dass die

Serie doch wieder in den Bergen spielen wird, werde ich neugierig. Die Sehnsucht nach der Freiheit in den Bergen, nach der Natur, die auch Heidi hat, ja, das kann ich nur allzu gut nachvollziehen. Mögen der Kampf und der Krampf da in diesem Haus in Frankfurt in der nächsten Folge enden!

Denn nur dort, wo man sich wohlfühlt, wo man so sein kann, wie man nun einmal ist, da kann man sich entfalten, blühen und vor Lebensfreude sprühen! Wenn man das kriegt, was man für sich braucht, um glücklich zu sein!

Viele Menschen wissen nicht, dass die Welt da draußen froh sein kann. So ist es auch mit der im Rollstuhl gefesselten Klara. Denn auch sie ist in diesem starren Hause da im pferdeklackernden Frankfurt gefangen gehalten. Nur, sie ahnt davon nichts. Sie merkt es nicht, weil ihr der Blick von außen fehlt. Dennoch bekommt Klara die Gelegenheit, die von mir und Heidi so heiß geliebte Natur in den Bergen kennen zu lernen. Und als sie genau dort, wo ihr die Umgebung befreiend guttut, das für unmöglich Gehaltene schafft, nämlich auf den eigenen Beinen stehen zu können, ja vielleicht sogar einmal laufen kann, muss ich erstmals in meinem Leben vor Freude im Gesicht regnen.

Belächeltes Verblüffen

Im August 1978 machen die Papamamas mit Tantchen und mir einen Ausflug zum Hamburger Fischmarkt. Dort gibt es kaum Fisch, aber viele bunte Buden. Eine Bude, vor der wir zum Halten kommen, ist voller bunter Comics. Wie in jeder Bude steht darin ein Schreihals, der angeblich die billigste Ware der Welt hat, aber genauso lügt wie alle anderen. Tantchen hatte schon vor einiger Zeit einmal Bessy-Hefte, Western-Comics mit dem Collie »Bessy« als Hauptfigur, gelesen. Der Schreihals in der Bude bietet nun solche Bessy-Hefte für nur »sage und schreibe 10 Pfennig das Stück« an, wenn, ja, wenn man mindestens 30 Stück davon kauft. Und man habe »freie Auswahl«, verspricht er.

Schließlich kauft der braune Brummelbär einen ganzen Packen solcher Hefte und sagt: »Die sind dann aber für euch beide! Peter, da kannst du auch mal drin rumlesen!«

Ich kenne viele Leute aus der Schule, die Comics lesen. Besonders gerne Micky-Maus-Hefte. Warum die so was lesen und warum es die überhaupt gibt, habe ich bis heute noch nicht verstanden. Denn da sind sprechende Mäuse und Enten drin, so etwas gibt es doch gar nicht. Mit so einem Quatsch verband ich bisher die Inhalte aller Comics.

Als wir schließlich wieder zu Hause sind, verschaffe ich mir einen Überblick über die Hefte. Dazu sortiere ich sie nach Nummern. Dann packe ich noch die alten Hefte von Tantchen, die irgendwo in der Schrankschublade ganz unten liegen, dazu. Tantchen hat eine Ausgabe mit der Nummer 494, dann 499, die Ausgabe Nummer 500 und weitere Nummern aus den 500ern. Diese Hefte sortiere ich an die richtigen Stellen ein und ordne die Auslage neu. Es ergibt sich eine Fläche, die das ganze Kinderzimmer einnimmt. Das klar bestimmende Rot der Hefte mit dem gelben Schriftzug Bessy leuchtet mich an. Der wohlgeordnete Anblick streichelt meine Seele. Ich bin begeistert.

Da spüre ich auf einmal, wie mich ein ganz seltsames Gefühl erreicht. Es ist, als wenn mich ein Stachel anbohrt, ein Stachel, der mir ein Virus spritzt. Das Sammelvirus. Denn ich finde einen ozeangroßen Fehler in der Ordnung: Es fehlen viele, viele Hefte. Und es macht mich neugierig, die Ausgaben früherer

Jahre kennen zu lernen. Ich greife mir eines heraus und beginne es zu lesen.

Die Geschichten sind zwar erfunden, können sich aber im Gegensatz zu den Geschichten mit den sprechenden Enten in Micky-Maus-Heften theoretisch tatsächlich auch abgespielt haben. Es gab ja den Wilden Westen mit Cowboys und Indianern. Und die Landschaften des Wilden Westens haben mich seit jeher fasziniert.

So gepackt vom Sammelfieber fahre ich zu erreichbaren Schreibwarenläden, die auch Comics verkaufen. Dort stelle ich immer wieder enttäuscht fest, dass es immer nur die aktuelle Ausgabe gibt. Die haben kein Lager mit alten Heften. Alte Hefte könne man dort nicht mehr kaufen. Da sagt auf einmal eine der Omas im Schreibwarenladen etwas Hochinteressantes, aber sehr Merkwürdiges: »Vielleicht findest du ja noch welche auf dem Flohmarkt!« Wieso sollten dort Hefte zu finden sein, wundere ich mich.

Am Abend frage ich die Locken, ob die weiß, wo es Flohmärkte gibt. Die antwortet postwendend: »Was willst du denn auf dem Flohmarkt?«

»Alte Bessy-Hefte kaufen!«

Zu meiner Überraschung kündigt sich urplötzlich in der Peiner Allgemeinen Zeitung ein Flohmarkt an. Endlich, da muss ich unbedingt hin! Am Veranstaltungsort angekommen, sehe ich einige Menschen, die Tapeziertische aufgestellt haben, um darauf ihre alten Sachen zur Schau zu stellen, um diese zu verkaufen. Ein Omasachenmarkt. Aber von einem Flohmarkt ist nichts zu sehen.

So frage ich nach dem Flohmarkt, der hier stattfinden soll. Ich sei mittendrin, hieß es. »Das hier IST der Flohmarkt!«, meint einer der Standinhaber. So lerne ich, dass man hier alles, aber keine Flöhe kaufen kann. Und ich habe Glück: Es gibt immerhin drei neue Hefte für meine Sammlung!

Genau wie bei den Kakteen klingele ich in den nächsten Tagen systematisch an den Haustüren. Auch in der Schule bekomme ich weitere Bessy-Hefte von meinen Mitschülern. Die wundern sich zwar darüber und belächeln das, aber offenbar verblüffe ich die Menschen auch immer wieder.

Eines Tages machen wir nämlich im Werkunterricht Experimente zum Thema Brückenbau. Wir sollen verschiedene Arten von Brückenkonstruktionen bauen und diese anschließend so lange belasten, bis sie zusammenbrechen. Zur Verfügung stehen Gips und Draht, den wir irgendwie in den Gips einbauen sollen. Jeder so, wie er will und glaubt, dass es für die Brücke sinnvoll sein könnte. Toll sieht mein Werk ja nicht gerade aus, als ich so auf mein Ergebnis blicke. Irgendwie schief und krumm und nicht so schön exakt und gerade wie bei vielen anderen. Normalerweise bin ich im Werken viel zu grob und ungeschickt und kann nur mit endlosem Fleiß und endloser Geduld ansehnliche Resultate erzielen. Deswegen spaßt es nur selten.

Die Bewertung der Brücken bleibt zunächst aus. Stattdessen nimmt der Werklehrer eine Konstruktion nach der anderen her und legt deren Enden über zwei Tische, die eng genug zusammenstehen. Dann hängt er immer mehr Gewichte an die Mitte der Brücke. Eine nach der anderen bricht. Warum müssen die ganzen Brücken denn nun alle so kaputtgemacht werden? Schließlich wird das Drankommen meiner Brücke mit großem Gelächter von den anderen begrüßt.

»Na ja, ein bisschen merkwürdig kruckelig und krumm sieht deine Brücke ja aus!«, meint der Lehrer zu mir und ergänzt: »Mit dem Küchenmesser kannst du nicht umgehen, was?« Ich schweige und starre vor mich hin, denn ich hatte ja diesmal keine Zeit, sie zu Hause richtig schön zu vollenden. Doch dann passiert etwas für alle Unerwartetes. Das Gelächter einiger Mitschüler geht in ein grunziges Raunen über, denn die Brücke trotzt der zunehmenden Belastung, bis der Lehrer sagt: »Peter, ich bin sehr erstaunt. Das sieht man deinem Werk überhaupt nicht an! Außen pfui, innen hui! Die ist ja wirklich richtig stabil! Jetzt wollen wir uns doch Peters Brücke einmal genauer ankucken. Das muss doch einen Grund haben, warum die so gut hält!«

Für mich ist das ganz leicht erklärbar: »Ich habe mir einfach vorgestellt, dass ein Laster über meine Brücke fährt, und mir überlegt, an welcher Stelle ich das Brechen verhindern muss. Unten. Und da habe ich die Drähte eingegipst.« Obwohl ich offenbar die hässlichste aller Brücken abgegeben habe, erhalte ich als Einziger diesmal eine Eins. Das hat es im Werkunterricht noch nicht gegeben. Gegenüber den anderen, die wiederholt auf die völlig missratene Brücke zeigen, verteidigt mich der Lehrer: »Der Peter war der Einzige, der perfekt umgesetzt hat, worauf es beim Brückenbau wirklich ankommt! Dafür bekommt er die Eins!«

Für mich ist dies ein nachhaltiges Erfolgserlebnis. Auch wenn ich nicht so geschickt bin, im Denken macht mir so schnell keiner was vor, und das werde ich immer für mich zu nutzen wissen.

Sehnsüchte sind der einzige Wegweiser!

Klirrender Frost, knirschender Schnee und knackendes Eis bei minus 13 °C, darüber ein kristallklarer, dunkler, funkelnder Sternenhimmel. Ein Tasco-Spiegelteleskop auf einem kantigen

Betonweg, der durch ein kälteerstarrtes Kartoffelfeld führt. Daneben ein geheimnisvoller Junge, der sich verschlossen den augenscheinlich unendlichen Weiten des Alls hingibt.

So stehe ich gebeugt über dem Okular meines Fernrohres. Denn mittlerweile habe ich meine eigene mobile Sternwarte. Das Spiegelteleskop gab es bereits vorletztes Weihnachten als riesengroße Überraschung vom braunen Brummelbären. Sonne, Mond und Sterne, aber auch viele Planeten, Galaxien und Sternhaufen sind damit längst inspiziert worden. Besonders freut mich, auch tagsüber die Sonnenflecken beobachten zu können. Sie üben auf mich eine besondere Faszination aus, da sie sich tagtäglich verändern. Ansonsten ist der Sternenhimmel ja meist jeden Abend gleich.

Als Vierjähriger lernte ich, dass ich mich auf einer Kugel befinden soll, wobei seltsamerweise immer ausgerechnet da oben ist, wo ich bin, und man dennoch wieder am Ausgangspunkt ankommt, würde man auf der Erdoberfläche immer geradeaus gehen. Jetzt bin ich gerade dabei, den damals erlebten Prozess des Verstehens auf das All zu übertragen. Dabei frage ich mich: Was ist eigentlich ein Horizont? Was sehe ich da oben im All überhaupt von der Welt? Und kommt man etwa auch immer am Ausgangspunkt von unten wieder an, wenn man immer weiter nach oben geht?

Ist das All wirklich unendlich? Die Erde ist doch auch kein unendliches Flach! In den folgenden Wochen werden die ersten Ideen zu einer Vorstellung von einem Universum geboren, in dem es nie einen Urknall gegeben haben kann und das, vielmehr noch, endlich ist.

Das All ist die Oberfläche der »Temporana«, wie ich das nenne, jener kugelartigen Struktur, die der Erde entspricht, nur um eine Dimension erweitert. Den Gebirgen der Erde entsprechen in dieser Temporana bizarre Höhen und Tiefen in der »lokalen« und »regionalen« Raum-Zeit-Krümmung. Also gibt es keinen Anfang der Zeit. Wenn man immer weiter in die Zukunft geht, kommt man aus der Vergangenheit im Jetzt wieder an. Alle Lebewesen, die wir kennen, sind »Grenzflächenwesen«, mehr oder weniger intelligente, sich ihrer Existenz teilweise bewusst werdende Teile von Grenzflächen, so wie der Erdoberfläche. Genauso gibt es eine Alloberfläche, an der die Energie zu Materie gefroren ist. Der geheimnisvolle Urknall ist meiner Vorstellung nach eine Art von weltallweitem Horizont in der Raum-Zeit-Krümmung.

Niemand interessiert sich für diese meine Faszination. Ich bleibe mit meinen Erkenntnissen allein. Irrgeboren auf der Erde. Stattdessen dreht sich das Leben meiner Mitschüler zunehmend nur noch um Disco, Party, Saufen und Rauchen. Bedingungen und Interessen, unter denen ich nicht existieren kann. Alle Menschen sind verschieden, heißt es immer, aber so verschieden die anderen alle sein mögen, sie sind auf eine sich mir noch nicht erschließende Art und Weise doch alle gleich, gleichartig anders als ich!

Es scheint da noch ein echtes Anders unter den vielen Formen des Andersseins zu geben. Und das bin ich. Seit eh und je fühle ich das so. Immer wenn ich durch mein Teleskop blicke, überkommt mich das seltsame Gefühl, dass ich irgendwarum nicht von der Erde bin. Deswegen habe ich ja bereits als Vierjähriger meinen eigenen Lebensraum, mein Land, die SCRAL, ausgerufen.

Derweil bringt die Omma Liese immer wieder Zeitschriften mit, in denen steht, was im Fernsehen kommt. Alle Kreuzworträtsel, alle bilderreichen Berichte über ferne und nahe Länder und Informationen über das, was am Sternenhimmel zu beobachten ist, werden von mir ausgeschnitten und in Ordnern gesammelt. Dabei fällt mir auch die Ausgabe 12/1978 der Fernsehzeitschrift HÖRZU in die Hände. Auf den Seiten 6 bis 9 stellt Herr Fritz B. Busch »die unmöglichste Straße der Welt« vor. Sehr tolle Bilder, die eine in mir schlummernde Entdeckersehnsucht ansprechen. Ich spüre, wie mich der Stachel einer unsichtbaren Mücke durchbohrt, der mich mit dem Virus »das machst auch du in deinem Leben einmal« ansteckt.

Ich hole den Atlas, um mir den genauen Verlauf dieser unmöglichsten Straße der Welt anzuschauen. Ich stelle mir vor, wie ich dabei all die fantastischen Landschaften durchfahre. Die Orte, durch die ich fahren muss, stelle ich auf einem Blatt Papier tabellarisch zusammen. Dazu notiere ich jeweils, in welchem Land diese Orte liegen. So erhalte ich einen genauen Überblick über die »Panamericana«, der angeblich längsten Straße der Welt.

Von einer Minute zur anderen will ich, der kleine Tomai, nun die Welt selber entdecken. Allen »Unwegbarkeiten« zum Trotz. Ein Lockruf, ins Leben aufzubrechen. Ein Ziel. Eine Motivation, das Unmögliche zu erreichen. Träume zu Wahrheiten reifen zu lassen. Ich bin besessen von dem Gedanken, auch einmal die Straßen der großen, weiten Welt selber zu erleben. Am liebsten würde ich sofort aufbrechen. Auf einmal finde ich in mir eine gewaltige Energiequelle.

Ich bin infiziert, doch wie viele Jahre muss ich noch warten, um die »panamericanische Sehnsucht« durch Abfahren der Straße zu befriedigen? Doch keine Krankenkasse bezahlt eine derartige Therapie. Woher soll ich Zeit und Geld bloß nehmen? Die Papamamas haben doch immer »kein Geld«.

Aber wo ein Wille ist, ist ein Weg! Die »Panamericana« wird zu meiner absoluten Straße der Sehnsucht. Wie keine andere

Sache symbolisiert sie das, was mein Erleben ausmacht. Eine Reise auf einer Straße durch Landschaften, die meine Gefühle darstellen. Wer neue Wege gehen will, muss ohne Wegweiser auskommen! Der muss nur seinen Sehnsüchten folgen. Die sind der einzig gültige Wegweiser. In der Befriedigung meiner Sehnsüchte sehe ich meinen Auftrag, Gottes Auftrag! Eine Aufforderung zum Handeln.

Die Gedankenspiele verdichten sich zu einer Art Lebensplan. Und um den Plan einzuhalten, erschaffe ich mir ein Gesetz. Das »Reisegesetz«. Darin lege ich genau fest, welche Gegenden und Straßen ich einmal in meinem Leben besuchen und abfahren muss. Nur das Tauschen oder Ersetzen durch gleichwertige Routen ist erlaubt. Alle Routen werden auf die kommenden Lebensalter von 30 bis 50 verteilt. Spätestens ab 30 werde ich hoffentlich endlich genug selbst verdientes Geld haben, und mindestens bis 50 werde ich mich hoffentlich gesundheitlich vollkommen fit fühlen, um auch körperlich anstrengende Touren zu schaffen. Die Blüte- und Erntezeit des Lebens sozusagen. Die Erfüllung dieses Planes sollte nicht in das Alter jenseits der 50 ausgedehnt werden, damit ich von dem Erlebten, den Beobachtungen und den daraus gewonnenen Erkenntnissen auch noch lange zehren kann. Alles, was dann noch kommt, sind wünschenswerte Extras.

So entstehen die sogenannten »blauen Routen« in meinem Reisegesetz. Blaue Routen heißen sie, weil sie im Atlas mit blauem Kugelschreiber als noch abzufahrende Strecken eingezeichnet werden. Sie sollen zu roten Routen werden, genau in dem Moment, wo die Strecke tatsächlich abgefahren ist.

Blaue Routen sind wie geplante Autobahnen im Straßenatlas. Rote Routen sind erlebte Strecke, also wie gebaute und freigegebene Autobahnen. Es wird mir viel Freude bereiten, wie auf diese Weise mein ganz persönliches, die Welt umspannendes Autobahnnetz wachsen wird. Als Erstes wären die verlängerte Nord-Süd-Autobahn vom Nordkap bis Sizilien und die Seidenstraße abzufahren. Und natürlich die von Fritz B. Busch beschriebene Traumstraße der Welt: die Panamericana.

Kirchgang ohne Gottesdienst

Mittlerweile nehme ich am Vorkonfirmandenunterricht teil. Um konfirmiert zu werden, ist es erforderlich, mindestens eine bestimmte Anzahl von Gottesdiensten besucht zu haben. Dafür gibt es eine geknickte Pappkarte, auf der alle kirchlichen Feiertage tabellarisch gelistet sind. Eine Spalte ist für die bestätigende Unterschrift, dass man am zugehörigen Gottesdienst teilgenommen hat. Von Beginn an habe ich jeden Gottesdienst besucht. So zeigt die geknickte Unterschriftensammelkarte für jeden Sonntag die zugehörige Unterschrift in ordnungsgemäßer Vollständigkeit.

Der Pastor ist immer sehr nett zu mir. Wir verstehen uns gut. In der Kirche verfolge ich den Fortschritt der Zeit am Wechsel der Farbe des Tuches am Altar. Das finde ich interessant. Und der Pastor lobt mich im Unterricht dafür, dass mir dies aufgefallen ist. »Gut beobachtet, Peter!«, stellt er klar. Doch die Freude am Gottesdienstbesuch endet jäh am 24. Dezember 1979, einem Sonntag. An diesem Tag sind laut Unterschriftenkarte zwei Gottesdienste zu erwarten, nämlich morgens der für den vierten Advent und abends der für den Heiligen Abend.

Doch der morgendliche Sonntagsgottesdienst fällt aus. Laut Mitteilungsblatt der Kirche gibt es nur Gottesdienste zum Heiligen Abend. Zwar erhalte ich dort für den Gottesdienst zum

Heiligen Abend die Unterschrift, jedoch nicht die für den vierten Advent, obwohl es von der Kanzel ausdrücklich heißt, dass »wir heute Abend hier in der Kirche sowohl den vierten Advent als auch den Heiligen Abend feiern«.

Dass der vierte Advent und der Heilige Abend am selben Tag sind, ist meiner Meinung nach sowieso problematisch, denn dadurch fällt das Adventskaffeetrinken aus. Und die letzte Kerze auf dem Adventskranz hat nie vor dem Heiligen Abend gebrannt. Stattdessen laufen bereits die Vorbereitungen für die gebirgigen Festtage inklusive dieses Kirchenbesuchs.

Obwohl der Pastor mich eigentlich mag, verweigert er mir hartnäckig die Unterschrift für den vierten Advent. Ich habe doch nur einen Gottesdienst besucht, meint er. Das stimmt zwar, aber laut der Karte war das ein zweiunterschriftiger Gottesdienst, weil der andere nicht extra stattgefunden hat. Aber das alles interessiert den Pastor nicht. Er könne mir keinen Kirchgang ohne Gottesdienst bescheinigen. Aus meiner Sicht bin ich aber am vierten Advent in der Kirche gewesen. Für mich bleibt damit eine klaffende Lücke in der Unterschriftenkarte zurück. Für einen Moment überlege ich, ob ich nicht einfach die Unterschrift des Pastors nachmache und dort eintrage, aber das wäre dann gelogen und auch nicht echt. Ich müsste jedes Mal daran denken. Und erlaubt ist es wohl auch nicht, auch wenn es richtig wäre. Da es somit bei der Lücke bleibt, ist die Motivation, wirklich alle Gottesdienste einmal besucht zu haben, die es gibt, endgültig dahin.

Die Locken wundert sich nach Weihnachten, dass ich auf einmal keine Lust mehr habe, in die Kirche zu gehen. Sie hat nicht verstanden, dass ich ja doch kein vollständiges Erleben aller Gottesdienste bekommen kann. Die Unterschrift für den vierten Advent fehlt ja schon, also können auch noch viel mehr

Unterschriften fehlen. Im Übrigen scheint es darauf gar nicht anzukommen, um konfirmiert zu werden. Es gibt wohl auch genügend Leute, die konfirmiert werden, obwohl sie fast nie zur Kirche kommen.

So nehme ich mir den Kalender vor und rechne aus, wie viele Gottesdienste ich insgesamt mindestens noch besuchen muss, um die Vorgaben des Pastors zu erfüllen. Fortan besuche ich vorrangig dann die Gottesdienste, wenn draußen schlechtes Wetter ist. Bei gutem Wetter gehe ich gar nicht mehr in die Kirche. Da ja nach dem Vorkonfirmandenjahr ein weiteres Jahr mit Konfirmandenunterricht folgen wird, beschließe ich, im folgenden Jahr wenigstens und vor allem fehlende Sonntage wie den vierten Advent kennen zu lernen.

Die unterschriftenlückige Knickkarte schmerzt allerdings in Ewigkeit wie ein eingewachsener Dorn. Wie sehr es mich schmerzt, will keiner verstehen, will keiner verhindern. Weil diese Welt nun einmal nicht so funktioniert, wie es für mein Glücklichsein hilfreich wäre.

Der Tag, an dem Adam und Eva sterben

In der Mitte von Andorra State gibt es im Sommer viele Äpfel, Birnen, Zwetschgen, Pflaumen, Sauerkirschen und Süßkirschen in den Bäumen und auf dem Rasen darunter. Und dann gibt es da noch den Hühnergarten. Da leben die Hühner, jedes Jahr wieder auch Masthähnchen und manchmal auch schnatternde Gänse.

Zum Hühnergarten gehört auch der Stall, in dem die Hühner übernachten und ihre Eier legen. In diesem Stall leben auch immer mal wieder Kaninchen. Und als ich kleiner war, gab es hier auch öfter uff-uffende, rosaringelgeschwanzte, nackte Tiere mit Steckdosenschnute: Schweine.

Diese Schweine konnten ganz doll quieken, wenn sie aus ihrem Stall geholt wurden. Dann nämlich war Schlachtetag. Im Keller stand immer so eine Art Guillotine. Das Gerät angstete sehr, damit wurde gepresst und Wurst gemacht. Und es stank dort immer bleiern nach altem Blut. Am liebsten habe ich immer die gnorkeligen Schweinsohren gegessen. Wenn ein Schwein geschlachtet wurde, war das immer ein Großkampftag.

Aber auch alle anderen Tiere wurden irgendwann geschlachtet. Das Totmachen mussten immer andere Leute machen. Immer wenn die Karnickel, so nennt der braune Brummelbär die Kaninchen, groß genug geworden sind, kommt der Onkel Lauterbach ohne Skatkarten, aber mit einem großen Messer. Er schlägt die Kaninchen tot und zieht ihnen anschließend das Fell über die Ohren. Dann werden die Kaninchen hautnackt breitbeinig an der Wäscheleine aufgehängt.

Einmal im Jahr kommt die Locken mit einer Kiste voller Küken. Dann wird im Stall eine große rote Lampe angemacht. Und darunter ist es schön warm. In der Warminsel drängeln sich dann zwanzig kleine, weißgelbliche Frottierküken. Sie werden gefüttert und gefüttert. Man kann ihnen fast beim Wachsen zusehen. Sobald sie fast so groß sind wie kleine Gänse, werden auch sie geschlachtet. Dazu kommt die Nachbarin aus dem weißen Haus und schneidet einem weißgefiederten, ausgewachsenen Hähnchen nach dem anderen die Kehle durch und hält es über den Misthaufen. Dort läuft dann die rote Soße aus dem rohrigen Körper aus, bis das Flattern der Flügel aufhört.

Dann werden die Hähnchen in brühheißes Wasser in einem Eimer getaucht. Danach werden die Federn aus der Haut gerissen und schließlich werden die Hähnchen über ein Feuer gehalten. Das stinkt stechend. Anschließend kümmert sich wieder die Locken um die Hähnchen. Am Schlachttisch in der Waschküche schneidet sie den nackten toten Hähnchen den Hintern auf und holt die gesamten Därme, den Magen, die Leber, das Herz und mehr aus dem Innern heraus. Während die Gedärme und anderes im Mülleimer landen, werden der Magen, das Herz, die Leber und der Hals separat gesammelt.

Irgendwann gibt es dann eine bandnudelige Hühnersuppe. Und darin schwimmen dann die Leckerbissen: Herzen, Mägen, Hälse der Hähnchen. Nur zwei Einwohner des Hühnergartens haben bisher alle Schlachtfeste überlebt: Adam und Eva. Beides sind Zwerghühner. Ein goldiger, stolzer Gockel und seine Henne. Sogar Kükenkinder haben sie gehabt. Adam kräht jeden Morgen krächzend durch den Garten. Sein Weckruf ist zuverlässig. Es sind die alltäglichen Töne, die den Tag auf dem Dorfe anbrechen lassen. Dies endet auch nicht, als Eva stirbt. Sie landet als zähes Suppenhuhn auf dem Teller. Ohne die monatelange Zwischenlagerung in der Gefriertruhe, die die Hähnchen bekommen. Jahraus, jahrein gockelt es am frühen Morgen krähend krächzend durch den Garten. Jeder hat sich an diese Begrüßung gewöhnt. Selbst tagsüber gockelt und kräht der Adam. Was für ein Konzert! Doch eines Morgens ist es auf einmal anders als alle anderen Morgen zuvor. Stille. Irgendwann krähen die Hähne der ferneren Nachbarschaft. Ohne Antwort von Adam. Adam ist tot.

Mit dem Tod von Adam endet meine Kindheit, mit dem Tod von Adam beginnt eine neue Zeit. Die Zeit nach Adam. Die Zeit, in der ich immer einsamer werde. Die Zeit der Jugend, in der die anderen immer mehr andere Sachen machen als ich.

Die Konfirmandenfreizeit führt mich ins gottverlassene Wittfeitzen, wo ich vergeblich versuche, die hochgeklappten Bürgersteige, von denen alle geredet haben, zu finden. Zum ersten Mal erlebe ich, wie anstrengend es für mich ist, ununterbrochen von einer lauten Gruppe umgeben zu sein. Das Geplärr in den hellklingenden Bädern ist so schrecklich, dass ich mich nicht wasche. Schlafen kann ich ebenfalls kaum, weil ständig irgendwelche Stimmen zu hören sind, Türen knallen oder Reißverschlüsse ritscheratzen. Und ich kann nicht wie gewohnt im Bett rumjackeln, um mich zu beruhigen.

Nur das gemeinsame Singen und der lieblich-rhythmische Klang der Gitarre trösten mich. Die spielt ein erwachsener Begleiter, der am Abend von sommerlichen Camps in Skandinavien erzählt. Im Sommer gebe es eine Norwegen-Expedition, und wer Lust hat, könne da mitfahren. Natürlich habe ich Lust, meine erste blaue Route einzusammeln!

Die Konfirmation und der dorfübliche Pflichttanzunterricht vorbeien ohne weitere Vorkommnisse. In den Sommerferien erwartet mich daher nun Norwegen, das Land der schluchttiefen Fjorde und trollreichen Fjells. Ein blauer, ein gelber und ein grüner VW-Bus stehen bereit. In jedem Bus sitzen sieben Leute und ein Fahrer. Ich sitze im blauen Bus. Meine erste richtige Reise ohne die Papamamas. Eine Campingtour. Eine Gruppenreise. Drei Tage später erreichen wir bei Kjölabu die offene Fjellhochebene, die Tundra Skandinaviens. Faszinierende Weiten und Rotkappenpilze, größer als die Bäume dort. Bonsaiartige Birken, kleiner als die Pilze. Eine herrliche Beobachtung.

Kaum komme ich zurück zum Bus, gibt es Streit. Streit um die Art und Weise, wie ich sitzen möchte, wie ich schauen möchte, wie ich fotografiere, was ich wie erleben möchte. Ich habe niemandem etwas getan und doch liege ich beim nächsten Camp erstmalig allein im Zelt. Erst bin ich enttäuscht, doch dann entdecke ich die Vorteile des Alleinseins in der Gruppe. Keine nervenden Reißverschlussgeräusche mehr. Keine Berührungen mehr. Zumindest in mein Zelt kann ich mich jederzeit zurückziehen, ohne dass da jemand irgendwas zu melden hat. So schlafe ich fortan gut und gern allein in meinem Zelt. Zwar muss ich es zukünftig auch allein auf- und wieder abbauen, aber damit kann ich leben.

Einige Tage später liege ich bereits in meinem Zelt, um zu schlafen, als ich Ohrenzeuge eines interessanten Gesprächs werde:

»Weiß eigentlich einer von euch, wo der Peter ist?«

»Nein, aber der ist wahrscheinlich wieder irgendwohin unterwegs, Pilze suchen, fotografieren oder sonst was.«

»Irgendwie tut er mir ja immer ein bisschen leid!«

»Wieso, der ist doch total komisch. Völlig abgedreht!«

»Nur weil er keinen Alkohol trinkt, weil er nicht raucht?«

»Nein, wen interessieren denn schon seine Pilze, seine Vorträge über die Landschaften hier! Das will doch alles keiner wissen!«

»Lass ihn doch, ich finde, der ist voll in Ordnung, er ist eben anders, deswegen muss man ihn doch nicht immer gleich ärgern!«

»Wenn er nichts mit der Gruppe zu tun haben will, warum ist er denn überhaupt mitgefahren?«

»Weil er sich für Norwegen interessiert, das merkt man doch!«

»Ja und, mir ist das doch egal, wo wir hingefahren sind. Hauptsache, meine Eltern kriegen nicht mit, dass ich rauche!

Und hier kann man endlich mal saufen, ohne dass gleich mein Alter oder meine Alte ankommt!«

Mir wird in diesem Moment klar, dass die allermeisten der Teilnehmer überhaupt kein Interesse an Norwegen haben. Die wären auch nach Holland oder Dänemark mitgefahren, ich aber nicht, denn da gibt es keine Fjells und Fjorde. Für die meisten der übrigen Teilnehmer scheint diese Fahrt eine willkommene Loslösung von der elterlichen Aufsicht zu sein. Sie wollen das Gruppenerlebnis haben, das Land dient ihnen lediglich als Kulisse. Während ich auf die Gruppe verzichten könnte, denn die ist bei mir Kulisse zu einem wunderschönen Land. Gerne würde ich die tollen, abenteuerduftigen Landschaften und Straßen ganz alleine oder nur mit einem Partner erleben.

Auch beim Ausüben der anfallenden Tätigkeiten wie Küchendienst werde ich immer wieder geärgert. Man legt mir absichtlich Kartoffeln zum Schälen hin, obwohl ich beim Schälen von Obst oder Kartoffeln extrem ungeschickt bin. Und die Arbeiten, die ich gut kann, wie zum Beispiel den Fahrer mit meinen Kartenlesefähigkeiten beim Finden der richtigen Routen zu unterstützen, werden mir bewusst vorenthalten. Da es auch die Begleiter der Gruppe nie für nötig halten, einzuschreiten, wenn ich unfair behandelt werde, halte ich es auch irgendwann nicht mehr für nötig, von der Gruppe geforderte Beiträge zu leisten.

Dreimal eskalieren auf der Reise die Hänseleien der Mitfahrenden. Beim dritten Mal verlasse ich den blauen Bus, in dem ich endgültig nicht mehr willkommen bin. Ich komme in den gelben Bus, der überwiegend von Mädchen besetzt ist. Von genau denjenigen Mädchen, die sich am Lagerfeuer unterhalten haben, als ich im Zelt lag. Diejenigen, die bei den »Brechern« der Gruppe vergebens dafür warben, mich doch bitte so zu akzeptieren, wie ich nun einmal bin. Im gelben Bus habe ich meine Ruhe!

Trotz allem bleibt meine Begeisterung für das Land ungebrochen. Geirangerfjord und Trollstigen, Sognefjell und Valdresflya, sie alle gehören zu den Höhepunkten der Reise.

Aber auch in der Gruppe gibt es schöne Momente. Zum Beispiel dann, wenn wir alle zusammen wandern oder etwas besichtigen. Oder wenn wir abends alle zusammen am Lagerfeuer mit romantischer Gitarrenbegleitung singen. Es sind fast ausnahmslos die Mädchen, die die angenehmeren Zeitgenossen auf dieser Reise sind. Die Jungen wollen meist nur angeln oder »rauchen und saufen«. Wer da nicht mitmacht, gehört sowieso nicht dazu.

Irgendwann fragt man mich: »Hast du eigentlich schon mal 'ne Dusche gesehen?« – »Ja!«, antworte ich verwundert. Ob ich denn nicht mal Lust hätte, mich mal wieder zu duschen, werde ich weiter gefragt. »Nein!«, antworte ich. Denn Lust auf kalte oder kostende Campingplatzduschen habe ich keine. Auch würde ich viel zu lange brauchen, um darin endlich mit Waschen und Anziehen fertig zu werden. Und das Zelt ist mir zu eng zum Umziehen, darum schlafe ich nachts einfach direkt in meinen Klamotten.

Bis zum Ende der dreiwöchigen Reise habe ich ununterbrochen immer dieselbe Jeans an. Sie hat an jeder Beinaußenseite eine weiße Paspel, die die Hose besonders macht: Diese Jeans hat eine klare Linie, die von den ganzen Falten, den Tragespuren, ablenkt. Mittlerweile kann ich mir gar nicht mehr vorstellen, auf dieser Reise irgendeine andere Hose anzuziehen. Das wäre ganz, ganz hinderlich und ungewohnt.

Aber irgendeine höhere Gewalt meint wohl, dass ich mich mal wieder waschen sollte, denn am vorletzten Tag der Reise rutsche ich leider auf einem glatten Felsen aus und lande im Wasser. Meine Klamotten sind klitschnass. Gewaschen mit dem Salzwasser des Meeres. Aber immerhin gewaschen. Ich lege mich klamottennass auf einen Felsen, um mich in der Sonne zu trocknen. Es ist das erste Mal im Leben, dass ich ein sogenanntes »Sonnenbad« nehme.

Wieder zu Hause angekommen, ziehe ich einige Tage später meine Lieblingsjeans mit der weißen Paspelierung frisch gewaschen aus dem Schrank. Aber was ist das denn? Die sieht jetzt aus, als hätte ich damit den ganzen Tag im Sandkasten rumgespielt. Der Hintern hell, vorne lauter weiße Spuren von den Falten. Die sieht überhaupt nicht mehr wie eine schicke Schulhose aus. Ohne Stoffhosenbügelfalte kann ich die nicht mehr anziehen!

»Du musst dich da mehr durchbeißen!«

In der Schule lege ich stets meine Sachen, die ich für den Unterricht brauche, in der mir gewohnten Weise auf den Tisch. Ja, manchmal markiere ich sogar die Tischgrenze zum Nachbarn, um mich vom dort herrschenden Chaos zu distanzieren. Im ungeordneten Zustand kann ich dem Unterricht kaum folgen.

Nach einer großen Pause kommt es zu einer kleinen Rangelei zwischen mir und Thomas, der am angrenzenden Tisch gegenüber sitzt. Dabei zerstört er mir die Anordnung meiner Sachen. Immer wieder kam so etwas durch verschiedenste Mitschüler vor. Stets habe ich solche Attacken stumm in mich aufgenommen, ohne mich zu wehren. Aber diesmal sehe ich mich gezwungen, zu reagieren. Und zwar so, dass ich hoffentlich endlich mal eine nachhaltige Verhaltensänderung meiner Mitschüler erziele und somit dauerhaft für Ruhe sorge.

»Du musst dich da viel mehr durchbeißen!« Daran muss ich gerade wieder denken. Diesen Satz hörte ich immer dann von der Locken, wenn ich mich zu Hause überwunden habe, mich über etwas zu beklagen. Dass ich zum Beispiel mal wieder zu still war, wenn andere auf meine Kosten irgendetwas gemacht oder erreicht haben. Während mir dieser Gedanke durch den Kopf schießt, schnappe ich wie eine Schlange Thomas am Arm. Noch bevor er sich irgendwie körperlich wehren kann, beiße ich fest zu. Da ich mich ja noch mehr durchbeißen müsse als bisher, beiße ich mich regelrecht fest. Als seine Gegenwehrkräfte spürbar nachlassen, lasse ich los. Ein tiefer Abdruck meines Gebisses ziert seinen Arm. Aus den zahnspurigen Vertiefungen in seiner Haut, die mich an eine vulkanische Kraterreihe erinnern, beginnt sein Körpermagma zu eruptieren. Lavaflüsse treten aus.

»Du tickst wohl nicht richtig!«, brüllt ein anderer Mitschüler plötzlich armdrohend. »Wieso?«, brülle ich zurück. »Vielleicht tickt ihr ja alle falsch? Wer hier wirklich falsch tickt, lassen wir doch bitte mal dahingestellt!«

»Du bist doch voll behindert! Irgendwann kommen die und holen dich ab, die mit den weißen Jacken!« Keiner wagt es, mich noch weiter anzufassen. Ich bin von alledem sehr irritiert, wütend und schockiert zugleich.

In mir regt sich Bedauern, als ich mich frage, ob das wirklich ernst gemeint war, das mit dem »Du musst dich da einfach mehr durchbeißen!«. Ich beginne zu ahnen, dass es sich auch hierbei nur um eine Satzvokabel gehandelt haben könnte. Zu spät.

In meiner aufziehenden Verzweiflung drohflehe ich in die

Klasse: »Wehe, ihr verpetzt mich, dann werde ich auch alles verraten, was jemals so an Unsinn in dieser Klasse passiert.« Ein Echo der Klasse bleibt aus, denn alle kümmern sich erst einmal um Thomas. Dessen Wunde ist anscheinend so schlimm, dass er zum Sekretariat geht und gleich zum Arzt gebracht wird. Nachdem sich die Aufregung etwas gelegt hat, erscheint der Deutschlehrer. Als er feststellt, dass Thomas fehlt, fragt er, warum denn das noch nicht im Klassenbuch vermerkt ist. Da sagt einer aus der Klasse: »Der wurde gerade so doll gebissen, dass er wegmusste, er ist zum Notarzt!«

»Wie, gebissen?«, fragt der Lehrer zurück.

»Von einem Mitschüler, der sich gewehrt hat!«, antwortet jemand anderes. Die Versuche des Lehrers, herauszubekommen, wer das denn gewesen sein soll, scheitern. Alle halten dicht.

Da aus Sicht des Lehrers der Täter nicht ermittelt werden kann, gibt er als Hausaufgabe eine Strafarbeit auf: ein Aufsatz über die heutige Deutschstunde. Das ist äußerst ungewöhnlich. Es ist noch nie vorgekommen, dass die ganze Klasse eine Strafhausaufgabe machen musste. Er begründet dies damit, dass ja alle schweigen und somit die ganze Klasse schuld sei.

Natürlich haben nicht alle aufgepasst. Daher organisiert sich die Klasse: Einer schreibt den Text, und der wird dann für alle kopiert. So entsteht das erstmalige Protokoll einer Deutschstunde in Aufsatzform mit dem Titel »Die heitere Resonanz auf den Anschlag eines Mitschülers«. Auch Thomas, der mich übrigens auch nicht verpetzt, kann darüber lachen. Die ganze Geschichte hat außerdem für mich ihr Gutes: Fortan werde ich nie mehr in der Schule geärgert. Der Respekt ist mir sicher. Inwieweit man mich komisch ankuckt, das sehe ich allerdings nicht und das ist mir daher auch egal.

Pausen sind für mich seit jeher anstrengender als Unterricht. Von mir aus könnte der Unterricht ganz ohne Pausen, außer Klopausen, durchgehen. Je weniger Pausen, desto früher wäre ich wieder zu Hause. Immerhin schaffe ich es, die Lehrer davon zu überzeugen, dass ich in den Pausen in der Bibliothek sein darf. Sie ist ruhig und bietet hervorragenden Schutz vor nervenden und lärmenden Mitschülern. Außerdem ist sie sowieso der interessanteste Raum in der ganzen Schule. Wann immer ich mich also durch was auch immer genervt oder bedroht fühle, flüchte ich ins Bibliotheksasyl. Dort blättere ich immer wieder durch die vielen Bücher, vor allem durch solche, die spannende Landschaften zeigen. Bücher, in denen nur Gesichter drin sind und die nur von fremden Kulturen handeln, finde ich dagegen äußerst langweilig. Denn diese Leute werde ich dort weder selber sehen noch sprechen sie mich an. Warum diese Gesichter etwas über ein fremdes Land aussagen sollen, entschlüsselt sich mir nicht. Im Gegenteil, Frust breitet sich aus. Die verschwenden die ganzen Seiten mit den Abbildungen von Leuten, die Büchermacher sollten da viel mehr Gegend abbilden! Aber so verseuchen solche Bücher nur das Bücherregal. Sie versperren mir die Sicht auf die wirklich interessanten Bücher.

Das Buch *Island: Feuerinsel am Polarkreis* fasziniert mich besonders. Es ist eines der wenigen Bücher, die viel mehr Bilder von Landschaften als von Gesichtern enthalten. So starre ich immer wieder die darin enthaltenen, beeindruckenden Bilder grauschwarzviolett schillernder Mondlandschaften an. Die in mir schlummernde Sehnsucht nach der Entdeckung der Welt wird von Mal zu Mal stärker. Sobald ich kann, werde ich die ganze Welt bereisen. Dieser längst gefasste Beschluss wird klar bestätigt.

Grauviolett schillernde Mondlandschaften. Immer wieder träume ich davon, endlich dort zu sein. Wie auf einem fremden Planeten, der irgendwarum heimatlich ist. In diesen Bildern finde ich Geborgenheit.

Die Schulbibliothek liefert wertvolle Anregungen für die Gestaltung meiner Lebensziele. Immer wieder verbringe ich viele große Pausen so, um in mir selbst zu ruhen und um dem Lärm der Schule zu entkommen. Erfolgreich. Das Bibliotheksasyl funktioniert wunderbar – als Tankstelle für Energie, um die Menschen in der Schule zu ertragen.

Wie immer werden vor den Ferien die kommenden Zeugnisnoten diskutiert. In Chemie soll ich diesmal komischerweise nur eine Drei bekommen, obwohl ich meiner Meinung nach eine Zwei verdient hätte. Der Andreas, der neben mir in der ersten Reihe sitzt, hat zum Beispiel auch eine Zwei bekommen, obwohl ich nicht finde, dass er sich in Chemie wirklich besser auskennt als ich.

Auf meine Nachfrage, warum ich denn keine Zwei bekommen könne, erhalte ich dann eine sehr merkwürdige Antwort: »Dem Andreas neben dir zum Beispiel habe ich eine Zwei gegeben, weil er im Gegensatz zu dir multitaskingfähig ist!«

»Multitaskingfähig? Was meinen Sie denn damit?«

»Das bedeutet, dass Andreas sehr schnell mehrere Dinge gleichzeitig erfasst. Bei dir habe ich den Eindruck, dass es immer der Reihe nach und am besten noch in einer immer gleichen Reihenfolge geschehen muss. Und wenn das mal nicht so ist, verlierst du schnell den Überblick.«

Multitaskingfähig? Was hat denn diese nach Ölmultis klingende Wörtersammlung mit meiner Leistung in Chemie zu tun? Für mich hat diese Benotung nur meinen Eindruck von einer langweiligen, einschläfernden und irgendwie inkompetenten Lehrerin bestärkt. Und mir dann für den Erfolg der pädagogischen Einschlafhilfe die Zwei zu verweigern, finde ich ungerecht. Denn ich war es doch, der ihr öfter nach dem Unterricht vertiefende Fragen stellte, die sie nicht mehr zu beantworten wusste.

Die Lehrerin ist neu an der Schule. Sie braucht immer ihr Konzept, um den Unterricht zu machen. Sie liest quasi vieles von ihren vorbereiteten Zetteln ab. Solch einen starren Unterricht hätte ich meinen Mitschülern auch erteilen können. Sie weiß anscheinend immer nur das in Chemie, was sie vorbereitet hat. Das könnte ich auch! Ich kann Chemie! Basta!

Fachliche Probleme habe ich dagegen leider nach wie vor im Sportunterricht. Das ist sehr schade, weil doch gerade in diesem Unterricht durch die Mannschaftssportarten Wirgefühle aufgebaut werden. Und in Sport erntet man überall Anerkennung, wenn man eine Eins hat. In allen anderen Fächern dagegen sind gute Noten eher ein Anlass für unberechtigte Strebervorwürfe und Neid bei den anderen, obwohl ich das immer nicht verstehen kann, da ich doch niemandem eine Eins wegnehme.

Im Schwimmen auf Zeit bin ich leider eine Niete, und beim Turnen »steif wie ein Brett«. Besonders die Mannschaftssportarten sind für mich problematisch. Fast immer werde ich als einer der Letzten gewählt, weil ich offenbar kein zuverlässiger Mitspieler bin und unbeherrschbaren Körper- und Ballkontakt vermeide.

Ich will aber trotzdem immer mitmachen und nicht nur Schiedsrichter oder Balljunge sein. Als Vollpfosten bin ich nach wie vor gut zu gebrauchen. Außerdem kann ich die Sportlehrer oft dafür gewinnen, dass ich mir die Mannschaft selber aussuchen kann, falls die Zahl der Schüler nicht glatt in die Zahl der zu bildenden Mannschaften aufzuteilen geht. Meine Mannschaft ist dann durch einen schwachen Bonusmann trotzdem verstärkt.

Die besten Leistungen im Sportunterricht erziele ich beim Laufen und Springen. Damit reicht es bei den ansonsten gehassten Bundesjugendspielen zumindest immer für eine anerkennende Siegerurkunde. Wenn ich besonders gut in Form bin, schaffe ich sogar eine Ehrenurkunde.

Auch im Sport muss jeder seine Rolle finden können.

Der Pinselstrich

Kunsterziehung ist nach wie vor immer sehr anstrengend. Alle zwatschern und quatschen miteinander. Lärm, den es in einem geordneten Meldeunterricht nicht gibt. Auch ist die übliche Sitzordnung oft aufgehoben. Und dann laufen auch noch alle im ganzen Raum hin und her, auch um zu schauen, was die anderen malen oder zeichnen.

Der Lehrer erläutert wie jede Woche kurz und knapp, worin die Aufgabe besteht. Diesmal lautet das Thema »Der Pinselstrich«. Wir sollen also den »Pinselstrich« künstlerisch ansprechend darstellen. Jede Technik ist erlaubt, egal ob Tuschkasten, Linoldruck, Buntstifte, Papppapier. Die Wahl der richtigen Technik ist Teil der Aufgabe.

Kreativität kommt bei mir leider nicht auf Knopfdruck. Deshalb brauche ich oft lange, bis in mir die Idee zu so einer Vorgabe reift. Und dann kommt noch die Schwierigkeit der Umsetzung hinzu. Dafür habe ich meistens nicht das notwendige Geschick, besonders dann nicht, wenn filigrane Dinge zu malen oder zu gestalten sind. Der Pinselstrich papageit in mir: der Pinselstrich – der Pinselstrich! – der Pinselstrich? Was soll ich denn dazu bloß malen?

Noch während ich so überlege, dass sich wohl der Tuschkasten anbieten müsse und welches Motiv ich denn mit dem Pinsel realisieren wolle, beobachte ich Andreas, der zu meinem Erstaunen offenbar schon voller Aktionswut mit der Umsetzung beginnt. Er reißt ein weißes Blatt Papier aus seinem Zeichenblock, so laut, dass es durch das ganze Klassenzimmer ratscht – rrrattsch. Dann klappt er seinen Tuschkasten auf. Das blechern klingende Aufschlagen des dynamisch ruppig aufgeklappten Deckels schallt durch den Raum – baff. Dann hat er schon seinen Borstenpinsel in der Hand. Er geht damit zügig zum nächsten Wasserhahn. Dort wässert er seinen Pinsel.

Anschließend kommt er zu seinem Platz zurück. Vor ihm liegt das lose weiße Blatt Papier auf seinem geöffneten Zeichenblock. Da tunkt er seinen nassen Pinsel in den schwarzen Farbtopf seines Tuschkastens, rührt darin rum, bis es schäumt. Schwarztuschwassertriefend setzt er den Pinsel auf das Zeichenblattpapier. Sekundenbruchteile später streicht er seinen farbgetränkten Pinsel diagonal darüber. Zurück bleibt ein fetter, tiefschwarzer Strich, dessen Anfang vollschwarz ist und dessen Ende in Ermangelung der Farbe Schwarz haarig ausfranst.

»Soooo, fertig!«, grölt Andreas. Dann klemmt er das Blatt Papier mit dem schwarzen, noch wellig nassen Pinselstrich an die Wand zum Trocknen und verabschiedet sich: »Bis morgen, tschüss …« Nicht nur ich verbaffe vollends, denn die Doppelstunde hat gerade mal angefangen. Und es sind noch 75 lange Minuten Unterricht plus fünf Minuten Pause für mich hier zu überleben.

Ganz schön dreist, denke ich und vergewaltige mein Hirn

weiter. Letztendlich entscheide ich mich für ein buntes Werk, das aus einer Vielzahl von Pinselstrichen besteht. Denn wie bei jedem Bild, das ich male, müssen ja alle bunten Farben vorkommen, also vor allem Grün, Gelb, Rot und Blau. Außerdem darf niemals eine Fläche Weiß bleiben, sonst wäre das Bild nicht fertig.

Eine Woche später flattern alle Pinselstrichmotive an der Wand, die die Klasse so erstellt hat. Darunter mein buntes Werk und dieser dreiste schwarze Strich des Schulschwänzers. Der Lehrer kommt rein, begrüßt uns und schaut sich die Werke an der Tafelwand an. Dann fragt er uns, welches Werk den Pinselstrich wohl am besten ins Bild gesetzt habe? Die Wahl fällt fast einstimmig auf das einstrichig fettschwarze Sekundenwerk.

Das ist einerseits eine nachvollziehbare Bewertung, andererseits aber hat der Typ sich doch offensichtlich gar keine Mühe gegeben. Denn fleißig ist er ja definitiv nicht gewesen. Vielmehr hat er lustlos oder doch lustvoll, aber auf jeden Fall unterrichtsmüde, diesen Strich da hingepatscht, um nach Hause gehen zu können. In mir tobt das »Parlament«. Da gibt es die Fraktion der Rationalen, die immer alles verstehen wollen, und die der Irrationalen, die einfach auf ihre Intuition hören. Und diese Intuition sagt mir gerade, Andreas hat es genau richtig gemacht.

Im Unterricht folgt eine kurze Diskussion, in der alles von mir bereits Gedachte auch durch die anderen in der Klasse angesprochen wird. Dann bestätigt der Lehrer die Wahl, dass dieses Bild eindeutig das künstlerisch beste Werk zur gegebenen Aufgabenstellung sei. Mehr noch, es wird die einzige Eins, ansonsten vergibt er nur noch Dreien und Vieren, als Anerkennung für den Fleiß keine Fünfen und Sechsen.

Ich bin wie erschlagen. Trotz der ganzen Mühe nur eine Vier. Und der Typ schwänzt den Unterricht und bekommt dafür eine Eins. Viele äußern so etwas wie Neid. Aber den empfinde ich überhaupt nicht, im Gegenteil, ich bewundere das alles. Ich bin bis auf Weiteres sprachlos. Das hat gesessen. Für immer. Was will mir mein Erleben damit sagen, frage ich mich. Der Pinselstrich? Der Pinselstrich. Der Pinselstrich! Ich spüre, dass das hier eine sehr wichtige Lektion für mein Leben ist.

Ich komme nach langer Diskussion meines internen Parlaments zu folgendem Ergebnis: Es spielt keine Rolle, wie bunt ein Bild ist. Viel Fleiß und Mühe bedeuten nicht automatisch Erfolg. Nicht die Dinge richtig zu tun, also malen können und mit dem Pinsel umgehen können, sondern die richtigen Dinge zu tun, also Ideen zu haben, entscheidet über den Erfolg. Und weniger ist oft mehr, so auch hier! Auch beim Hochzeitsgeldsammeln kam es nicht darauf an, fleißig zu sammeln, sondern gezielt richtig zu sammeln.

Es muss ein fundamentales Gesetz sein. Das Hochzeitsgeldsammeln. Der Pinselstrich. Da kommt mir noch ein wesentlicher Gedanke: Prägnanz. Ja, das Bild überzeugt durch seine simple und dadurch klare Gestaltung. Das Wesentliche ist solitär dargestellt, es kommt krass und geltungsreich heraus. Wie bei einem Verkehrsschild, das auch sofort klar verständlich sein muss. In der Einfachheit liegt die Kraft! Nur das Ergebnis zählt!

Es ergeben sich wichtige Erkenntnisse für mich: Niemals im Leben will ich nach Arbeitszeit, sondern immer nur nach Ergebnis bezahlt werden! So kann ich mir stets viel Zeit zur eigenen freien Gestaltung sichern, um den eigenen, individuellen Weg zum Ziel zu finden und dann zu gehen! Vor allem erreicht mich die Erkenntnis, dass die Wirkung das Wichtigste ist. Fortan werde ich möglichst alle Werke noch im Unterricht vollenden, denn auf Fleiß allein kommt es nicht an.

Die Hitformel aus 3:04 min Da diddley qa qa

Der Musikunterricht im zehnten Schuljahr beginnt mit einem Paukenschlag. Jeder muss ein Referat halten. Das Thema ist frei wählbar. Und es heißt, je früher man selber dran sei, desto mehr Gnadenpunkte gebe es für die Unerfahrenheit. In Bio und Erde haben bereits viele Mitschüler vorne gestanden und Referate gehalten. Bislang konnte ich mich immer sehr gut »unsichtbar« machen.

Diesmal ist alles anders. Eiligst melde ich mich, um die Gnadenpunkte zu erhalten. Ich habe Glück, ich bekomme die Position drei. Das heißt: Bis in zwei Wochen muss ich ein zehnminütiges Musik-Referat ausarbeiten. Ich habe zugesagt, obwohl ich keine Ahnung habe, was ich da jetzt eigentlich abliefern soll. Worüber soll ich da bloß was erzählen?

Ich habe zwar meist eine Zwei oder eine Drei in Musik, aber nur weil ich Flöte spielen kann und weil ich mich mit Noten auskenne. Aber singen und Töne erkennen kann ich nicht und von Beethoven habe ich auch keine Ahnung. Zu Hause verquäle ich mich an dieser Aufgabe. Verzweiflung und Panik triggern einen tagelangen totalen Rückzug in mich selbst.

Musik, die ich wirklich sehr gerne höre, ist die von Abba und Boney M. Auch Smokie und Baccara finde ich toll. Ich mag jedoch weder Klassik noch die ganzen Rockbands, die ihre Instrumente mehr quälen als spielen. Ja, es könnte eine Idee sein, etwas zu erzählen über die Musik von Abba oder Boney M.

Ich habe zwar viele Bücher, aber die sind über Astronomie, Vulkane und Erdbeben. Und ich habe Lexika, mittlerweile sogar ein schickes mehrbändiges grünes Länderlexikon. Aber auch da steht einfach nichts zu diesem Thema drin. Ich finde kein Material.

Lustlos wandere ich durch das Haus. Dabei erspähe ich BRAVO-Zeitschriften, die bei Tantchen im Zimmer herumliegen. Tantchen kauft und liest die immer, ich habe mich für diese Zeitschrift noch nie interessiert. Es ist eine Discoszene-Zeitschrift. Also nur Blabla.

Aber dennoch: Die BRAVO gilt doch als eine Musikzeitschrift. Ein Silberstreif am Horizont der gedanklichen Musik-Dunkelheit zeichnet sich ab. So blättere ich einige dieser Hefte durch, doch so richtig finden kann ich da auch nichts. Und wenn ich mal etwas finde, was man vielleicht zu einem Referat hin ausbauen könnte, dann fehlt mir das Lied auf Kassette oder Schallplatte, denn wir sollen ja die Musik, über die wir erzählen, auch vorspielen.

Aber ich bin beharrlich. So kommt es, dass ich in meiner Verzweiflung und in meinem Frust vor Langeweile die ersten BRAVO-Hefte meines Lebens lese. Nach zwei Stunden stolpere ich über den Songtext von *Stand and deliver*. DAS Lied hat Tantchen doch auf Platte. Ich wühle in ihrem Plattenregal und finde tatsächlich die Single *Stand and Deliver* von Adam & the Ants.

Die Typen sehen scheußlich aus. Überhaupt nicht mein Geschmack. Und die Musik, Instrumenten- und Stimmenquälerei. Wie kann man so etwas nur mögen? Die Verzweiflung ist mittlerweile aber so groß, dass ich mich schließlich überwinde: Ich schreibe alles mit eigenen Worten auf, was ich über dieses Lied in der BRAVO finden kann. Sicherheitshalber frage ich in der nächsten Musikstunde die Lehrerin, ob ich auch etwas über Popmusik erzählen könne. Die sagt Ja. Super!

Puuh! Damit ist das Thema gefunden: »Der Aufbau einer Hitsingle am Beispiel von *Stand and Deliver* von Adam & the Ants.« Wieder zu Hause, spiele ich noch mal dieses Lied. Es ist exakt 3:04 min lang. Das ist doch schon einmal eine Information, die nicht in der BRAVO steht. So beginne ich, den Text und die gehörte Musik auf meine Weise zu sezieren.

Eine weitere Woche später ist es so weit. Die Stunde der Wahrheit ist gekommen. Ich rieche gerade noch einmal die halbgeigenförmigen und stuhlgebundenen schwarzen Miniklappschreibtische am Stuhl ab, da betritt die Lehrerin den Musiksaal:

»Guten Morgen!«

Nachdem sie sich hingesetzt hat, spricht sie mich gezielt an:

»Peter, heute bist du dran, was hören wir denn heute von dir?«

»Etwas über neue Musik«, sage ich zunächst ausdruckslos.

Ich stehe dann auf und trete den schweren Weg ans Podium an, hinter dem ich mich so gut verstecke, wie es nur geht. Meine Hände zittern und regnen, ich klammere mich an den angefeuchteten Notizzetteln mit den zu erzählenden Inhalten drauf fest, halte sie dann in der Hand. Lege sie aufs Pult. Krampfhaft starre ich auf die Zettel. Ich kriege zunächst kein Wort heraus.

Es gibt einfach keine Umgehung um dieses Erlebnis. Dann gelingt es mir, mich so gut ich irgendwie kann zusammenzureißen. Dabei mache ich mir klar, was denn im schlimmsten Fall passieren kann, und finde mich damit im Vorhinein ab: Gelächter und eine Fünf, denn eine Sechs ist ja durch den Anfängerbonus nicht möglich.

So starte ich schließlich und endlich:

»Mein Referat geht über das Lied *Stand and Deliver* von Adam & the Ants.« Dann gehe ich zum Plattenspieler, lege die mitgebrachte Single auf und spiele sie ab. Getuschel, Raunen und lautes Schweigen aus der Klasse dringen zu mir herauf. So fahre ich regungslos fort:

»Das Lied ist genau 3 Minuten und 04 Sekunden lang. Es

handelt vom Dandy Highwayman, der kommt im Text genau vier Mal vor. Genau drei Mal kommt der Refrain vollständig vor, das ›Stand and Deliver‹ kommt am Ende noch zwei Mal vor. Das Lied hat überdies …«

Nach fünf Minuten fertige ich, in meinem Kopf echot es nur noch »dadiddleyqaqa«. Da diddley qa qa, denn das singen die Typen andauernd in diesem Lied. Es bleibt wie ein ewig anmutendes Echo in meinen Ohren kleben. Wie ein Tinnitus mit Da diddley qa qa. Hurra, ich lebe noch! Und es gibt kein spontanes für mich erkennbares Gelächter im Klassenpublikum.

Nach einer kurzen Schweigepause fragt die Musiklehrerin in die Klasse:

»Nun, was ist bei euch angekommen?«

»Das stand alles in einer BRAVO, außer den ganzen Zahlenwerten vom Liedaufbau!«, sagt die zwergige Birgit.

So stellt sich heraus, dass ich viel zu wenig »Substantielles« über die Musik gesagt habe. Meine Aufgabe sei nicht gewesen, eine tabellarische Statistik über die vorkommenden sich wiederholenden Elemente des Liedes vorzulegen, sondern beispielsweise die Instrumente und ihre Wirkung in Beziehung zu setzen.

»Peter, vielleicht lässt sich daraus so etwas wie eine Hitformel ableiten. Aber das, Peter, ist auch das Einzige, was ich positiv bewerten kann! Abgesehen vom Inhalt musst du auch an deinem Vortragsstil arbeiten. Du warst viel zu schnell, deine Sprache sehr monoton und deine Betonung folgte nicht der üblichen Satzmelodik, und du musst vor allem Blickkontakt aufnehmen, wenn du zum Publikum sprichst!«

Schließlich bekomme ich eine Gnaden-Vier für meine BRAVO-Recherche und Lied-Statistik. Ich weiß nicht, ob ich mich darüber freuen soll. Und ich werde als BRAVO-Leser enttarnt, obwohl ich noch nie eine BRAVO gekauft habe. Egal! Ich habe soeben mein erstes Referat überlebt und nur das zählt.

Was mich allerdings wundert: Alle in der Klasse kennen die BRAVO, haben also etwas Gemeinsames mit Tantchen. Bin ich denn der Einzige, der keine BRAVO liest? Als ich wieder zu Hause bin, will ich herausfinden, was die anderen an dieser Zeitschrift so fesselt, und blättere in Tantchens Sammlung. Aber mein erster Eindruck wird nur bestätigt: Da steht einfach nichts Interessantes drin: nichts über Vulkane, Erdbeben oder Astronomie.

Straßenwelten

In langweiligen Unterrichtsstunden bin ich in mir selbst. Dann zeichne ich viele Straßen und Autobahnen in meine Schulbücher. Je langweiliger eine Stunde ist, desto mehr Straßen, Schienen und Autobahnen werden in filigraner, kleinzeichnerischer Arbeit zwischen die Zeilen des Schulbuchtextes eingefügt. So entstehen ganze Schulbücher voller Straßen-, Schienen- und vor allem Autobahnnetze. Besonders autobahnreich sind Deutsch- und Geschichtsbücher. Nahezu straßenfrei dagegen sind Mathematik-, Physik- und Erdkundebücher. Der Stoff in diesen Fächern erreicht mich, weil er grundsätzlich klar und logisch und damit für mich nachvollziehbar ist.

Zu Hause spiele ich oft Musik mit Onkel Hermanns altem Kassettenrekorder. Ganz gerne auch immer wieder das gleiche Lied: *Am Fenster*. Dieser Song von City erreicht auf irgendeine seltsame Weise immer wieder meine innersten Gefühle. Während ich so in meinen Gedanken gefangen bin und immer wieder von vorn dieselbe Kassette abspiele, wachsen auf einzelnen DIN-A4-Blättern ganze Straßenlandschaften heran. Sie sind Ausdruck dessen, was gerade in meiner Gedankenwelt gedeiht.

Dabei durchfahren meine Gedanken Autobahnkreuze, Abzweigungen, Vorfahrtsstraßen, Verengungen, Baustellen, Kreisel und vieles mehr, die allesamt für etwas Erlebtes oder Gewünschtes stehen. Auf diese Weise entstehen viele Zettel voller Straßen. Schließlich kommt mir die Idee, daraus eine riesige Straßenlandschaft entstehen zu lassen, die immer weiter wächst und sich auch verändert. Dazu klebe ich die einzelnen Blätter mit Tesafilm zusammen.

Die papiernen Straßenlandschaften sind für mich auch eine Art Abbild der Welt der Menschen. Chaos und Ordnung können hier friedlich koexistieren. Denn auch dem scheinbaren Chaos liegen strenge Regeln zugrunde, die letztendlich nur mir bekannt sind. So gibt es zum Beispiel immer eine Ringstraße, die durchgängig Vorfahrt hat. Die nie endende Straße mit endlicher Länge. Das Chaos des einen ist die Ordnung des anderen.

Es gibt auch immer ein paar sehr ungewöhnliche Kreuzungen und Autobahnverzweigungen, die charakteristische Merkmale dieser Zeichnungen sind. Die ungewöhnlichen Formen kommen zum Beispiel dadurch zustande, dass die Planer dem erhöhten Verkehrsfluss auf bestimmten Teilstrecken Rechnung getragen haben. Sie sind Ausdruck ungewöhnlicher, aber logischer Lösungen auf anstehende Probleme, die eine integrative Sonderbehandlung benötigen.

Ich stelle mir auch immer vor, wie der Verkehr auf all diesen Straßen aussieht. Straßen voller Autos und Straßen, die kaum Verkehr aufweisen. Und dann gibt es auch Stellen, wo vielleicht gerade ein Erdbeben alles zerstört hat. Das besorgt dann der Tintenkiller oder der Radiergummi. So muss dort neu gebaut werden, was durch das Überkleben des Gebietes mit neuem Straßenlayout geschieht. Es ist ein Werk, das sich stetig verändert und nie Vollendung findet. Ein Werk, in dem das Werden neuer Straßen das Vergehen alter zur Folge hat. Weil die Fläche begrenzt ist und neue Ideen auf altem Raum Platz finden müssen.

Anhand der Straßenformen sehe ich auch all das, was nicht gezeichnet ist: Häuser, Autos, Parkanlagen, Berge und vieles mehr. So verlaufen die mit dem Lineal gezeichneten Straßen durch eine Wüste auf einer Hochebene. Diese ist von der pulsierenden Stadt durch ein Gebirge getrennt, dessen Verlauf man an den vielen Serpentinen erkennt, die die Straßen haben, die es überwinden.

Schließlich sind es wohl meine Sehnsüchte, Gedanken, Gefühle und Empfindungen, die ich in meine Straßenwelten projiziere. So wie die Drei immer blau ist und die Vier immer grün, so ist das auch mit den Straßen. Sie sind Ausdruck meiner synästhetischen Wahrnehmung des eigenen Lebens und der ganzen Welt.

Die »States of Japetus on Earth«

In einer langweiligen Deutschstunde werden die Worte des Lehrers wieder einmal leicht und fern. Meine Gedanken kreisen um mein Land, das niemand sieht: die SCRAL. Saint Christopher Rwanda Andorra Liechtenstein, jene buntmagischen Namen, die ich bereits als Vierjähriger identifizierte. Dann muss ich an mein Bett denken, das ja nach wie vor mein Raumschiff ist, mit dem ich jeden Abend zu meiner Heimat aufbreche. Und dass ich beim Erwachen damit jeden Morgen wieder auf der Erde ankomme, wo alles nicht mehr so leicht ist wie im Raumschiff, sondern wieder schwer.

Ich träume jede Nacht. Ganze Geschichten passieren in eigenartigen, aber gewohnten Traumwelten. Diese Traumwelten verbinden alle auf der Erde einmal erlebten Kulissen. Dabei werden Dinge zusammengesetzt, die in der Realität scheinbar überhaupt nicht zusammengehören, sich aber in den Fantasien der Träume auf seltsame Weise verbinden.

Sehr häufig träume ich, ich sei fernab der Heimat verloren gegangen und suche in einer vermeintlichen Heimat mein Zuhause vergebens. Da gibt es Gegenden, die oberflächlich betrachtet sehr nach Heimat aussehen, aber im Detail dann die Fremde darstellen. Die Straßenanordnung sieht aus wie gewohnt, aber es stehen dort auf einmal viele fremdartige Bäume und Häuser, die da eigentlich gar nicht hingehören. Das Innenleben der Häuser ist anders. Und wo immer ich menschliche Wesen frage, heißt es, die Gegend mit den Menschen, die du suchst, kennen wir nicht.

Irgendwie spüre ich, dass ich auch in der Realität in einer Welt lebe, in der es mein Zuhause nicht gibt. So deute ich jedenfalls die vielen vergeblichen Suchaktionen, von denen ich immer wieder träume.

Ich muss an die Abbildungen in den ganzen Astronomiebüchern denken. Dort gibt es gemalte Bilder, die darstellen, wie sich die Menschen ferne Welten vorstellen. Besonders begeistern mich die Darstellungen ferner Planeten, die aus der Perspektive ihrer Monde gesehen werden. So wie wenn man auf dem Saturnmond Japetus steht und das Firmament vom beringten Saturn zusammen mit weiteren seiner Monde beherrscht wird.

In meinen Träumen sehe ich immer wieder, dass die Erde

mehrere Monde hat. Diese stehen dann in seltsamen Konstellationen zueinander am Himmel. Und werfen ein ganz eigenartiges Licht- und Schattenspiel auf die Oberfläche eines Himmelskörpers, der an die Erde erinnert, sie aber nicht ist. Das Motiv des über der Japetus-Mondoberfläche aufgehenden Saturns weckt in mir Gefühle der Vertrautheit, ohne dass ich wirklich verstehe, woher das kommt.

Und mein Raumschiff, es ist immer unterwegs zum Japetus. So jedenfalls stelle ich es mir oft vor. Das muss mit meiner Herkunft und Identität zu tun haben.

Als ich darüber so in dieser Deutschstunde nachdenke, beginne ich, mein irdisches Land, die SCRAL, auf einmal ganz neu zu begreifen. Es ist meine kleine, aber feine irdische Kolonie einer erdfernen, durch die irdische Körperung augenblicklich unzugänglichen Welt. Was wäre, wenn ich tatsächlich vom Saturnmond Japetus tagtäglich auf die Erde reisen würde? Der Japetus wird auf einmal zum Symbol einer unbekannten, noch zu entdeckenden fernen Heimat.

Irgendwarum bist du keiner von denen auf der Erde. Du kommst von woanders her. Die Erde ist so etwas wie ein fremder Planet für dich. Irgendwarum wegen der Menschen. Aber du siehst doch genauso aus wie die alle hier! Warum fühlst du dich auf der Erde nur so fremd? Auf der sinnierenden Suche nach Antworten fern dessen, was der Deutschlehrer gerade unterrichtet, durchzuckt es mich auf einmal. Die SCRAL sind die »States of Japetus on Earth«. Ein »Das-ist-es«-Gefühl lässt meine Arme gänsehäuten, als mich diese Schwingungen erreichen. Du bist nun seit 16 Jahren hier. Die SCRAL, Saint Christopher Rwanda Andorra Liechtenstein, diese Namensschöpfung für mein Land, sie erscheint mir auf einmal kindergartenantiquiert.

»States of Japetus on Earth«, das ist wie quillendes, rotglühendes Magma, Rohmasse, die auf einmal die Erdoberfläche erreicht, um dort zu formenbeständiger, erstarrter Lava zu werden. Dieser Name erscheint mir ganz plötzlich nur logisch und irgendwarum grell erleuchtend.

Fortan ziert diese Bezeichnung als Zusatz alle meine Schulhefte und Bücher: »Peter Schmidt, Staatsbürger der States of Japetus on Earth«. Ich bin stolz darauf, diese viel besser meine Empfindungen abbildende Bezeichnung gefunden zu haben.

Die zugehörige Flagge zeigt in der oberen Hälfte Rot und in der unteren Hälfte Blau. In der Mitte strahlt weiß der Saturn, Symbol einer erdfernen Welt, von der ich wohl irgendwarum stammen muss.

Rot steht dabei sowohl für die Flüssigkeit irdischen Lebens, das Blut, als auch für das eine Ende des Spektrums des sichtbaren Lichts. Blau steht dabei sowohl für den Himmel als auch für das andere Ende des Spektrums des sichtbaren Lichts, auch wenn dieses eigentlich ein Violett ist. Doch diese Farbe ist bei mir bereits für die symbolische, unsichtbare Verbindung zwischen Rot und Blau reserviert, die das Farbspektrum zu einem Kreis verbindet. Die Flagge steht für die subjektive Wahrnehmung der Welt durch mich als irdisch gekörpertes Wesen. Denn die objektive Welt ist für mich als Mensch ja unsichtbar. Sie besteht aus weit mehr als dem, was wir wahrnehmen. Radiowellen oder Radioaktivität zum Beispiel.

Mit der Deklaration meiner irdischen Kolonie einer erdfernen Welt verschaffe ich mir ein Stück gelebte Identität und Autonomie in der Gemeinschaft der Menschen auf der Erde. Folgerichtig trage ich fortan am liebsten mein knallrotes Hemd, ein rotes T-Shirt oder ein rotes Top, je nach Temperatur, zu einer meist dunkelblauen Jeans.

Diese Identität ist mein Rückzugsraum. Sie rettet mich vor

der ewigen Verzweiflung, es immer und immer wieder mit anscheinend unlogisch agierenden Menschen zu tun zu haben. Obwohl ich Teil der Gesellschaft bin und auch vollwertig dazugehören möchte, brauche ich einfach einen Bereich, in dem es ausschließlich nach meinen Regeln zugeht. Sonst ersticke ich.

In meinem eigenen Land gelten nur meine eigenen Gesetze. Wer hier feindlich eindringt, erklärt mir den Krieg. Zu dieser Zeit muss ich im Geschichtsunterricht ein interessantes Referat mit dem Thema »Kein Land lebt nur für sich allein« ausarbeiten. Dabei wird mir klar: Wie jedes autonome Land existiert auch meines nur in Relation zu anderen, mit denen man friedliche Handelsbeziehungen aufnimmt. Kein Land lebt nur für sich allein, sondern immer als Teil eines großen Ganzen. Damit das funktioniert, gibt es länderübergreifend Regeln, die für alle gleichermaßen gelten. Mein eigenes Land steht zwar auf keiner offiziellen Karte, in keinem Atlas, aber das ist nicht so wichtig, denn auch andere Länder haben erst ihre Unabhängigkeit deklariert und sind erst viel später anerkannt worden. Was also zählt, ist die eigene Sicht und sonst nichts. Liebe dein Land, lebe deinen Weg!

Aufbruch nach Amerika

Jeden Dienstagabend wird zu Hause Fernsehen geguckt. Die Locken mag keine einzige Folge verpassen. Sie möchte unbedingt mitbekommen, welche fiesen Dinge dieser J. R. Ewing auf seiner »South Fork Ranch« so treibt. Das Einzige, was mir an dieser Sendung gefällt, ist der Beginn. Wenn das Wort »Dallas« mit bunten Bildern über den Bildschirm flimmert. Ansonsten liege ich auf dem Sofa und bekomme Streicheleinheiten von der Locken. »Langsam wird es Zeit, dass du dir mal eine Freundin suchst!«, sagt sie dann gebetsmühlenartig.

Ja, so ein Knuddeltierchen, wie ich eine Freundin für mich nenne, das wäre schon schön. Selbstverständlich will ich auch mal eine eigene Familie haben. Meine Sehnsucht treibt mich aber erst einmal in eine andere Richtung: in das Land jenseits des großen Ozeans.

Seit vielen Monaten dränge ich gegenüber meinen Papamamas mit einem: »Ich will daaaaaaa hin!« Bei dem gedehnten Da zeigt mein Arm stets mit Nachdruck in Richtung Westen. Denn seit mir bekannt ist, dass es in Amerika Canyons und Kakteen gibt, beherrscht mich die Sehnsucht, Amerika selbst zu erleben. Und ich habe die Theorie, dass alle meine Probleme daran liegen könnten, dass ich nicht zu Deutschland passe, aber vielleicht zu den USA. Da soll ja das Land der unbegrenzten Möglichkeiten liegen, das könnte bedeuten, dass es da für mich viel mehr Entfaltungsmöglichkeiten gibt.

Nun ergibt sich tatsächlich eine Gelegenheit, endlich Amerika kennen zu lernen. Mit der Organisation »Friendship Force«. Das ist eine private Austauschorganisation zur Förderung der Völkerverständigung mit dem Ziel, die Welt mit anderen Augen zu sehen. So eine Art Schüleraustausch für Erwachsene, da darf ich ausnahmsweise mitmachen, obwohl ich erst 16 bin. Ammmeeeerikaa! Ich komme! Frankfurt–Atlanta. Mein allererster Flug im Leben.

Den ganzen Flug über drücke ich mir die Nase am Fenster platt. Ich muss einfach alles sehen und registrieren, was da am Fenster vorbeizieht. Menschen (k)leben mit ihren Häusern und Autos regelrecht an der Erdoberfläche, sind sozusagen Oberflächenwesen.

Alle markanten Details der Strecke merke ich mir, um später

zu Hause den exakten Verlauf der Flugroute in meinem Kartenarchiv zu protokollieren. Dieses enthält alle mir bekannten Strecken, die ich als in der Zeitdimension gerasteter Gast auf der Erde zurückgelegt habe, seitdem ich vier Jahre alt war.

Alle Teilnehmer dürfen nun für jeweils eine Woche bei je zwei Familien gasten. Ich werde wohlwollend im städtischen Moore bei Oklahoma City aufgenommen. Mich erwartet zunächst eine ganz durchschnittliche amerikanische Familie, wie ich sie mir anhand von Fernsehbildern vorgestellt habe. Zwei Mädchen in meinem Alter gehören zur Familie. Alles ist viel größer als zu Hause. Im braunholzigen, verteppichten Wohnzimmer quatscht ein publikumsloser Fernseher.

Am nächsten Morgen begrüßt mich der 2. April 1982, ein sauerkirschroter Tag. Ich werde in einem typischen Ami-Schlitten von den Mädchen in ihre Highschool gefahren. Es dauert nicht lange, da bin ich der »strange guy from Germany«. Der in Oklahoma seine ersten Kakteen in der freien Natur erlebt. Winterfeste Opuntien, die immer wieder wie Tretminen im hohen Präriegras stehen.

Im truhigen Kühlschrank stehen riesige Eisbecher, aus denen ich nach Belieben essen darf. Als auf einmal eine große, bunte Papptüte Hundefutter auf den Tisch kommt, wundere ich mich über die Essgewohnheiten der Amerikaner.

»Do you like some?«, werde ich am Frühstückstisch gefragt. Ich bin mir nicht sicher, ob ich diese kleinen, keksigen, kreisrunden Kringel wirklich essen sollte. Nachdem ich meine innere Zerrissenheit überwunden habe, erhalte ich eine Schüssel voll Milch. Und darin schwimmt dieses kringelige Trockenfutter. Sicherheitshalber schaue ich mir die Packung an: »Cheerios« heißt dieses Frolic für Menschen. Zu meinem großen Erstaunen schmeckt es vorzüglich.

An der Highschool werde ich interessanterweise in meiner Außenseiterrolle akzeptiert. Das ist neu für mich. Ich habe so eine Art Alienbonus per Pass.

Meine zweiten Gasteltern sind eine Zahnarztfamilie. Sie haben ein großes, flaches Haus am Rand von Watonga, einem kleinen Ort in der Prärie mit Wildwestlook. Er liegt im Land des roten Teppichs. »Red Carpet Country«, so heißt die trockene Region im Westen Oklahomas. »Oklahoma is OK« steht auf den Autonummern. Ein Höhepunkt wird ein typisches Wildwest-Lagerfeuer. Ein tolles Grillfest, bei dem Marshmallows, Würste und Steaks im offenen Feuer in der Hochgrasprärie geröstet und verzehrt werden. Überhaupt ist alles sehr offen hier. Ich fühle mich wohl und nicht so bedrängt und bedroht wie in Deutschland, wo in den Ortschaften alle Leute ihre Mauern und Zäune haben, um sich zu verstecken. Zu Hause werde ich die Toleranz, Akzeptanz und Offenheit für Andersartigkeit vermissen. Zum Abschluss des Austauschprogramms erhalte ich wie alle Teilnehmer vom Gouverneur von Oklahoma eine unterzeichnete Urkunde, die mich als »Ambassador of Goodwill« bezeichnet. So fühle ich mich geehrt, dass ein Bürger der States of Japetus on Earth als Botschafter des guten Willens wahrgenommen wird.

Kaum bin ich wieder zu Hause, reift in mir der Entschluss, in den Sommerferien nach Tunesien zu fliegen, um dort unter anderem endlich die Wüste zu erleben. Weil ich Nachhilfestunden in Mathematik gebe und nichts für Alkohol, Zigaretten und Disco verbrauche, habe ich mir einiges an Geld zusammengespart. Beim nächsten Peine-Einkauf meiner Papamamas gehe ich darum ins Reisebüro, um ein entsprechendes Angebot zu finden.

Dort studiere ich Kataloge und werde fündig. Für 1622 DM

gibt es da eine interessante Rundreise durch das ganze Land inklusive einer Woche Badeurlaub in Hammamet. Mit dem Reisebüro werde ich schnell handelseinig. Als die Frau vom Reisebüro meinen ordnungsgemäß ausgefüllten Buchungsauftrag anschaut, stockt sie mit der Buchung und stellt auf einmal fest: »Beim Geburtsdatum, da müssen Sie sich verschrieben haben!«

»Wieso?«

»Da steht 1966, aber um so eine Reise buchen zu können, müssen Sie wenigstens 18 sein!«

»Das kann nicht sein, ich war vor sechs Wochen in Amerika, auch alleine. Zwar in einer Gruppe, aber ohne meine Eltern! Ich bin jetzt immer noch 16 und das Geburtsdatum stimmt!«

»Das geht nicht. Sie dürfen da hinreisen, aber nur mit ausdrücklichem Einverständnis Ihrer Eltern. Die müssen den Reisevertrag unterschreiben, erst dann kann ich es fest buchen!«

Wütend verlasse ich das Reisebüro. Auf dem Parkplatz treffe ich die Papamamas wieder. Dort erzähle ich von der notwendigen Unterschrift im Reisebüro. Der braune Brummelbär sagt sofort zu der Locken: »Dann geh ich jetzt mit deeeem dahin und unterschreib das da, damit wir endlich loskönnen!« Daraufhin wird die Locken auf einmal ganz wütend: »Weeeeeerner!!! Der ist erst 16! Wenn du das da unterschreibst, sehen wir den nie wieder!«

Es entsteht eine mit wütenden Worten geführte Diskussion zwischen der Locken, dem braunen Brummelbären und mir. Schließlich setzt sich die Locken durch: »Mein lieber Freund, was da alles passieren kann! Du bleibst zu Hause! Das geht nicht an! Basta!« Da spüre ich, wie meine Stunde geschlagen hat. Jetzt oder nie. Durchsetzen oder aufgeben.

Ich fordere das Schicksal heraus und laufe einfach zwischen

den fahrenden Autos einer nahe liegenden Hauptverkehrsstraße durch. Angst habe ich nicht. Allein Gott soll entscheiden. Denn wenn ich das jetzt nicht darf, dann werde ich den Papamamas irgendwie zeigen müssen, dass hier in Peine genauso viel passieren kann.

Da fleht mich die Locken an: »Peeeeeter, stürz uns jetzt nicht alle ins Unglück!« Wer stürzt hier wen ins Unglück? Ich werde sterben, wenn meine Bedürfnisse nicht erfüllt werden. Ich werde eingehen wie ein zu viel gegossener Kaktus. Aber ich will leben! »Wir wollen doch nur das Beste für dich!«, höre ich aus dem ganzen Wörterschwall heraus.

»Was das Beste für mich ist, weiß ich selbst am besten!«, erwidere ich energisch.

Um dies zu untermauern, lege ich mich so vor das Auto der Papamamas, dass es nicht mehr ausparken kann. Es kommt zu einem Handgemenge. Und auch die Papamamas schreien sich gegenseitig an. Schließlich sagt der braune Brummelbär knapp: »Ich geh mit deeehhhm jetzt dahin und unterschreibe das, der wird schon wiederkommen!« Daraufhin kontert die Locken verzweifelt: »Weeeeerner, wenn der da weggefangen wird? Werner, wenn du das unterschreibst … das ist sein Todesurteil!« Und dann geht ein Platzregen aus den Augen der Locken auf ihr Gesicht nieder. Taschentücher helfen, die Überschwemmung der Haut einzudämmen.

Schießlich wird im Reisebüro der Friedensvertrag unterschrieben. Ich werde alleine nach Tunesien fliegen. Ganz allein! Ich werde es allen zeigen. Ja, zeigen müssen!

Als ich zu Hause wieder in die Stube gehen will, um meine Streicheleinheiten abzuholen, halte ich auf dem Flur inne. In meine Ohren dringen völlig überraschend laute Worte des braunen Brummelbären: »Lass mich damit in Ruhe! Der wird schon aus Tunesien wiederkommen!« Daraufhin nuschelt die Locken Worte, die mich leider nicht erreichen, aber die Antwort des braunen Brummelbären klingt schockierend: »Dann geh mit dem Jungen endlich mal zum Doktor! Ich habe dir schon oft gesagt, da stimmt was nicht!«

»Der hat nix. Der muss einfach endlich mal ein bisschen menschlicher werden. Früher hat er ja immer überall rumgezappelt, das macht er doch gar nicht mehr.«

»Weißt du doch nicht, was der da oben auf seinem Zimmer macht!«

Ich bin erstarrt. Ich bin nicht normal. Auch die Papamamas sagen das. Da ist was. Eine Mauer. Eine Art unsichtbare Gefühlsmauer.

»Das sind seine Nerven«, stellt die Locken fest. »Der braucht viel Liebe! Weil er doch die ersten fünf Monate im Krankenhaus war, wegen seinem Darm. Seinem Morbus Hirschsprung.«

»Der hat irgendwas«, bekräftigt der braune Brummelbär. »So wie der Onkel Hermann. Der hatte das auch. Auf der einen Seite stellt der Junge sich an wie die Henne zum Pissen, auf der anderen Seite versteht der Sachen, die habe ich bis heute nicht verstanden. Der ist nicht normal!«

»Ich will auch nicht, dass der später mal sein ganzes Geld in der Weltgeschichte verjuxt. Wenn der jetzt nicht wiederkommt? Wenn die den da wegfangen?«

»Die fangen mich da schon nicht weg!«, unterbreche ich die Diskussion, während ich die Stube betrete.

»Peter, mein Goldfasan, ich habe solche Angst um dich!«

»Was soll denn da passieren? Solche Reisen sind doch ganz normal! Ihr müsst mich einfach nur machen lassen!«, bekräftige ich zuversichtlich.

Die Minuten auf dem Parkplatz werden so zu einem der

wichtigsten Meilensteine meines Lebens. Sie markieren den Beginn der Abnabelung – auf meine Weise.

Der Botschafter vom Saturn

In der Schule langweilt mich wieder einmal der Kunstunterricht. Diesmal besteht die Aufgabe darin, sich selbst darzustellen. Die allermeisten Klassenkameraden zeichnen oder malen sich von einem Passbild ab. Dieser Weg ist nichts für mich, denn Gesichter malen oder zeichnen, das habe ich noch nie gekonnt. So sinniere ich vor mich hin. Schließlich versinke ich in meine Gedankenwelt. Fern daheim auf dem Planeten, von dem ich wohl kommen muss.

So zeichne ich die Kulissen einer fernen Welt, ich zeichne den Blick auf den Saturn aus der Sicht des Mondes Japetus. Im Vordergrund die Startbahn, von der ich jeden Tag aufs Neue zur Erde aufbreche, beschriftet in japetusianischer Sprache und Schrift. Das, was ich zu Papier bringe, ist das, was ich tagtäglich empfinde. Aber irgendwie fehlt da noch ein Gesicht. Wie mache ich das bloß? Da schellt es. Erlösung, zumindest für den Moment.

Alle, die nicht fertig geworden sind, haben automatisch die Fertigstellung bis zur nächsten Woche als Hausaufgabe auf. Zu Hause blättere ich in einem dicken Bildband: »Menschen, die die Welt veränderten«. Auf Seite 248 werde ich fündig. Mit dem Bild des »Zauberers von Menlo Park«, einem Porträt des 21-jährigen Edison, kann ich mich auf Anhieb identifizieren. Eine tolle Vorlage, die ich mittels Rastertechnik abpause. Quadratzentimeterweise fügt sich so sein ausgeliehenes Gesicht symbolisch in meine japetusianische Startbahnlandschaft ein.

Anschließend entfremde ich die Augen und umrande das Gesicht mit einer Einkapselung, um auszudrücken, wie ich mich hier auf der Erde fühle: eingeengt und fremd. Die Freiheit ist irgendwo da draußen oben, weit, weit weg. Wenn ich so das Resultat vor mir sehe und immer und immer wieder betrachte, spüre ich, dass dieses Bild etwas ganz Geheimnisvolles in sich trägt. Es hat etwas mit dem Geheimnis meines Daseins zu tun.

In der nächsten Doppelstunde hängen die erschaffenen Werke aller Klassenkameraden nebeneinander an der Wand. Meins fällt besonders auf. Ich bin der Einzige, der sich nicht selbst gezeichnet hat und doch sich selbst gezeichnet hat – mal wieder auf etwas bizarr andersartige Weise. Der Lehrer betrachtet das Bild und meint zu den Mitschülern: »Wer immer das gezeichnet hat, was mag der sich denn bei diesem Bild gedacht haben? Oder hat er einfach nur das Thema verfehlt?«

»Das Bild ist von Peter, er hat sich nicht selbst gemalt, er hat das aus einem Buch abgepaust. Das Einzige, was er selbst gemalt hat, sind die Planeten und die Straße dadrauf!«, sagt Andreas, der damals diesen genial schnellen Pinselstrich malte.

Michael fügt hinzu: »Wenn das Bild von Peter ist, glaube ich schon, dass er sich selbst gemalt hat. Der ist doch irgendwie ein Außerirdischer! Jetzt wissen wir es: Er ist der Junge vom Saturnsystem!«

»Wie meinst du das?«, will der Kunstlehrer wissen.

»Das ist unser Sternkucker, der hat auch irgendwas von Mr. Spock oder so. Auf jeden Fall ist er irgendwie manchmal krass komisch.«

Stille im Klassenzimmer.

»Peter, kannst du uns mal erklären, was das darstellen soll?«, fragt der Lehrer, nachdem er sich vergewissert hat, dass das Bild von mir ist.

»Ich sehe mich als Botschafter einer fernen Welt, als Vertreter einer Kultur, die hier auf der Erde eine kleine Kolonie hat«, beginne ich. »Das ist sozusagen meine Heimat, von der ich jeden Morgen kommen muss, um hier zu sein. Das da ist übrigens keine Straße, sondern die Startbahn 09, die es sowohl dort als auch hier auf der Erde gibt, über die die Transferation auf Neutrinobasis läuft.«

»Häääää?«, schallt es aus einer Ecke. »Der ist doch total abgedreht. Der hat so ein Planetensyndrom. Der kommt vielleicht wirklich vom Saturn.«

Der Lehrer stellt zusammenfassend fest, dass mein Bild zugegebenermaßen etwas bizarr sei. Und dass es gerade durch die geheimnisvolle Einzigartigkeit auch wieder sehr gut sei: »Dadurch, dass das Bild einen tiefen Einblick in deine allerdings etwas merkwürdigen Empfindungen gibt, hast du einen äußerst interessanten Weg gefunden, die Aufgabe Selbstporträt auf deine Art zu lösen. Da sind wirklich tiefe Emotionen rausgekommen!«

Ich verbaffe, denn anscheinend ist es mir zum allerersten Mal gelungen, Emotionen in ein Bild zu bringen, die andere gesehen haben. Empfindungen, die ansonsten niemanden bewegt haben, ja, die sogar als lächerlich gelten. Gefühle und Empfindungen, die haben bisher in allen meinen Bildern angeblich immer gefehlt – und diesmal soll ausgerechnet ich derjenige sein, dem es am besten gelungen ist, in seinem Selbstporträt Gefühle unterzubringen. Unfassbar – nicht nur für mich, sondern auch für den Rest der Klasse. Die Lektion ist eindeutig: Kunst als Instrument, eigene Sichtweisen darzustellen und Dinge in einen neuen Kontext zu bringen. Ich, der ich nicht gut malen kann, ich kann Kunst! Am Ende bekommt das bizarrste aller Werke gar als einziges die Note Eins. Das hat es noch nie vorher gegeben.

Mit wichtigen Erkenntnissen gerüstet geht die zehnte Klasse zu Ende. In den Sommerferien erlebe ich Tunesien wie geplant. Allen Befürchtungen der Locken zum Trotz komme ich stolz und ein Stück erwachsener zurück.

Gleich zu Beginn der Oberstufe kommt es im Matheunterricht zu einem Konflikt mit dem Lehrer. Weil er mir keine 15 Punkte im Mündlichen geben will. So eine mündliche Note soll doch Auskunft darüber geben, ob ich in dem Fach eine große Leuchte oder eine totale Niete bin. Oder irgendwas Abgestuftes dazwischen. Daher störe ich fortan den Unterricht, indem ich unaufgefordert alle seine Fragen beantworte, um ihm zu zeigen, dass ich voll die Ahnung von dem habe, was er da versucht, den anderen beizubringen.

Er meint, dass sei so nicht in Ordnung. Ich meine, dass es ebenso nicht in Ordnung sei, dass ich im ersten Drittel des Halbjahres keine 15 Punkte bekommen habe. Dann müsse er mir einen klaren, messbaren Weg nennen, wie ich mir 15 Punkte verdienen könne. Doch dazu fällt ihm nichts ein. Schließlich einigen wir uns mit der ganzen Klasse auf einen Friedensvertrag, den der Mathelehrer so verkündet: »Der Peter braucht sich nicht mehr zu melden. Stattdessen werde ich ihn immer dann fragen, wenn ihr mir nicht weiterhelfen könnt. Wenn er dann etwas Weiterbringendes liefert, kriegt er seine 15 Punkte. Ist das okay für euch?« Der Klasse ist das recht. Und so geschieht es.

Seit Kindertagen fasziniert mich eine Zahl, die keine ist: die liegende Acht. Die Zahl, die unerreichbar bleibt. Unendlich. Es ist eine Zahl, die im Innern ganz extrem grell und hell ist. Aber dennoch außen herum dunkel. Und dann gibt es da noch eine merkwürdige Zahl. Es ist die Null. Sie ist für mich eine schwarze, ebenfalls sehr geheimnisvolle Zahl. Denn irgendwie ist sie das genaue Gegenteil der liegenden Acht. Seit geraumer Zeit frage ich mich, warum es für die Null in der Mathematik immer Sonderregelungen und Verbote gibt. Eines dieser seltsamen Verbote ist, dass man nicht durch null teilen dürfe. Warum eigentlich nicht? Ist die Division durch null wirklich unsinnig?

Da gibt es doch die sogenannten komplexen Zahlen, die man erhält, wenn man die Wurzel aus –1 berechnet. Wurzeln sind ja bekanntlich Zahlen, die mit sich selbst malgenommen die Zahl unter dem Wurzelsymbol ergeben. Für 9 ist das 3, wegen 3 mal 3 ist 9. Für –1 ist das die ominöse »Zahl« i. i mal i, also i zum Quadrat, ergibt –1. Genaueres weiß ich von diesen Zahlen derzeitig allerdings leider nicht.

So wie man die Lösung für die Wurzel aus –1 erfunden hat, kann man doch auch eine Lösung für die Division durch null erfinden. Auf der Suche nach der Antwort auf die Frage, was man erhält, wenn man eine beliebige Zahl durch null teilt, erfinde ich die »uneigentlichen Zahlen«, Zahlen, die eigentlich nicht sind. Und die werde ich bei »Jugend forscht« gleich mit vorstellen. Denn da werde ich in zwei Monaten ohnehin eine Arbeit über meine Sonnenfleckenbeobachtungen einreichen, die ich monatelang mit meinem Teleskop tagsüber gemacht habe.

Als ich der Locken von der beabsichtigten doppelten Teilnahme bei »Jugend forscht« erzähle, ist sie allerdings nicht so begeistert. Sie warnt mich gar vor einer Blamage: »Meinst du wirklich, dass du für so etwas reif bist? Da trittst du gegen Leute an, die haben akademische Eltern. Und die kommen aus großen Städten. Die sind ein ganz anderes Umfeld als hier auf dem Dorfe gewohnt!«

Da ist er wieder, einer der Momente, in denen ich bedauere, fernab aller interessanten Dinge wie Sternwarten wohnen zu müssen. Keine reichen Papamamas zu haben oder wenigstens welche, die sich für dieselben Sachen begeistern könnten. Der Wille, Gadenstedt endlich zumindest vorübergehend zu verlassen, um die große weite Welt zu entdecken, wird mal wieder geschürt: Jetzt erst recht, sage ich mir. Ich werde mich vor so einer Jury präsentieren! Basta!

Für die Präsentation vor der Jury wäre es gut, wenn ich wüsste, wie man gute Vorträge hält. Bisher habe ich es so weit wie möglich vermieden, vor der ganzen Klasse stehen zu müssen. Doch das muss und will ich jetzt ändern. Ja, ich will auf die Bühne! In einem Rhetorikkurs an der Volkshochschule gefriere ich, als ich mich zum allerersten Mal selbst in einem Film sehe. Weil ich ganz anders wirke als die anderen, irgendwie behindert. Getrieben von der Sehnsucht, eine gute Performance zu schaffen, trainiere ich meine Bühnenauftritte. Ich lerne, meinen Sprechrhythmus zu finden und völlig frei zu sprechen. Außerdem bekomme ich den Rat, beim Sprechen das Publikum, ganz besonders aber individuelle Gesprächspartner anzuschauen. Das habe ich noch nie gemacht. Wozu denn das? Die hören doch, was ich sage? Ich schaue anderen nie in die Augen! Das ist irgendwarum furchtbar unangenehm, es sticht und tut weh, wie wenn ich zu lange mit meinem Teleskop in die Sonne schaue.

Weil das aber anscheinend Sympathien auslösen soll, einige ich mich mit dem Dozenten auf einen Naselwurzelblick, das sieht dann so aus, als würde ich meinen Gesprächspartner anschauen. Aus dem Rhetorikkurs gehe ich somit sehr gestärkt hervor. Natürlich entsteht das Bedürfnis, das Gelernte auch anzuwenden und zu vertiefen. Fortan melde ich mich freiwillig für zu haltende Referate und entdecke darin für mich eine planbare Methode, schlechtere mündliche Noten durch ein gutes Referat auszugleichen.

Alle Unterlagen sind längst bei »Jugend forscht« eingereicht. Am allerliebsten hätte ich dort auch noch eine Klassifizierung der Strukturen der Erdoberfläche mittels meiner Theorie der »Frontentektonik«, einer Erweiterung der allgemein anerkannten Lehrmeinung über die Plattentektonik, präsentiert. Konvektionen, die mit der verkrusteten Erdoberfläche reagieren, schaffen tektonisch aktive Fronten und heiße Flecken auf der Erdoberfläche. Ganz in Analogie zur Meteorologie. Da ich dies aber nicht mit eigenen Experimenten belegen kann und auch kein Forschungsschiff wie Jacques-Yves Cousteau habe, hätte dieser Beitrag leider wenig Aussicht auf Erfolg.

Der erste Mensch außerhalb der States of Japetus, der von meiner Theorie erfährt, ist ein GEO-Redakteur. Er meint, man müsse auf viele Erkenntnisse verzichten, die man bereits gewonnen habe. Möglicherweise hat er nicht verstanden, was ich sage, weil er meiner Wahrnehmung nicht folgen kann. Denn ich sehe keine mir bekannte Beobachtung, die gegen meine Sichtweise spricht. Dagegen gibt es etliche Dinge, für die die Plattentektonik keine überzeugende Erklärung liefern kann. Dazu gehören einerseits Vulkane und Erdbeben fernab jeder Plattengrenzen und andererseits Gebiete, die gerne als Plattengrenze in die Karten eingezeichnet werden, ohne dass es dafür eine zugrunde liegende Beobachtung gibt. Warum lässt man keine Diskussion zu? Warum werden weiterhin offenkundig unvollständige Modelle publiziert und dabei gezielt Beobachtungen ausgelassen, die nicht ins Konzept gängiger Lehrmeinungen passen?

Bei winterlichem Wetter ist es so weit. Mitte Februar bin ich bei »Jugend forscht« gleich mit zwei Ständen vertreten, an denen ich meine Arbeiten posterartig ansprechend vor dem flanierenden Publikum zeige. Die Präsentation vor der Jury empfinde ich mehr wie eine nette Unterhaltung als eine Art Prüfung über das Thema.

Am Abend versammeln sich alle Kandidaten mitsamt Eltern und Bekannten in einem großen Saal. Nach etlichen Worten des dehnenden Dankes beginnt die Jury endlich mit der Verkündigung der Ergebnisse: »Regionalsieger und damit eine Runde weiter sind …« Es folgt eine kurze Pause, die von knisternder Stille beherrscht wird, bis der Redner fortsetzt mit den Worten: »…Peter Schmidt mit seiner Arbeit über die Sonnenflecken …« Im ersten Moment kann ich es gar nicht fassen, weil ich nicht damit gerechnet habe, gleich als Erster genannt zu werden.

Ja, ich bin also tatsächlich eine Runde weiter! Von wegen blamieren! Etliche fremde Namen später werde ich sogar noch einmal genannt. Meine noch unvollendeten Versuche, durch null zu dividieren, bringen mich ebenfalls in die nächste Runde. Einige von denen, die nicht weitergekommen sind, fluchen über die Jury, andere regnen im Gesicht. Das kann ich überhaupt nicht nachvollziehen.

Der Erfolg mit der Division durch null beschert mir in der Klasse vorübergehend einen merkwürdigen Spitznamen: »Nullstein«. Da ich diesen Namen wie auch andere vergangene Bezeichnungen, zum Beispiel »Spocky«, sehr blöd finde, kommt es zu einigen schweigsamen Tagen. Beim Landeswettbewerb von »Jugend forscht« an der Universität Clausthal erreiche ich später mit meiner Arbeit über die Sonnenflecken den dritten Platz, die Erfindung meiner uneigentlichen Zahlen dagegen stößt in der nächsten Runde leider auf nicht mehr viel Gegenliebe. Ob ich denn noch nie etwas von »mathematischen Grenzübergängen« gelesen hätte, fragen sie mich.

Meiner Ansicht nach habe ich mit den uneigentlichen Zahlen immerhin einen Ansatz geliefert, mit der Division durch null in die parallelen Welten der liegenden Acht vorzudringen.

Der »Jugend-forscht«-Wettbewerb hat natürlich während der Schulzeit stattgefunden. Dadurch habe ich auch den Termin der einzigen Geschichtsarbeit des Halbjahres versäumt. So erkundige ich mich bei meinen Mitschülern, was drangekommen ist, um mich für meinen Nachschreibtermin vorbereiten zu können. Am Nachschreibtermin sitze ich in einer anderen Klasse. Als ich den Aufgabenzettel vom dort Aufsicht führenden Lehrer erhalte, bin ich total erstaunt. Denn ich soll haargenau die gleiche Arbeit schreiben wie meine Mitschüler vor zwei Wochen. Unfassbar! Damit scheint die Eins sicher.

Zwei Tage später erkundige ich mich bei der Geschichtslehrerin, was ich denn geleistet habe. Anstatt der erwarteten Eins oder zumindest einer Zwei antwortet sie mit einem knappen »Nichts, Herr Schmidt!«.

»Wie? Nichts?«

»Wer wortwörtlich und sogar mit der gleichen Zeichensetzung aus dem ›dtv-Atlas für Weltgeschichte‹ abschreibt, hat keine eigene Leistung vollbracht. Das ist ganz klar ein Täuschungsversuch gewesen. Dafür gibt es eigentlich null Punkte!«

Sprachlos stehe ich da. Nachdem ich mich gefasst habe, gehe ich zum Schuldirektor, um nachzufragen, ob es denn verboten sei, eine Arbeit abzuliefern, bei der man alles auswendig gelernt hat. Da die Lehrerin auf ihrem Standpunkt verharrt, kann ich aufgrund dieser Fehlbehandlung im Geschichtsunterricht fortan nichts mehr sagen. Ich bin blockiert und schockiert. Es ist eine »himmelschreiende« Ungerechtigkeit.

Somit boykottiere ich ab sofort den Geschichtsunterricht durch geistige Abwesenheit. Es entstehen so viele Autobahnen, Landstraßen und Eisenbahnstrecken in meinem Geschichtsbuch wie nie zuvor. Am Ende des Halbjahres bekomme ich meine bisher schlechteste Note: 04 Punkte, eine Vier minus.

Der Korrektheit halber fühle ich mich genötigt, in meinem Zeugnis eine Anmerkung dahingehend zu machen, dass das Fach Geschichte aus meiner Sicht nicht ordnungsgemäß erteilt worden ist. In den Notendurchschnitt geht diese kuriose Geschichtsnote für mich nicht mit ein, da sie aus meiner nicht zu widerlegenden logischen Sicht vollkommen und ausschließlich mit dem Versagen der Lehrerin zusammenhängt.

Da ich auch am zwischenzeitlich begonnenen Lateinunterricht keinen rechten Gefallen mehr finde, obwohl hier der Lehrer vollkommen in Ordnung ist, erziele ich in diesem Fach eine hochinteressante Abfolge in den Punkten der abgelieferten schriftlichen Arbeiten: 15, 12, und 11 im ersten Halbjahr, gefolgt von 8, 7 und 5 Punkten im zweiten Halbjahr, weil mich der Stoff als bloßer Wiedergabestoff nicht mehr interessierte. Ich erhalte nach einer Zeugnisnote von 13 Punkten im ersten Halbjahr immerhin noch 11 Punkte als Gesamtnote, obwohl ich nur 7 Punkte im zweiten Halbjahr geleistet habe.

Die Erfahrung in Latein zeigt mir für das Leben etwas ganz Wichtiges, nämlich die Bedeutung einer Steilvorlage. Wenn man erst einmal hoch hinausgekommen ist, kann man das Ziel quasi im Gleitflug oder zumindest mit weitaus weniger Energie ansteuern. Diese Strategie des ersteindruckprägenden Anfangs und des erinnernden Endes ermöglicht es mir, mich auf die wirklich wichtigen Dinge zu konzentrieren und Energie zu sparen. Energie, die ich brauche, um den anstrengenden Alltag mit den Menschen auszuhalten.

Zum Kräftesammeln verbringe ich die Sommerferien in Sri Lanka. Die Reise ist zwar über einen Veranstalter gebucht, dennoch geht es ganz allein los. Herrlich! Keiner redet rein. Bei der Verabschiedung sagt die Locken wie immer: »Da möchte ich ja mal Mäuschen spielen, wie du das alleine hinkriegst!«

Denn schon das Kofferpacken strengt sehr an. Leider will der gesamte Kleiderschrankinhalt da nicht reinpassen, und ein Entscheiden fällt mir schwer. Ich kann zwar Berge bezwingen, aber keinen Rucksack packen.

Die Sehnsucht siegt über die Probleme im Alltag. Die Reise geht unter anderem zum spannend-steilen Sigiriya-Felsen, den ich erstmalig in Günther Jauchs Fernsehsendung »Rätselflug« gesehen habe. Ich fahrrade die gesamte Südwestküste mit ihren Traumbuchten und endlosen Kokospalmenstränden ab, genieße die herrlich warme Sonne und atme die Düfte der Blumen.

Ich werde zum Warmduscher, fahre durch den Monsun, der die schweißtreibende Hitze von der Haut wäscht. Fast jede Nacht höre ich das herrliche Prasselkonzert der dicken Tropfen auf dem Dach meines Bungalows. Und finde Gefallen an den Kakerlaken, die sich so lustig jagen lassen und so herrlich kitzeln, wenn sie über meine Haut laufen.

Nach den Ferien erwartet mich wieder Schulalltag. Noch zwei Jahre durchhalten. Zwei Jahre noch zur Schule gehen. Ab sofort zählen alle Leistungen für das Abitur. Endlich gibt es keine Klassen mehr. Das finde ich klasse! Nun gibt es Kurse. Etwas wirr ist allerdings die Stundenplangestaltung, um die man sich nun selbst kümmern muss. Damit ist zwar das Vertraute weg, aber ich habe es endlich selber in der Hand, die Dinge so zu gestalten, dass sie möglichst zu meinen Bedürfnissen passen.

Auch ein Beruf muss später mal zu meinen Bedürfnissen passen. Ich würde gerne entdecken, beobachten, erforschen, ordnen und klassifizieren. Irgendwas mit Vulkanen, Erdbeben oder Astronomie. Das Problem bei Astronomie scheint mir aber, dass man da vor allem nachts arbeiten müsste. Weil ich mich als Beobachter der Natur sehe, würde ich am liebsten Expeditionen machen. Dabei könnte ich dann auch ganz nebenbei viele weitere Straßen sammeln. Ich würde bestimmt viele wichtige Entdeckungen machen. Ich könnte dann als Professor meine eigenen Vorstellungen von den Bewegungen der Erdkruste auf Kongressen und in Zeitschriften darstellen und diskutieren.

Damit steht der Entschluss fest: Ich will studieren. Ich will Diplom-Geophysiker werden. Und dann noch einen Dr. rer. nat. hinterhermachen, um endlich als Wissenschaftler arbeiten zu können oder viel Geld zu verdienen. Am besten beides!

So wähle ich Mathematik und Physik als Leistungskurse. Erdkunde soll auf jeden Fall ein Prüfungsfach werden. Außerdem mag ich Chemie und Informatik. All das und genau das wird in der Geophysik gebraucht werden. Eine optimale Vorbereitung auf die Unizeit. Ansonsten ist für mich Englisch sehr wichtig für die internationale Zusammenarbeit und das Reisen. Englisch ist damit für mich sogar wichtiger als Deutsch, wo es ausschließlich um öde Textinterpretationen geht.

Durch ein Missverständnis in der Aufgabenstellung patze ich bei der ersten Matheklausur, die fürs Abi zählt. Der Lehrer bietet mir an, ein Referat zu halten, um die Fehlleistung auszugleichen.

»Bei dem hat noch nie einer eine Eins im Referat geschafft! Das schaffst du auch nicht!«, prophezeien mir die Mitschüler. Doch ich habe eine Idee. Nur mit außergewöhnlichen Lösungen kommt man zum Ziel, wo der Standard zum Scheitern verurteilt ist. Mit einem »Aktiv-Referat« präsentiere ich den Stoff wie Unterricht. Ich spiele einfach den Lehrer, binde meine eigenen Mitschüler aktiv mit ein. Das allgemein Unmögliche geschieht, ich bekomme tatsächlich die erhoffte Eins. Und das in einem Referat! Nur wer kämpft, kann gewinnen. Ich gewann! Ich bekomme bestätigt, womit ich weiterkommen kann in einer Welt von Wesen, die ich ansonsten nicht verstehe. Ich muss neue Wege gehen. Meine eigenen Wege finden. Spuren hinterlassen, die zu Wegen und schließlich zu Straßen für andere werden können. Das könnte klappen. Wenn etwas klappt, dann nur das!

Als die QE2 auf dem »Highway to Hell« zerschellt

Seit Jahren wohne ich im westlichen Giebelzimmer unseres Hauses. Tantchen bewohnt seit einigen Jahren das mittlerweile auch längst fertiggestellte östliche Giebelzimmer. Und sie mag gerne Musik, genauer: laute Musik. Das wird für mich immer öfter zu einem großen Problem. Denn ihre Musik ist immer mal wieder so laut, dass ich es nicht mehr ertragen kann. Zunächst reicht es, sie um etwas leisere Musik zu bitten, um wieder Ruhe zu bekommen. Das funktioniert eine Weile.

Doch mit der Zeit ändert sich das. Kaum ist nach dem Leisemachaufruf eine gewisse Zeit vergangen, wird die Musik ganz allmählich wieder lauter. Für mich gilt in solchen Konfliktsituationen immer das dreigute Schiedsrichterprinzip: Verwarnung, Gelbe Karte, Rote Karte. Die Verwarnung verpufft mittlerweile leider wirkungslos.

So greife ich in letzter Zeit immer häufiger gleich zur Gelben Karte. Dabei stelle ich einfach ihren Plattenspieler aus. Oder pfände die gerade gehörte Schallplatte. Oder das für das Abspielen einer nervenden Single benötigte Mittelteil. Und wenn das alles auch nicht mehr fruchtet, dann ziehe ich schließlich im Sicherungskasten der Hauselektrik die Steckdosensicherung ihres Zimmers. Das ist sozusagen die Rote Karte. Spätestens dann herrscht wieder Ruhe.

Leider kümmern sich die Papamamas nie um eine durchgreifende Lösung für dieses immer wiederkehrende Problem. Auch ihnen fällt nichts Besseres ein, als Tantchen wiederholt aufzufordern, die Musik »doch bitte ein wenig leiser zu stellen«. Dass ich leide, interessiert anscheinend niemanden. Tantchen wird sogar noch als Opfer eines zu rigorosen Schiedsrichters wahrgenommen, das es mehr zu beschützen gilt, als mich von der musikalischen Lärmfolter zu befreien.

Der provozierende, anderen Menschen das Leben schwer machende Täter wird zum Opfer gemacht, das Opfer der lauten Musik zum Täter. Wenn Dinge ungerecht sind, dann so etwas! Wenn also sämtliche friedlichen Bemühungen zeitnah nicht fruchten wollen, muss ich zu drastischen, definitiv wirkenden Methoden greifen. Denn im praktischen Leben benötige ich eine Lösung hier und jetzt und nicht eine theoretische morgen oder eine gerichtliche übermorgen.

So muss ich mir wieder mal selbst helfen, die Bedingungen zu schaffen, unter denen ich existieren kann. Und ich finde es jedes Mal eine Anmaßung der anderen, diese Methoden zu verurteilen, ohne willens zu sein, eine angemessene funktionierende Alternative anzubieten. So kommt es immer öfter zu Eskalationen. Als die Sanktionsschmerzinflation bei Tantchen offenbar so weit fortgeschritten ist, dass es auch nicht mehr hilft, einfach die Sicherung rauszudrehen, sehe ich keinen anderen Ausweg, als die gespielten Platten dauerhaft einzuziehen. Da werde ich von der Locken aufgefordert, die Platten »sofort«

rauszurücken. Für mich sind diese Platten allerdings zu Waffen mutiert, die als zu forcierende Abrüstungsmaßnahme in diesem Musikkrieg mit Lärmbombardement einzukassieren sind. Doch das versteht sie nicht. Will sie auch nicht verstehen.

Natürlich werden die Platten immer irgendwann wieder zurückgegeben, spätestens am nächsten Tag, da ich mich damit gar nicht weiter belasten will. Denn die Platten haben auch gar keinen Platz in meinem Zimmer, wo sie ordnungsgemäß hingehören könnten. Weil es ja auch gar nicht meine sind.

Als es aber mal wieder so weit ist, dass ich es nicht mehr aushalten kann, gehe ich der Hilflosigkeit ausgeliefert nur noch wortlos in das Zimmer von Tantchen, reiße die dort gerade rotierende Platte ratschend vom Plattenteller, öffne das Fenster ihres Zimmers und deklariere die Platte als Frisbeescheibe. So segelt sie sich wie ein Ufo drehend im hohen Bogen raus. Bis sie auf den Betonplatten des Hofes, auf dem ich immer meine Straßenwelten zeichne, zerschellt. Meine Art der endgültigen Waffenentsorgung.

»Saaach mal, spinnnnst du? Jetzt bist du wohl völlig übergeschnappt?«, solche und ähnliche Fragen von Tantchen bleiben unbeantwortet, denn ich bringe keinen Laut mehr heraus. Ein Krieg der Stille tobt von meiner Seite. Die mich immer wieder einnehmende Mauer ist diesmal unendlich hoch geworden. Denn ich würde sowieso nicht verstanden werden oder Dinge sagen, die keiner hören will. Also schweige ich. Da ich merke, dass auch die zerstörte Platte nicht als Mahnmal wahrgenommen wird, also nicht den dauerhaft gewünschten Erfolg der wiedereinkehrenden Ruhe bringt, bleibt beim nächsten Mal nur noch eine weitere Steigerung. Denn nach wie vor ist weder von der Locken noch vom braunen Brummelbären eine akzeptable Lösung zu erwarten. Das nächste, offenkundig provozierte musikalische Lärmbombardement ist nur eine Frage der Zeit. Schon wenige Tage später wummern wieder tiefe, wändebebende Bässe durch das Obergeschoss. Als dann AC/DC mit *Highway to Hell* durchdringend in meine Ohren dröhnt, gibt es den überfälligen Kurzschluss. Mich erreicht ein ultimativer Aufruf, Tantchen die Straße in die Hölle zu zeigen. Nomen est omen. Dazu gehe ich wutvoll wortlos vulkanisch unter Druck in Tantchens Zimmer und reiße die rotierende Höllenstraße vom Rund des Plattenspielers. Dann trete ich final gegen ihre gesamte Plattensammlung, ihr Waffenlager. Ich hole und werfe eine Waffe nach der anderen aus dem Fenster. Gott soll entscheiden, welche davon überlebt. Diejenigen, die im weichen Gras des Gartens landen, werden den Flug wohl überstehen. Aber es landen auch einige auf dem harten Beton des Gartenwegenetzes. Erst als Tantchen laut gesichtsregnend vor dem Inferno des wütenden Vulkans wegläuft, stelle ich die musikalische Waffenvernichtung ein. Natürlich rennt Tantchen zur Locken. Natürlich kommt wie immer die Locken an und schimpft herum, anstatt endlich mal Maßnahmen zu ergreifen, damit die Situation nicht immer so eskalieren muss. Diesmal droht sie mit dem Stock. Sie verwünscht uns. Und sie ärgert sich, dass sie überhaupt Kinder »in die Welt gesetzt« habe. Und vor allem eines: Ich sei schuld.

Diese Feststellung stört mein Gerechtigkeitsempfinden nachhaltig, denn das angerufene interne Gericht scheint befangen. Niemals darf der Täter zum Opfer gemacht werden. Niemals darf das ursprüngliche Opfer zum Täter gemacht werden, nur weil es sich ungewöhnlich gewehrt hat. Wer angegriffen wird, muss das Urrecht auf Verteidigung haben, egal wie. Denn man braucht ja nicht anzugreifen. Das Risiko der Folgen des Gegenschlags trägt aus meiner Sicht immer der Angreifer. In einem echten Krieg zwischen Ländern war und ist das auch immer so. Da gibt es keine Gerichte mehr, die irgendwelches theoretisches Blabla zu sagen haben, das doch nicht beachtet wird. Das Vertrauen in Schiedspersonen, die nur ihre eigenen Normen bei der Bewertung einer Situation heranziehen, ist endgültig nicht mehr gegeben.

Warum ist niemand bereit, Regeln oder Zeiten für laute Musik aufzustellen, die er dann auch überwacht und vor allem durchsetzt, dass sie eingehalten werden? Warum muss ich immer erst die Sicherung rausdrehen, damit es endlich leise wird? Warum muss immer erst Krieg ausbrechen? Warum hört niemand die lange friedlich schrillenden Alarmglocken? Warum will sie keiner hören?

Nachdem nun die Platten von draußen aufgesammelt worden sind, steht fest, welche es nicht geschafft haben, ordentlich als Ufo in meinen Straßenwelten zu landen. Besonders um die QE2 von Mike Oldfield tut es mir leid, denn die habe ich auch immer gerne mitgehört. Sie ist leider auch unter den Opfern. Sie sieht aus, als hätte jemand wie bei einem Apfel ein Stück rausgebissen. Spitze, alpige Zacken säumen nun den Plattenrand.

Der Schallplattenkrieg hat Folgen. Der Kalender zeigt den 3. April 1984. Ein an sich grüner Tag mit blauen Störfarben. Er erinnert mich an den Tag mit der musikalischen Störfolter. Seither verfestigt sich in mir so eine Art Lebensfrust. Nach einer erneuten Predigt der Locken erreicht mich die Erkenntnis, dass alles irgendwie keinen Sinn hat. Es ist der Tag, an dem ich nicht mehr leben will, weil ich sowieso nicht der sein darf, der ich eigentlich bin. Denn auch die Locken hat den Schallplattenkrieg noch nicht vergessen. Für sie bin ich nach wie vor der Täter, nicht das Opfer. So überlege ich mir, dieses ätzenden Kampfes lebensmüde geworden, wie ich mich aus der gerasteten Zeitdimension befreien könnte.

So stelle ich mir gedankenversunken den Frühstückstisch mit der Locken vor, wie sie beginnt, die heimatliche Tageszeitung zu lesen. Sie fängt immer hinten an, beginnend mit der letzten Seite. Diese Seite vollt von vielen fettschwarz umrandeten Namensnachrichten. Von Leuten, die wenigstens einmal in der Zeitung stehen sollen, so scheint es, doch erst dann, wenn sie weggezogen sind. An einen Ort, der keine wahrnehmbare Kommunikation mehr zulässt. Dem Hof des ewigen Friedens. Dem Friedhof.

Was würde die Locken wohl denken, wenn ich gerade zur Schule abgefahren wäre, und sie eine Stunde später den Namen ihres Sohnes fettgedruckt und fettschwarzumrandet hier quasi topaktuell lesen würde? Mit dem Kreuzdatum gleich dem Erscheinungsdatum der Zeitung. Ob das denen in der Anzeigenabteilung auffallen würde? Ein interessantes Gedankenspiel.

Ich verliebe mich in den Gedanken und entwerfe als bizarre Pressemitteilung eine passende Todesanzeige, die rechts oben mit folgenden Worte beginnen könnte: Lieber Gott! – Warum?

Das würden sich die Zurückgebliebenen wohl auch fragen, wenn ich mich jetzt umbringen würde. Die Antwort hätten alle bekommen können, aber keiner wollte sie hören. Wenn ich berichte, wie etwas auf mich wirkt, heißt es »Du spinnst, du hast einen Knall« oder »Bist du bescheuert oder was?« oder in milderer Form: »Das gibt es gar nicht! Das kann überhaupt nicht sein! So was macht man nicht! Stell dich nicht so an!«, und viele dergleichen Antworten mehr.

Wenn ich jetzt vor einen Zug springen würde, wäre das nach allem, was ich nachgedacht habe, nichts anderes als eine Entkörperung meiner Seele. Ich würde nur dorthin zurückgehen, wo ich hergekommen bin und wo offenbar beim Beamen etwas in der Zieldestination schiefgelaufen war.

Zur Pressemitteilung in Form einer Todesanzeige entwerfe ich noch einen zweiseitigen Abschiedsbrief mit frischblutroter Faserschreiberhandschrift in englischer Sprache. Ich garniere ihn mit lauter eigens erfundenen englischen Wörtern. »Ich liebe und hasse euch«, schreibe ich. Ich lobe darin, was zu loben ist, ich tadele darin, was zu tadeln ist, und stelle fest, dass alles, was mir vorne gegeben wird, mir hintenrum wieder genommen wird.

Ich bin allein unter Menschen. Warum? Weil ich vielleicht gar kein richtiger Mensch bin? Was bedeutet das bloß alles? Ich bin dabei, das Weltall besser zu begreifen als irgendein Mensch dieser Welt, so scheint es mir. Aber ich begreife das, was mich umgibt, nicht: Menschen. Warum?

»Ich will so hier nicht mehr leben – ich will so hier nicht mehr leben – ich will nicht mehr!«, sprechregne ich vor mich hin. Immer wieder. Immer leiser. Bis Stille herrscht. Gedankliche Stille. Die Stille, die auch immer dann herrscht, wenn draußen frischer Schnee gefallen ist. Denn der ist ein perfekter Schallschlucker. Die eine unbegriffene Sehnsucht nach Ruhe ist nun befriedigt.

Wenn im Außen absolute Stille herrscht, ist es bei mir dennoch laut. Denn dann höre ich mich selbst. Ich höre meinen eigenen Puls. Ich höre dann sehr nahe hohe und sehr entfernte niedrige Frequenzen. Ich höre Vibrationen von draußen, entferntes Brummen, und mein eigenes Körperrauschen in den Ohren. Wie ein Tinnitus in der Stille – Stille – Stille.

In so einer Stille ist der Weg wieder frei, der zu mir selbst führt. Nur in der Stille finde ich auch immer die ganzen neuen Wege, für die es einfach keine Wegweiser gibt. Der Nebel lichtet sich. Ich sehe sie wieder vor mir, die Straße des Lebens. Und ich sehe meine Straßenwelten und die ganzen Routen im Atlas, die gefahrenen und die noch abgefahren werden sollen. Die andere noch unerfüllte Sehnsucht nach dem Erleben meldet sich zurück.

Du willst doch noch die ganze Welt sehen! Das geht nur im Erleben. Es gibt noch so viele blaue Routen, die rot werden sollen.

Zurück im Leben ist eine nachhaltige Lösung für das »Laute-Musik-Problem« leider nicht in Sicht. Die innersten beiden Lieder der alpig ausgebissenen QE2-Platte sind noch abspielbar. Daher wird sie nicht weggeworfen. Sie findet Asyl in meiner eigenen, kleinen Plattensammlung. Als Mahnmal.

Das scheint zu wirken. Auf seine ganz eigene Weise. Im Laufe der Zeit verringern sich nämlich die musikalischen Entgleisungen, weil Tantchen ohnehin immer seltener zu Hause ist.

Die Wunden der Musikschlacht vernarben. Nach wie vor glückt mich meine Bessy-Heftesammlung. Es werden immer weniger Exemplare, die noch fehlen. Diese Lücken in der Sammlung sind wie eine Autobahn, die noch nicht gebaute Teilstücke enthält. Immer seltener werde ich auf dem Flohmarkt in Hannover fündig, der früher immer toll liefern konnte. Stattdessen entdecke ich nun ein umfangreiches und neues Comic-Antiquariat, das hilft, noch viele fehlende Nummern zu ergattern.

An meiner Bessy-Sammlung hängen viele detektivische Finderinnerungen. Für kein Geld der Welt würde ich sie verkaufen wollen. Beinahe jede einzelne gefundene Nummer hat ihre ganz eigene Touren- und Detektivgeschichte. Doch heute ist es die vorläufig letzte Tour. In meinem Tagebuch notiere ich am 14. April 1984: Nun fehlen nur noch drei Hefte: die Nr. 18, die Nr. 21 und die Nr. 210.

Nur Gott weiß, ob ich diese drei Hefte in diesem Leben noch erhalten werde. Aber ein Gefühl sagt mir, dass ich sie bekommen werde. Irgendwann, wenn ich gar nicht mehr damit rechne. Das habe ich schon öfter erlebt. Dinge kommen, wenn sie längst vergessen scheinen, noch einmal ins Leben zurück.

JAPEL, das Grundgesetz des Lebens

Mittlerweile stelle ich immer mehr fest, dass ich mich an vielen Details zu verzetteln drohe. Dass ich Schwierigkeiten damit habe, wenn der für den Tag aufgestellte Plan aus verschiedensten Gründen nicht mehr funktioniert. Dass ich zu viel denke, anstatt einfach anzufangen. Dass ich schnell wütend werde, wenn andere meine Ordnung stören. Und vor allem, dass das alles bei den anderen völlig unproblematisch ist. Warum?

Um nun eine Katastrophe im entscheidenden letzten Schuljahr zu verhindern, mache ich mir bewusst, was mich in den letzten Jahren besonders beschäftigt hat. Dinge, an denen ich verzweifelt bin, und Dinge, die mir sehr viel Energie genommen haben. Damit möchte ich mich selbst motivieren, die alles entscheidende Phase der Schulzeit noch durchzustehen.

Im Mathe- und Physik-Leistungskurs, aber auch in Chemie und Informatik gehöre ich allgemein anerkannt zu den sogenannten »Cracks«. Ich bin dafür bekannt, chemische Formeln für Liebe aufzustellen und mathematisch berechnen zu wollen, welche Kurve der Ball nehmen muss, um das Tor zu treffen. Dabei wird er mir gerade vom Gegner abgeluchst.

Ich erschaffe mir anhand meiner Notizen sichtbare Regeln, die mir für alle Zukunft Halt und Ordnung geben sollen. Und ich leite mir daraus knapp, prägnant und gesetzartig formulierte Bestimmungen ab, wie ich den anstehenden Herausforderungen entgegentreten möchte. So entsteht schließlich eine

Sammlung von Paragraphen, die das Leben regeln und auch weiterhin das Finden neuer Wege ermöglichen sollen.

Damit entsteht mein ganz persönliches Grundgesetz für die weitere Lebensgestaltung. Ich nenne dieses Gesetz JAPEL, »Japetusian Basic Law of Life«. Darin enthalten sind lauter Bestimmungen, die mir mein Leben strukturieren und erleichtern. Es wird zur geschriebenen Verfassung meines Landes, der States of Japetus on Earth. Sie tritt am 1. September 1984 um exakt 17:00 Uhr MESZ in Kraft. Das liebevoll autobahnig gestaltete Deckblatt steht für die verschlungenen kommunikativen Wege, die so ein Junge vom Saturnsystem inmitten der Menschenwelt finden muss, um irdische Ziele zu erreichen.

Das Gesetz kennt verschiedene Ebenen der Wichtigkeit und verschiedene Arten von Bestimmungen. Darunter sind sowohl grundsätzliche Feststellungen, die sich an Beobachtungen orientieren, als auch allgemeine Lebensweisheiten sowie auch ganz konkrete Arbeitsanweisungen.

Da für alle Aktivitäten des Lebens die Gesundheit die wichtigste Voraussetzung ist, steht diese Feststellung gleich auf der obersten Ebene. Damit sind insbesondere alle Aktivitäten gemeint, die zum Erhalt der Gesundheit beitragen. Auf der nächsten Ebene benenne ich weitere allgemeine obligatorische Voraussetzungen und speziell das Ausüben eines Berufs als wichtigstes Ziel, um Unabhängigkeit und einen Lebensstandard zu erarbeiten.

Diese Dinge gelten wiederum als Voraussetzung, die eigene Individualität in der gegebenen Gesellschaft ausleben zu können. Dazu gibt es auf der nächsten Ebene Mottos und Gesetze, die das regeln. Schließlich soll all das zu einem ausgeglichenen und fröhlichen Leben führen, in dem ich meine ganz individuellen Träume verwirklichen kann.

Das Gesetz ermöglicht die Planbarkeit der Abenteuer auf der Lebensstraße. Auf meinen Reisen habe ich bereits die Strategie der »geplanten Flexibilität« entwickelt, wonach es neben einem Plan A nicht nur einen Plan B, sondern auch weitere vorgedachte Szenarien, die Pläne C, D, E und F gibt. Da mit dieser Vorgehensweise aber natürlich nicht jeder mögliche Störfall eingeplant werden kann, nehme ich in das JAPEL den wichtigen verallgemeinernden Satz »Take it how it arrives!« auf. Nimm es so, wie es kommt!

»Take it how it arrives!« ist somit einer der wichtigsten Paragraphen des JAPEL. Damit möchte ich mich ermutigen, eine gegebene Situation erst einmal zu akzeptieren, um anschließend rational und möglichst strategisch darauf reagieren zu können. Dieser simple Appell soll mir helfen, mit ungeplanten oder aus meiner Sicht unlogischen Dingen zurechtzukommen. Außerdem versuche ich immer wieder, den »Worst Case«, den schlimmsten Fall, mit einzuplanen. Diesen zu akzeptieren, hilft auch weiter.

Zu den weiteren wichtigen Paragraphen im JAPEL zählt die ausdrückliche Feststellung »Du agierst als Teil einer Gesellschaft!«. Dahinter verbirgt sich das Bestreben, die eigenen Interessen in den Kontext der gegebenen Rahmenbedingungen zu stellen und gegebenenfalls die Gesellschaft auch mit zu gestalten.

Weiterhin erlasse ich konkrete Handlungsaufforderungen wie »Glaube an deine Fähigkeiten und Stärken!«, »Fokussiere deine Konzentration auf die wirklich wichtigen, weiterbringenden Dinge!« und »Vergleiche dich mit dem Besten und motiviere dich mit: Was der kann, kannst du auch, wenn du es willst!«. Wo ein Wille ist, ist ein Weg.

Auch fordere ich mich selbst auf, immer wieder auftretende

Handlungsblockaden zu überwinden und Details nicht weiter zu betrachten, die mich erkennbar nicht weiterbringen. Ausdrücklich stelle ich fest, dass es sinnvoll ist, weiterhin Pläne zu machen und Ziele zu setzen, aber zuzulassen, dass es anders kommen kann. Da ich mich wiederholt beim Verzetteln ertappt habe, fordere ich mich ausdrücklich auf, bewusst einen Schritt nach dem anderen zu tun.

Außerdem verordne ich mir eine höhere Frustrationstoleranz. Damit versuche ich, Anlässe für Aufregung zu minimieren. Wutanfälle sollen damit in Grenzen gehalten werden. Ganz abgeschafft werden können sie wohl nicht. Denn dafür machen mir die Menschen das Leben einfach zu schwer, indem sie viele völlig unlogische Regeln aufstellen. Letztendlich erarbeite ich so 41 Paragraphen mit etlichen Zusatzbestimmungen.

Immer wieder ertappe ich mich dabei, wie ich mein eigenes Gesetz übertrete. So gewähre ich mir eine Zeit, in der die Übertritte erlaubt sein dürfen, aber jedes Mal analysiert werden müssen, um zukünftige Übertritte immer besser vermeiden zu können. Schließlich gelingt mir das recht gut, allerdings ist das Kurshalten tagtäglich eine neue Herausforderung, die sehr viel Energie von dem abzieht, was mich eigentlich bewegen sollte.

So stelle ich schnell fest, dass dieses Grundgesetz des Lebens noch um einige Bestimmungen ergänzt werden muss, die nur für das Dasein in der Schule gelten. Darum erfinde ich das »LoSA«, das »Law of School Activities«. Darin wird dem System Schule ein strikt strukturierter Ablauf gegeben. Damit sollen die anstehenden Aufgaben erfolgreich erledigt werden. Es ist als Seite 1 fortan fester Bestandteil meiner Schulordner.

Eine langweilige Deutschstunde. Was der Lehrer da hören will, erreicht mich mal wieder gar nicht. So kreisen meine vom Unterricht befreienden Gedanken sich gelangweilt ums Kreisen: kreisender – kreisender – kreisender – sender – sende – Ende!

Welch interessantes Wort. Es wörtert in diesem Wort. So schreibe ich es in mein Heft:

»Kreisender«.

Dieses wortvolle Wort spendet mir belustigend beruhigende Befriedigung. Denn das ist ein Wort voller Wörter. Wie eine Matrjoschka. Auf einen Zettel schreibe ich:

Ei
Eis
Reis
Kreis
Kreise
Kreisen
Kreisend
Kreisende
Kreisender
Reisender
Reisende
Reisend
Reisen
Reise
Ende
Der
Re
Er

Außerdem sehe ich noch Sender und Sende. Welch interessantes Wort. Es enthält mindestens die von mir gesehenen weiteren 19 Wörter! Eine 20-fache Wörter-Matrjoschka.

Es ist der 9. September 1984, ein blaubeigegrüner Tag. Wörterspiele faszinieren mich. So spiele ich zu Hause mit weiteren Wörtern herum, die Wörter in sich selbst enthalten. Als Hintergrundmusik läuft im Radio gerade eine Musiksendung, das sogenannte NDR2-Club-Wunschkonzert. Da fordert der Moderator Mal Sondock die Hörer auf, Beiträge einzusenden, die die Inflation in der Sprache ausdrücken. Das hört sich hochinteressant an. Inflation in der Sprache.

Eine interessante Wortspielerei. Bisher kenne ich niemanden, der so viele Wörter erfunden hat wie ich. Da muss ich einfach was zu schreiben. Schon am nächsten Tag ist mein Limerick zum NDR an die Rothenbaumchaussee, welch merkwürdig buntmagischer Straßenname, unterwegs:

»Zwölfriede, Siebenbombe und vierstes Eins-neun-
sechzehn-Gesicht,
beneunet den fünfsener Abdreig wegen schmerzender Elfe
leider nicht.
Im Skat-Verzwei beim Eins ouvert bekam sie dafür
zwei bezweidruckendes Dreizehnfingerdarmgeschwür.
So erschzweit Zwölfriede aus zweimaliger Inflationssicht!«

Als ich das so aufgeschrieben habe, fällt mir auf, dass natürlich aus fünfzehn, wenn man das Wort silbenweise zerlegt und inflationiert, sechself werden könnte. Welche bizarre Zahl. Zu meiner großen Freude höre ich wenige Tage später tatsächlich meine inflationären Wortschöpfungen aus den Lautsprechern meines Radios tönen.

Auch in der Schule gibt es viel, mit dem ich meinen Geist beglückend beschäftigen kann: Endlich kommt im Mathe-Leistungskurs die Integralrechnung dran. Endlich lerne ich, alle möglichen krummen Dinge zu berechnen. Davon künden die vielen Fleischerhakenformeln auf der tannengrünen Tafel. Nullstellen müssen mittels Ableitungen bestimmt werden. Das hat alles irgendwie was mit »Grenzübergängen« an der liegenden Acht zu tun. Während ich im Unterricht über die rätselhafte liegende Acht sinniere, wird mir plötzlich von hinten ein quadratgekästelter Zettel zugesteckt:

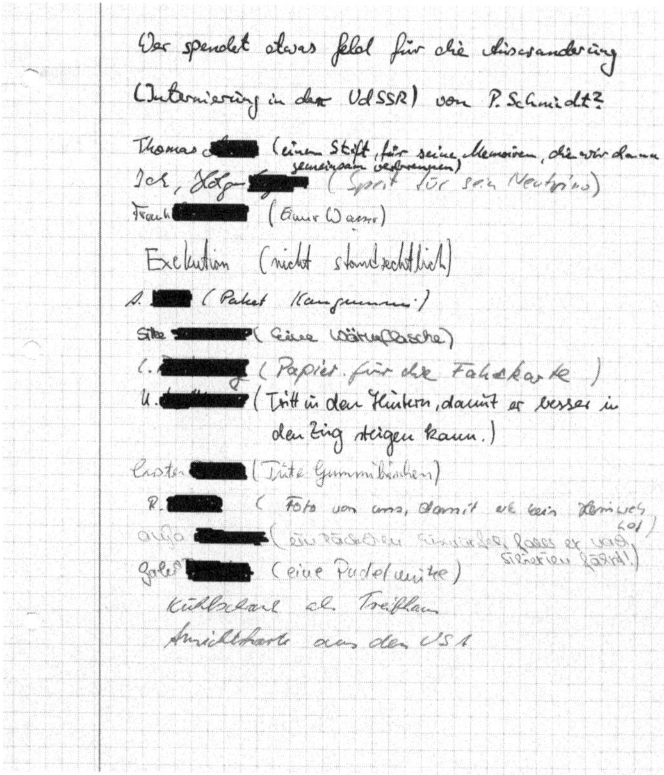
Wer spendet etwas Geld für die Aussiedelung (Internierung in der UdSSR) von P. Schmidt?

Thomas [redacted] (einen Stift, für seine Memoiren, die wir dann gemeinsam verbrennen)
Ich, Holger [redacted] (Sprit für sein Neutrino)
Frank [redacted] (Einen Wagen)
Exekution (nicht standrechtlich)
A. [redacted] (Paket Kaugummi)
Silke [redacted] (Eine Wärmflasche)
C. [redacted] (Papier für die Fahrkarte)
U. [redacted] (Tritt in den Hintern, damit er besser in den Zug steigen kann.)
Carsten [redacted] (Tüte Gummibärchen)
R. [redacted] (Foto von uns, damit er kein Heimweh hat)
Anja [redacted] (ein Päckchen Sonnenschutz, falls er nach Sibirien fährt!)
Gabi [redacted] (eine Pudelmütze)
Kühlschrank als Treffpunkt
Ansichtskarte aus den USA

Was für ein toller Zettel voller lustiger Autogramme! Aber leider wird mir damit auch klar, dass es nach wie vor Polypen in meiner Umgebung gibt, Menschen, die wie wuchernde Geschwüre meine seelische Gesundheit belasten, die mich nicht mögen und die ich nicht mag. Weil mich niemand mehr angegriffen hat, dachte ich eigentlich, meine Umgebung sei nun weitestgehend polypenfrei. Das habe ich wohl falsch gedeutet. Es gibt also nicht nur Polypen, die offensichtlich welche sind, sondern auch getarnte Polypen. Menschen, die zwar hilfreich und nett daherkommen, sich aber in Wahrheit als das genaue Gegenteil davon entpuppen.

Zusammen mit Holger, der mir Sprit für mein Neutrino geben wollte, fahre ich für eine Woche ins Deutsche Museum. Wir beide haben für besondere Leistungen ein kurzes Stipendium am Kerschensteiner Kolleg erhalten. Und er ist so wie ich ein Foto- und Formelfreak aus dem Mathe- und Physik-Leistungskurs, also kein Polyp. Holger versteht genauso wie ich die einzig ehrliche Sprache der Welt, die der Formeln.

Die Fahrt nach München wird zu einem Erlebnis der besonderen Art. Eingefrorene Weichen verhindern eine zügige Zugfahrt nach München. Fast minus 30 °C, polare Kälte, empfängt uns dort. Wir laufen den ganzen Weg vom Hauptbahnhof zum Deutschen Museum, ein Sightseeing im Schnelldurchlauf. Aber es ist nicht das Rathaus oder die etwas abseits stehende Frauenkirche, nein, es ist der eiskalte Himmel, dem unsere ganze Faszination gilt. Eisnadeln fallen aus dem kristallklaren, kalten Himmel. Blauer Himmel, aus dem es schneit. Das Wasser geht ohne Wolkenbildung direkt in den festen Zustand über. Sublimation. Polarschnee. Was für ein naturwissenschaftlicher Auftakt für die kommende Woche. Herrlich!

Die Zeit dort am Kerschensteiner Kolleg bietet die unvergessliche Erkenntnis, dass jede noch so komplexe Maschine letztendlich auf ganz einfachen Prinzipien beruht. Wie zum Beispiel der Webstuhl, der im Laufe der technischen Evolution Schritt für Schritt durch kleine Optimierungen zu einer komplexen Webmaschine mutiert.

Bisher war ich immer bestrebt, alle Dinge bis in die Details zu verstehen. Nun aber durchdringt mich die Einsicht: Alles ist einfach, es erscheint nur kompliziert. Und ich muss nicht alles begreifen, um es benutzen zu können. So wie ich nicht alles über meinen Körper wissen muss, damit er funktioniert, oder einen Motor nachbauen muss, um ein Auto zu fahren. Eine wichtige Lebensregel, die meine Sicht auf die Welt erleichternd vereinfacht.

Nullstein reloaded und die Relativität von Koyaanisqatsi

Als ich höre, dass die Einstein'sche Relativitätstheorie nicht im Unterricht drankommen soll, finde ich das skandalös. Sofort melde ich mich freiwillig zum Physik-Referat, denn diese Lücke im Stoff kann ich nicht zulassen. Ich würde auf ewig daran denken müssen, die Chance versäumt zu haben, meine Mitmenschen aufzuklären, dass absolute Zeit nur ein anthropogenes, also im Menschen selbst entstehendes, Wahrnehmungsphänomen ist.

Zwei Wochen später leite ich an der tannenbaumgrünen Tafel im Physiksaal die weltwichtige Gleichung $E = mc^2$ her. Jene simple, aber dennoch folgenreiche, große Formel, die Energie und Materie gleichsetzt. Und damit klarstellt, dass alle Materie, die wir wahrnehmen, nichts anderes als in einem über die

Lichtgeschwindigkeit definierten Zeitsystem geordnete, gefrorene Energie ist. Das Referat führt zur Renaissance meines zwischenzeitlich verstummten Spitznamens: Nullstein ist zu neuem Leben erwacht.

Die einzig ehrliche, eindeutige Sprache der Welt, die Sprache der mathematischen Formeln, scheint aber leider nicht ohne Weiteres innerhalb einer Doppelstunde wirklich was ausrichten zu können. Weil den meisten die Vokabeln fehlen, um diese Sprache mit Vorstellungsvermögen zu füllen. Nur die vier Nerds im Kurs scheinen motiviert, verstehen zu wollen, was ich zu sagen habe. Und der Physiklehrer ist auch sichtlich begeistert, das merke ich an seinen Rückfragen.

Irgendwie scheint es mir, als haben sich alle Menschen außer mir der perfekten Illusion des Daseins hingegeben. Bin ich hier denn der Einzige, der eine Vorstellung davon hat, was Zeit ist, was Raum ist? Auch der »Welle-Teilchen-Dualismus« ist doch nichts anderes als ein Phänomen, das zwischen Energie und Materie pendelt.

Das, was die Relativitätstheorie zu sagen hat, ist so fundamental und doch erst der Beginn. Mir scheint, als wenn das noch nicht angekommen ist bei den Menschen. Wenn Zeit und Raum relativ sind, dann ist alles relativ. Nichts ist absolut. Alles bekommt seine Bedeutung immer erst im Zusammenhang mit etwas anderem.

Ob etwas groß oder klein ist, hängt von zwei Dingen ab. Zum einen kommt es darauf an, womit man es vergleicht. Und zum anderen spielt die eigene persönliche Wahrnehmung eine ganz erhebliche Rolle. Für einen Bewohner kann ein Haus sehr groß sein. Dasselbe Haus ist im Vergleich zu einem Wolkenkratzer sehr klein. Früher war der Küchentisch für den kleinen Tomai unerreichbar hoch. Jetzt ist er normal hoch. Dabei ist objektiv alles gleich geblieben. Früher dauerte es sehr lange, bis endlich Weihnachten kam. Heute geht das viel schneller, weil die im Abwarten verstreichende Zeit bezogen auf die bereits abgelaufene Lebenszeit geringer wird.

Am Abend des 13. Mai 1985, ein bayerisch weißblauer Tag, schaue ich ausnahmsweise mal spät Fernsehen. Weil ich in der Fernsehzeitschrift ein nie gekanntes, tiefgrünes Wort gelesen habe: »Koyaanisqatsi«. Ein Film mit einem so merkwürdigen Titel, der weckt meine Neugier.

Ein tiefbizarrer Film, der frei ist von Dialogen, die meine Gedanken manipulieren könnten. Bildstark zeigt er skurril die Entfremdung des Menschen von seiner eigenen Natur. Ohne Worte. Eine Straße führt in eine Stadt, der Verkehr verdichtet sich, die Autos spuren im Dunkeln gerade und zugleich krumme Lichtlinien in die Straßen. Schnitt. Und schon findet man sich inmitten der winzigen Details von Mikrochips wieder, auf Datenautobahnen. Menschen als Daten, Autos als Datenpakete. Sie bewegen sich im Takt des Prozessors, im Takt des Lebens, der allmitreißenden Zeit. Und während das alles läuft, wird die Musik immer unruhiger und hektischer. Ich fühle mich erinnert an das Dutummen von oben hinten und an den immer schneller dahinrasenden, beklemmenden Tunnel der Polypen. Urahnungen und Ererinnerungen reißen auf.

Menschen leben hektisch in der Börse und in den Fabriken. Zeitraffer entlarven die Charakteristika der Schwingungen menschlichen Lebens. Die Schwingungsperiode beträgt 24 Stunden – ein Tag. Dann wiederholt sich das chaotisch erscheinende Gewusel. Erst in der Zeitlupe entwirrt sich das Chaos in geordnete Strukturen.

Tiefe Stimmen singen den Koyaanisqatsi-Titel langsam und immer wieder. Diese Art meditativer Musik, die den ganzen

Film begleitet, öffnet in mir fest verschlossene Zugänge zu ungeahnten Emotionen. Emotionen der Entlarvung und der erhabenen Erkenntnis. Durchdringend gänsehäutend. Ein Röntgenblick auf die Welt, der diese für mich als Bluff der menschlichen Wünsche, Sehnsüchte und Illusionen enthüllt. Ängste, dass die Menschenwelt immer komplexer und verwundbarer wird, dass alles irgendwann nur noch in Dollar gemessen wird, dass die Menschen die wahren Werte des Lebens vergessen, steigen in mir auf. Und mischen sich mit Faszination: Das ist die Welt des Draußen, jenseits der Grenzen der States of Japetus on Earth. Eine Welt der andersartigen Wahrnehmung.

Der Film spielt mit der Wahrnehmung der Zeitdauer und entlarvt sie dadurch als relativen Begriff, als geniale Täuschung des menschlichen Gehirns. Alle Wesen leben immer im Jetzt, aus ihrer Perspektive. Entspringt auch das Zeitdauerempfinden dem eigenen Hirn? Lebt eine Katze aus ihrer Wahrnehmung heraus genauso lange wie ein Mensch? Erlebt eine Fliege mich als extrem träges und faules Riesentier, wobei ich Fliegen besonders hektisch erlebe? Wesen mit unterschiedlicher Zeitdauerempfindung sind wie verschiedene Welten, die aufeinanderprallen.

Alles entsteht in mir selbst. Möglicherweise gibt es ja auch nur ganz genau ein Sein, das die Welt in ihrer Existenz wahrnehmen kann. Alle Lebewesen, die sich ihrer Existenz bewusst werden, sind Instanzen eines einzigen Seins. So wie das in sich selbst enthaltene Spiegelbild, in dem ich als kleiner Junge die »liegende Acht« sah. Und die Zeit ist endlich unendlich, genauso wie die Erdoberfläche keine Enden hat und doch endlich ist.

Es ist so weit. Das Finale. Die Zielgerade. Bei herrlichem Sonnenschein auf der Terrasse bereite ich mich auf die mündliche Prüfung in Kunsterziehung vor. Ich mache mich schlau über Entscheidungsprozesse im Bereich der Innenarchitektur. Und ich analysiere Pop-Art und Werbung. Besonders erinnere ich mich in diesem Zusammenhang an den Pinselstrich. Je einfacher und prägnanter die Aussage rüberkommt, desto besser. Weniger ist hier mehr. Dieses Motto gilt auch für die Prüfungsvorbereitung. Nicht zu viel und niemals übersättigen!

So gehe ich gut gelaunt und hoffentlich gut vorbereitet in meine letzte Schulstunde, die mündliche Kunstprüfung. Erst mal bin ich überrascht, wie viele Leute da sitzen und mich sehen wollen. Aber es stört mich nicht weiter. Peter in einer Kunstprüfung, das hätte ich mir nie träumen lassen. Unfassbar. Glaub an dich, du wirst es schaffen!

Die Prüfungsdiskussion beginnt mit dem Einrichten von Wohnungen und Grundrissen, schwenkt dann in das ebenfalls vorbereitete Thema Pop-Art und Werbung, bevor nach ein paar allgemeinen Fragen meine Straßenwelten diskutiert werden. Es entsteht ein Gespräch, bei dem ich glatt vergesse, in einer Prüfung zu sitzen. Ich erlebe etwas, das habe ich während der gesamten Schulzeit nicht ein einziges Mal erlebt: Resonanz mit dem, was ich bin und was ich fühle. Was ist das? Die Prüfungskommission interessiert sich auf einmal für Dinge, die ich gemacht habe, frei nach dem Motto: Was will uns der Künstler damit sagen? Und sie scheint es sogar faszinierend zu finden, was ich erzähle.

Da sagt einer der Prüfer, der seinerzeit auch jener Lehrer war, als die Sache mit dem Pinselstrich passierte: »Als ich Sie in der Mittelstufe kennen gelernt habe, da wollten Sie immer jedes Werk ganz genau planen.« Daraufhin herrscht Stille im Raum, bis er mir schulschließlich die letzte Lektion mit auf meinen fortan außerschulischen Weg gibt: »Wenn Sie dagegen Ihre Straßenwelten zeichnen, dann wissen Sie ja offenbar nie vorher, was Sie am Ende erschaffen werden. Das Spannende an jedem Kunstwerk ist, dass man als Künstler am Anfang noch nicht weiß, was am Ende herauskommt! Kunst ist da wie Forschung. Sehen Sie auch Ihr Leben als ein solch offenes Kunstwerk wie Ihre Straßenwelten, dann werden Sie Erfolg haben!«

Nach der Prüfung sagt mir der Kunstlehrer noch, dass er mich oft als verschlossenen, unzugänglichen Menschen erlebt habe, der bei dieser Prüfung aber »über sich selbst hinausgewachsen« sei. Und er betont nochmals, dass das ganze Leben ein Kunstwerk sei, das man nicht planen könne! Warum sagt er mir das alles?

Dann ist es so weit. Der Kalender zeigt den 29. Juni 1985, ein rostbraunroter Tag. Ein letztes Mal Sitzen in der Aula. Viele, viele Menschen drinnen. Es buntet die aufziehende Entlassungsfeier. Ich bedaure, dass ich nicht entsprechend meiner Staatsfarben in Bluejeans und knallrotem Hemd kommen durfte, sondern in mausgrauer Stoffhose und marineblauem Cordjackett antreten muss. Es gibt »Kappenreden« und »Hülsenreden«, wie einer unserer Deutschlehrer uns als noch allerallerallerletzte Unterrichtseinheit mit ins Leben geben will.

Und den Typus der »Abrechnungsrede«, zu dem dann wohl auch die Abirede von uns Noch-gerade-so-eben-Schülern gehören würde. Sie wird von uns als gymnasialer »Gottesdienst« inszeniert. Sie wurde zusammen mit vier Abimitschülern in meinem Zimmer gemeinsam erarbeitet und zeigt deutlich meinen Einfluss: »Wir Abiturienten befinden uns auf der Passhöhe nach einem langwierigen Aufstieg. Hinter uns liegt eine staubig-steinige Strecke entbehrungsreicher Strapazen, und vor uns liegt das Gleiche, nur in fremden Gefilden.« Die Rede gipfelt in der direkten namentlichen Verteilung von Lob und Tadel dessen, was die vergangenen Jahre so zu bieten hatten. Lob gibt es für alle verständnisvollen, toleranten Lehrerinnen und Lehrer, die auch bereit waren, gegebenenfalls eigene Fehler einzugestehen, die vor allem Individualität gelten ließen. Die Möglichkeiten suchten und Wege fanden, damit etwas geht. Tadel für alle, die sich in extremer Weise unkooperativ zeigten, sich auf praxisfremde Erlasse zurückzogen und Autorität kraft Amtes ausleben wollten, anstatt durch motivierende Kompetenz. Die immer wieder gerne Gründe fanden, warum etwas nicht gehen kann. Vorgetragen wird die Rede schließlich von den vier Mitschülern, die sich mit ihrer Oberstufennummer redeabschließend vorstellen: »Es sprachen 82-017, 82-045, 82-068 und 82-079!«

Als ich bei der Zeugnisausgabe dran bin, gehe ich nach vorne. Der Direx überreicht mir als Jahrgangsbesten sogar ein Geschenk. Hinter dem Geschenkpapier ertaste ich ein Buch.

Ich spüre noch einmal, dass die allermeisten nicht wussten, was mich quälte und was mich aufblühen ließ. Niemand kam an mich wirklich ran. Und ich kam nicht an die anderen ran. Die unsichtbare Mauer, sie war mal höher, mal niedriger, aber richtig weg war sie nie. Niemand wollte oder konnte mich verstehen. Es zählten immer nur die Normen der anderen. Zum Glück gelang es mir, für viele Regeln Ausnahmen zu erhalten, ohne die ich mich vollständig verschlossen hätte.

Zu Hause reiße ich das Geschenkpapier runter – und verbaffe: »Unser Kosmos« von Carl Sagan. Ein Andenken, das mich mit der Schulzeit versöhnlich stimmt. Das ist kein langweiliges Geschichtenbuch, sondern ein Buch über ferne, heimische Welten. Wie für einen Jungen vom Saturn gemacht! Gleich auf den ersten Seiten entdecke ich ein Zitat, das meine innere Sehnsucht bestärkt, das hinter dem Horizont Liegende sichtbar zu machen:

»Die Zeit wird kommen,
wenn eifriges Forschen über lange Zeiträume hinweg
Dinge ans Licht bringt,
die jetzt noch verborgen liegen.«

Seneca, Naturales quaestiones, 7. Buch, 1. Jh. n. Chr.

Was ich finden soll, werde ich finden. So sei es. So ist es. Welt, ich komme!

Inseln der Stille

Endlich frei! Endlich kann ich die Gegenden erleben, die ich im Bibliotheksasyl immer so sehnsüchtig in Büchern angeschaut habe. Die violett schimmernden schwarzen Basaltlandschaften im Innern Islands zum Beispiel. »Es ist faszinierend zu sehen, wie hier die Berge die Landschaft zerstören!«, lese ich in einer Schutzhütte. Ansichtssache. Die Vulkane mögen zerstören, aber sie und nur sie haben die Insel Island erst erschaffen. Hier ist das Werden auf Kosten des Vergehens direkt beobachtbar. Der Energieerhaltungssatz, das Gesetz der Polarität, die Relativität.

Was Ende und was Anfang ist, das entscheidet allein die Perspektive. Aufbau und Zerstörung zugleich.

Ein Dreivierteljahr nach dem Abitur kommt die nächste blaue Route dran: eine Reise auf die vulkanischen Kanarischen Inseln. Endlich habe ich genug Geld gespart. Ich lande im lauten Las Palmas de Gran Canaria. Flüchte sofort mit einer Fähre nach Lanzarote und irre seit Stunden auf der Suche nach einer Bleibe durch Arrecife. Die Klamotten kleben mittlerweile schweißhautig fest, als plötzlich neben mir ein Auto hält. Der Fahrer versucht Kontakt mit mir aufzunehmen. Das kommt mir alles sehr spanisch vor. So sage ich spartanisch spanisch: »Buscar alojamiento!« Suche was zum Übernachten oder so ähnlich, soll das heißen, denke ich. Ich hoffe, er versteht mich. Dann redet mich der Fahrer auf Deutsch an: »Ich kann Ihnen da helfen! Wir wohnen seit einigen Jahren auf dieser Insel.« Obwohl ich grundsätzlich nicht in fremde Autos steige, sagen tief in mir sitzende Schwingungen: Der Mensch will dir wirklich nur helfen. Wenn du ihm folgst, wirst du etwas Wunderbares entdecken. Die Fahrt dauert etwa eine halbe Stunde. Dann erreichen wir ein Dorf inmitten ausgedehnter Kakteenfelder. Mala. Ja, und so bin ich jetzt hier. Und genieße dieses stille Konzert der Natur. Auf der geheimnisvollen Insel aus dem gleichnamigen Film von damals, der die Sehnsucht nach Vulkanen weckte.

Im skandinavischen Lärchenpanoramazimmer

Viele Jahre später, im Februar 2007, da bin ich bereits 41 Jahre alt, stehe ich auf meiner Straße des Lebens wieder einmal an einer Kurve mit einer fantastischen Aussicht auf die ferne Vergangenheit. Ich blicke in erschreckende und erlösende Abgründe der Wahrheit, die mir bislang unverstandene Zusammenhänge meines Daseins aus der Adlerperspektive transparent machen. Vor allem die Kindheit sehe ich plötzlich aus einem völlig neuen Blickwinkel. Einige Wochen später ideet es in mir, mal meinen alten Klassenlehrer aus der Grundschule, der mir meine alten Arbeiten nach dem Abitur gab, zu besuchen.

So gehe ich am Nachmittag zu dem Haus, in dem mein damaliger Lehrer noch heute wohnt. Laut quietscht wie eh und je sein Grundstückstor. Damit er mitbekommt, wenn jemand sein Anwesen betritt. Nun stehe ich an seiner Haustür, schelle die kreisrunde Klingel. Sekunden später öffnet sich die Tür:

»Peter! Na, das ist ja eine Überraschung. Was führt Sie zu uns?«

»Wenn Sie Zeit haben, würde ich Ihnen gerne etwas erzählen! Ich glaube nämlich, dass ich Ihnen endlich die Erklärung dafür liefern kann, warum ich früher entweder Einsen oder Vieren geschrieben habe, also Dinge entweder sehr gut oder nur mit großen Mühen einigermaßen konnte!«

»Na, da bin ich aber gespannt wie ein Flitzebogen! Da machen Sie mich ja richtig neugierig!«

Wenige Minuten später sitzen wir im ockerbraunig vertäfelten Lärchenpanoramazimmer seiner alten, würfelförmigen Villa. Seine Sehnsucht gilt Norwegen. Tolle Bilder hängen an der Wand. Fjorde. Wälder. Die Mitternachtssonne. Davon schickte er mir damals sogar eine Karte. Mit der Hurtigruten war er am Nordkap. Genau am 7.7.77. Mit diesem tollen knallgelben Datum war seine Postkarte abgestempelt. Herrlich juchzig! Bis heute!

Ich schaue aus dem riesigen, bodentiefen Fenster auf die Grasfläche mit der Lärche davor. Die dort auch schon seit Kindertagen steht.

»Wissen Sie noch, Herr Bartels, wie ich da unten immer die Goldröhrlinge gesammelt habe?«

»Ja, Peter, Sie kannten alle Pilze!«

Ich starre aus dem Fenster und sehe den kleinen Tomai, wie er dort seine ersten im Leben gefundenen Goldröhrlinge fand. Wie diese in der Pfanne schmorten und glibschig in seinem Mund den Rachen runterflossen. Glockengoldig waren die Pilze, immer so eingehäutet und schleimig, schneckenschleimig. Jedes Jahr wieder die gleichen pilzjuchzigen Findeerlebnisse. Dann holt mich die Stimme des Herrn Bartels in die Welt zurück:

»Wollen Sie einen Wein trinken, Peter?«

»Gerne, danke!«

»Einen Weißen oder einen Roten?«

»Einen Weißen, bitte, vom Roten kriege ich immer S-B, äh, Sodbrennen!«

Nachdem Herr Bartels uns eingeschenkt hat, proste ich ihm auf die Einschulung zu:

»Wissen Sie, was genau heute vor 35 Jahren war?«

»Nein, Peter, das – das weiß ich nicht!«

»Vor 35 Jahren habe ich Sie als meinen ersten Lehrer kennen gelernt, vor 35 Jahren war meine Einschulung in Ihrer Schule. Da staunten Sie über meinen Eiffelturm, den ich gebaut hatte. Vor 35 Jahren begannen meine vier Grundschuljahre mit Ihnen als Klassenlehrer!«

»Ihr Gedächtnis ist wie immer sehr erstaunlich!«

Wir unterhalten uns zunächst über französische Weine, Dijon und Beaune, bevor ich versuche, mich an den Zweck meines Besuches heranzutasten. Am liebsten wäre mir, er würde von selber darauf kommen. Wir unterhalten uns über die Zeiten von damals, darüber, wie er mich erlebte, wie ich ihn erlebte. »Sie waren immer ein Sonderling«, fasst er zusammen. »So ein Kind wie Sie ist mir in meiner ganzen Laufbahn als Schulrektor nicht untergekommen. Sie waren immer ein Junge, den man belächelt und gleichzeitig bewundert hat. Aber ich habe immer gedacht und gehofft, dass Ihnen das nicht zum Nachteil wird. Sie waren außergewöhnlich anders! Deswegen hatte ich ja alle Ihre Klassenarbeiten aufgehoben, mir sie immer wieder angeschaut und mich gefragt: Wie ist es zu erklären, dass da ein kleiner Junge ist, der ist so intelligent, kann aber keine Aufsätze schreiben! Scheitert an Kleinigkeiten!«

Ich halte nun die Zeit für gekommen, ihn allmählich zur Auflösung des Rätsels zu führen, die Wahrheit, die mich selber auch erst vor einigen Monaten erdbebengleich erreichte: »Wissen Sie, was ein autistisches Kind ist?«

Für mehrere Minuten herrscht ganz laute Stille im Lärchenpanoramazimmer. Dann unterbricht Herr Bartels stotternd die donnernde Stille:

»Peter, Sie – Sie – Sie sind doch nicht etwa ein Autist?«

»Nach allem, was mich in den letzten Monaten so erreichte, Informationen, Diagnosen, habe ich wohl ein ausgeprägtes Asperger-Syndrom. So nennen die Ärzte aktuell diese Form des Autismus. Manche sagen auch, ich sei ein hochfunktionaler Autist, im Gegensatz zu denen, die nicht sprechen können und den ganzen Tag nur schaukelnd in der Ecke sitzen.«

Nachdenklich stimmt er zu. »Ja, das ist dann wohl so. Ein Autist. Ich hätte es wissen müssen! Ich habe das Muster zwar gesehen, aber in diese Richtung nie weitergedacht. Es gab eine Kollegin, die hat damals immer wieder gesagt, der Junge hat doch eine richtige Macke. Macke, ich mag dieses Wort übrigens genauso wenig wie Sonderling, es ist so negativ. Aber ich habe Sie verteidigt. Denn Sie waren auch hochbegabt. Das haben wir damals auch in einem Test festgestellt.«

»Ja, Sie haben mir immer geholfen, meine Rolle in der Klasse zu finden, weil Sie mich als etwas Besonderes behandelten und die anderen Respekt vor Ihnen hatten. Mein Leben wäre vielleicht anders verlaufen, wenn es Sie nicht gegeben hätte.«

Lange Zeit reden wir so. Alles kann nun analysiert werden. Alles wird klar. Erschreckend, befreiend klar.

Stunden später klingelt meine Frau an der Tür, ob wir denn nicht wüssten, wie spät es sei. Auch sie bekommt einen Wein, noch lange reden wir. Abschließend stellen wir alle gemeinsam fest, dass das Schülerleben für Menschen wie mich heute schwieriger ist als früher. Auf Teamarbeit wird viel mehr Wert gelegt, mit Kindergarten schon ab drei Jahren oder gar Krippe setzt die Fremdbestimmung ein, bevor die Persönlichkeit ausreichend gefestigt ist, und es gibt immer mehr Ganztagsschulen, die die wichtige nachmittägliche Regeneration durch mangelhafte Rückzugsmöglichkeiten verhindern. Letztendlich sind es jedoch oft Kleinigkeiten, die darüber entscheiden, ob die Lebensstraße eher sonnig oder schattig verläuft.

Herr Bartels verabschiedet mich schließlich mit den Worten: »Peter, es war heute äußerst interessant mit Ihnen. Ich glaube, ich habe so wie Sie vieles neu verstanden. Bleiben Sie, wer Sie sind! Bleiben Sie sich selbst treu! Ich würde mich freuen, wenn Sie mal wieder vorbeischauen!«

Dazu kommt es nicht mehr. Wenige Monate später stirbt er. Alles ist endlich. Genauso wie dieses Buch, auch wenn meine Geschichte noch weitergeht …

Auf Wiederlesen

Und wer wissen will, wie es weitergeht: Die Fortsetzung dieser Geschichte ist bereits geschrieben worden. Das Werk *Ein Kaktus zum Valentinstag* erzählt die Abenteuer auf dem Weg vom Abitur zu Romantik und Liebe.

So bleibt mir nur noch, mich für alle von menschlichen Gesellschaften aufgestellten und für mich leider nicht sichtbaren Fettnäpfchen zu entschuldigen, in die ich bereits hineingetreten bin, in die ich mit diesem Buch eventuell hineintrete und in die ich noch hineintreten werde, weil ich das leider nie ganz verhindern können werde.

Am liebsten bin ich im eigenen Garten oder irgendwo in einer Wüsten- oder Vulkanlandschaft, weil ich da meine Mitte und Inspiration finde. Von Beziehungskungeleien und von Gesetzen, die für bestimmte Situationen gar nicht gemacht sind und damit zu unsinnigen Vorschriften werden, habe ich die Nase voll. Dass alle Angelegenheiten des Lebens immer mehr nur noch in »Dollar« bewertet werden, das beobachte ich mit Sorgen, denn das fördert das Verlangen nach Austauschbarkeit und bedroht die Entwicklung einer Vielfalt. Nur die Vielfalt aber wird es der Menschheit ermöglichen, auch dann noch Lösungen für Probleme zu finden, wenn die Austauschbaren keine mehr sehen können. Hoffentlich merken die Menschen das, bevor der Point of no Return erreicht ist.

Autismus verstehen

Erst im Alter von 41 Jahren diagnostizierte man bei mir Autismus in Form eines »lehrbuchartig ausgeprägten« Asperger-Syndroms, was ein Jahr später von mehreren Professoren namhafter Unikliniken bestätigt wurde. Selten und damit nicht lehrbuchgemäß ist aber, dass ein auffällig autistischer Mensch wie ich auf allen Ebenen des Lebens, Familie, Beruf und Freizeitgestaltung, nachhaltige Erfolge erzielt. Erst im Zuge der Diagnostik wurde mir klar, wo eigentlich meine Defizite liegen, denn meine Stärken kenne ich ja.

Das größte Problem liegt für mich im Entschlüsseln von unterschwelligen nonverbalen Signalen und Mimik. Man kann sich das so vorstellen, als ob ich eine farbige Kommunikation, die Emotionen transportiert, nur in Schwarz-Weiß sehe. Ich kann das Spektrum der Botschaften nicht eindeutig und intuitiv entschlüsseln. Dadurch entsteht eine zwischenmenschliche, soziale Blindheit, die wiederum als eine Art trennende, gläserne Mauer gefühlt wird – vom Betroffenen und seinem Umfeld gleichermaßen. Außerdem habe ich Schwierigkeiten bei der

Gesichtererkennung. Meine Wahrnehmung ist objektorientiert und detailfokussiert, klare Strukturen sprechen mich daher am meisten an. Bei Empfindungen fehlen oft die Zwischentöne. Wie bei einer fehlerhaften Einhebel-Mischbatterie ist das Wasser entweder zu heiß oder zu kalt, eine Stimme erst zu leise und ganz plötzlich zu laut, eine Situation erst überschaubar und dann unentwirrbar chaotisch. Halt finde ich in Routinen, stereotypen Verhaltensweisen wie Beintänzeln und Armflattern und ausgeprägten Interessen.

Die Mauer verhindert, dass ich mich in andere hineinversetzen kann. Insofern gelte ich vorschnell als gefühllos, obwohl ich selber alle Gefühle habe. Meine Gefühle sind aber oft für Außenstehende nicht nachvollziehbar, weil es andere Dinge sind, die mich traurig, fröhlich oder wütend machen. Hinzu kommt, dass meine eigenen Gefühle für andere nicht ausreichend deutlich werden.

Ich baue und nutze mit Hilfe meiner Intelligenz rationale Landstraßen, wo anderen emotionale Autobahnen zur Verfügung stehen. Wie ein Blinder, der mit den Ohren sieht. So kompensiere ich bis heute meine Schwächen, was aber nie ein vollständiger Ersatz für einen nicht vorhandenen Sinn sein kann.

Damit ist für mich tatsächlich bereits die scheinbare Normalität eine außergewöhnliche Leistung.

Zugang zu einem autistischen Menschen erhält man nur dann, wenn man ihn dort abholt, wo er steht, wenn man vor allem niemals versucht, aus ihm etwas zu machen, was er nicht ist und nie sein können wird, sondern ihn mit dem, was er aus seinem Innersten heraus anbieten kann, aufblühen lässt.

Danksagung

Ich danke meiner Frau Martina für das Korrekturlesen des Manuskriptes und für ihre Unterstützung, Textpassagen hinsichtlich ihrer Wirkung auf Außenstehende zu verbessern. Natürlich gilt mein besonderer Dank auch der Lektorin Heike Hermann vom Patmos Verlag für ihr konstruktives Feedback und ihre hervorragende Betreuung. Weiterhin gilt mein Dank den Papamamas, die mich stets im Rahmen ihrer Möglichkeiten unterstützt haben.

Außerdem bedanke ich mich bei allen Menschen, die mir geholfen haben, Träume wahr werden zu lassen und Teil des Ganzen zu sein. Menschen, die erkannten, wann es für sie, für die Gruppe und für mich besser ist, mich einfach in Ruhe zu lassen, die gelegentlichen Vulkanausbrüche nicht in den Vordergrund zu stellen und mir manchmal auch die sprichwörtliche Extrawurst zu braten, um Freude und Erfüllung für alle Beteiligten zu finden.